Taschenatlas der
Schnittbildanatomie
Band I

W0188704

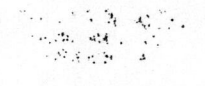

Taschenatlas der Schnittbildanatomie

Computertomographie und Kernspintomographie

Band I
Kopf, Hals, Wirbelsäule, Gelenke

Torsten B. Möller
Emil Reif

2., verbesserte und erweiterte Auflage
318 Abbildungen

1997
Georg Thieme Verlag Stuttgart · New York

Dr. Torsten B. Möller
Dr. Emil Reif
Gemeinschaftspraxis
Werkstraße 1
66763 Dillingen

1. Auflage 1993

Die Deutsche Bibliothek –
CIP-Einheitsaufnahme

Möller, Torsten, B.:
Taschenatlas der Schnittbildanatomie :
Computertomographie und Kernspin-
tomographie / Torsten B. Möller ;
Emil Reif. – Stuttgart ; New York :
Thieme.
   Engl. Ausg. u.d.T.: Möller, Torsten
   B.: Pocket atlas of cross sectional
   anatomy
NE: Reif, Emil:
Bd. 1. Kopf, Hals, Wirbelsäule,
Gelenke. – 2., verb. und erw. Aufl. –
1997

© 1993, 1997 Georg Thieme Verlag,
Rüdigerstraße 14, D-70469 Stuttgart
Printed in Germany

Satz: Druckhaus Götz GmbH,
71636 Ludwigsburg

Druck: Karl Grammlich,
72124 Pliezhausen

ISBN 3-13-799202-8   1 2 3 4 5 6

Wichtiger Hinweis:
Wie jede Wissenschaft ist die Medizin
ständigen Entwicklungen unterworfen.
Forschung und klinische Erfahrung er-
weitern unsere Erkenntnisse, insbesondere was Behandlung und medikamen-
töse Therapie anbelangt. Soweit in
diesem Werk eine Dosierung oder eine
Applikation erwähnt wird, darf der Le-
ser zwar darauf vertrauen, daß Autoren, Herausgeber und Verlag große
Sorgfalt darauf verwandt haben, daß
diese Angabe **dem Wissensstand bei
Fertigstellung des Werkes** entspricht.

Für Angaben über Dosierungsanwei-
sungen und Applikationsformen kann
vom Verlag jedoch keine Gewähr
übernommen werden. **Jeder Benutzer
ist angehalten,** durch sorgfältige Prüfung der Beipackzettel der verwendeten Präparate und gegebenenfalls nach
Konsultation eines Spezialisten festzu-
stellen, ob die dort gegebene Empfeh-
lung für Dosierungen oder die Beach-
tung von Kontraindikationen gegen-
über der Angabe in diesem Buch ab-
weicht. Eine solche Prüfung ist beson-
ders wichtig bei selten verwendeten
Präparaten oder solchen, die neu auf
den Markt gebracht worden sind. **Jede
Dosierung oder Applikation erfolgt
auf eigene Gefahr des Benutzers.**
Autoren und Verlag appellieren an jeden Benutzer, ihm etwa auffallende
Ungenauigkeiten dem Verlag mitzutei-
len.

Unseren Eltern
Alfred und Friedel Möller
Dr. Emil und Edith Reif
in Liebe und Dankbarkeit gewidmet

Vorwort zur 2. Auflage

Die Schnittbildanatomie des Menschen kann sich nicht ändern. Trotzdem, die Medizin ist im Fluß, gerade auch die bildgebende Diagnostik. Dieser Tatsache trägt die 2. Auflage des Taschenatlas der Schnittbildanatomie Rechnung. So wurde die arterielle und venöse MR-Angiographie neu aufgenommen und Originalbilder durch neue Abbildungen – jetzt mit 512er Matrix – ersetzt. Wir waren sehr glücklich über die zahlreichen und – für uns sehr erfreulich – ausschließlich positiven Zuschriften mit wichtigen Anregungen. Ein Resultat hiervon ist die Aufnahme der coronaren Schädel-CT für den HNO-Bereich. Wir sind auch weiterhin um eine stete Verbesserung bemüht und freuen uns über jede Kritik und jeden Vorschlag.

Dillingen, im Frühjahr 1997

Torsten B. Möller, Emil Reif

Vorwort zur 1. Auflage

Dieses Buch befaßt sich mit den anatomischen Grundlagen, die man zur Interpretation moderner Schnittbilder benötigt.

Schnittbilddiagnostik erfordert ein Umdenken selbst bei topographisch geschulten Diagnostikern, und man muß sich mit dieser speziellen Form der Anatomie auseinandersetzen. Konsequent ist dabei, daß sich der »Taschenatlas der Schnittbildanatomie« mit den derzeit wichtigsten Schnittbildverfahren, der Computer- und Kernspintomographie, gleichzeitig befaßt.

Die große Bedeutung dieser Verfahren liegt unter anderem in ihrer hohen Auflösung. Deshalb war die Aufgabe dieses Buches, trotz Bezeichnung aller diagnostisch relevanten Strukturen – also quasi umfassend – übersichtlich, prägnant und kompakt zu bleiben. Eine Voraussetzung für das Gelingen war hierbei der aufwendige Vierfarbdruck. Inhaltlich sind die beiden Bände, die eine Einheit darstellen, streng gegliedert: jedem Schnittbild ist eine farbige Strichzeichnung zugeordnet, die, um Übertragungsfehler zu vermeiden und Detailgenauigkeit zu erreichen, bis hin zur Reinzeichnung selbst angefertigt sind. Sie werden durch Schemazeichnungen ergänzt, um Übersichtlichkeit und Informationsfülle gleichzeitig zu erreichen.

Alle Abbildungen wurden an Patienten oder Probanden erstellt. Für die vielfältige Mithilfe am Zustandekommen dieses Buches gebührt unseren MTRA ein herzlicher Dank, insbesondere seien Michaela Knittel, Pia Saar, Gisela Wagner, Monjuri Paul und Andrea Britz genannt. Um die Schreibarbeiten machten sich Frau Helga Bettscheider und Frau Gabi Müller verdient. Ein besonderes Dankeschön gebührt für Durchsicht, Korrektur und zahlreiche Anregungen Dr. Markus Bach, Dr. Patrick Rosar und insbesondere Frau Dr. Beate Hilpert.

Dillingen, im September 1993

Torsten B. Möller und Emil Reif

Inhaltsverzeichnis

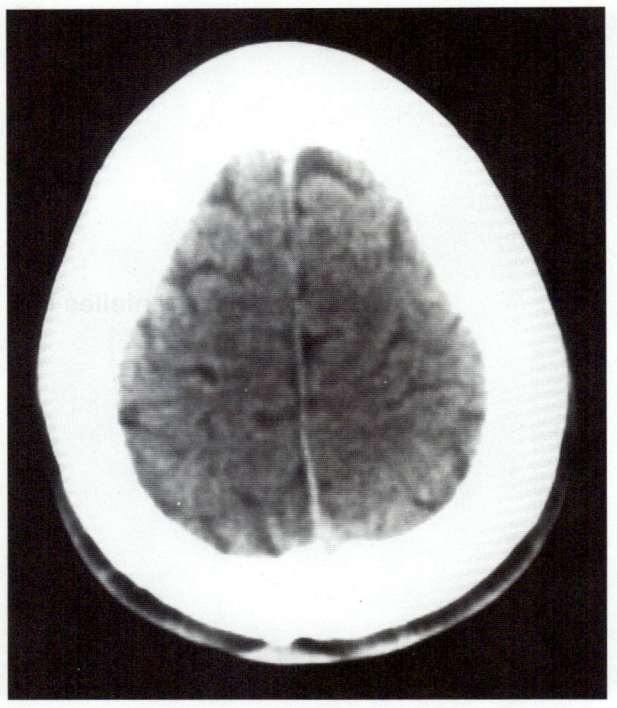

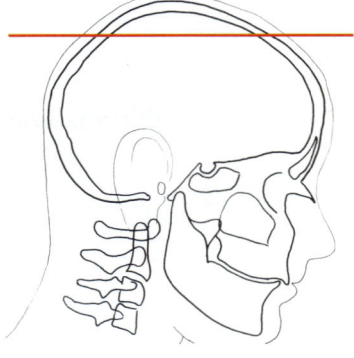

■ Frontallappen
■ Parietallappen

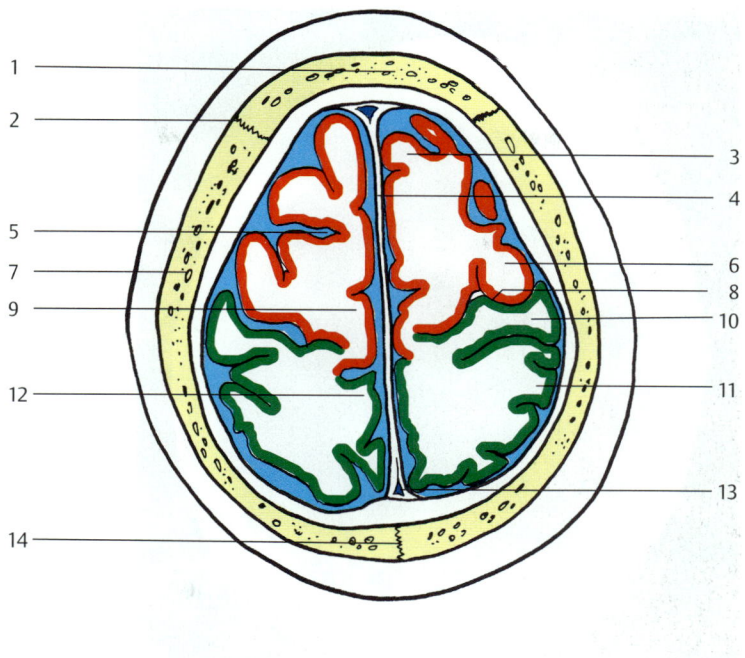

1 Os frontale
2 Sutura coronalis
3 Superior frontal gyrus
4 Falx cerebri
5 Sulcus praecentralis
6 Gyrus praecentralis
7 Os parietale

8 Sulcus centralis
9 Lobulus paracentralis
10 Gyrus postcentralis
11 Lobulus parietalis superior
12 Praecuneus
13 Sinus sagittalis superior
14 Sutura sagittalis

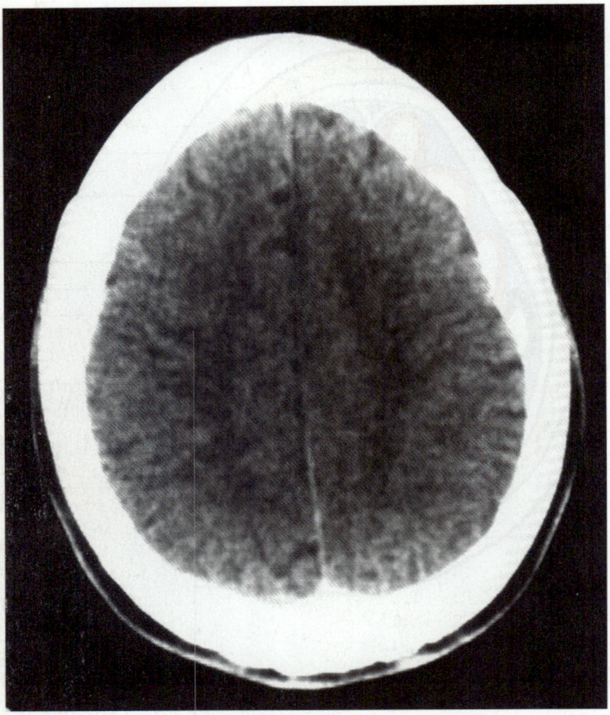

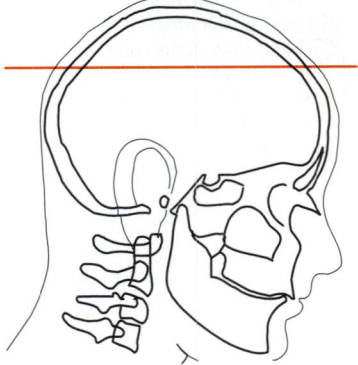

■ Frontallappen
■ Parietallappen

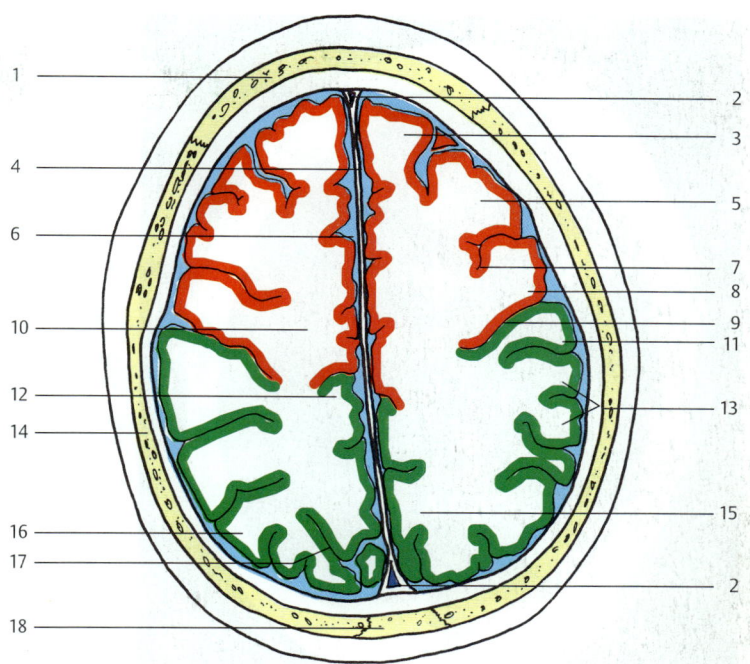

1 Os frontale
2 Sinus sagittalis superior
3 Gyrus frontalis superior
4 Falx cerebri
5 Gyrus frontalis medius
6 Fissura longitudinalis cerebri
7 Sulcus praecentralis
8 Gyrus praecentralis
9 Sulcus centralis

10 Centrum semiovale
11 Gyrus postcentralis
12 Lobulus paracentralis
13 Gyrus supramarginalis
14 Os parietale
15 Praecuneus
16 Lobulus parietalis inferior
17 Sulcus parietooccipitalis
18 Os occipitale

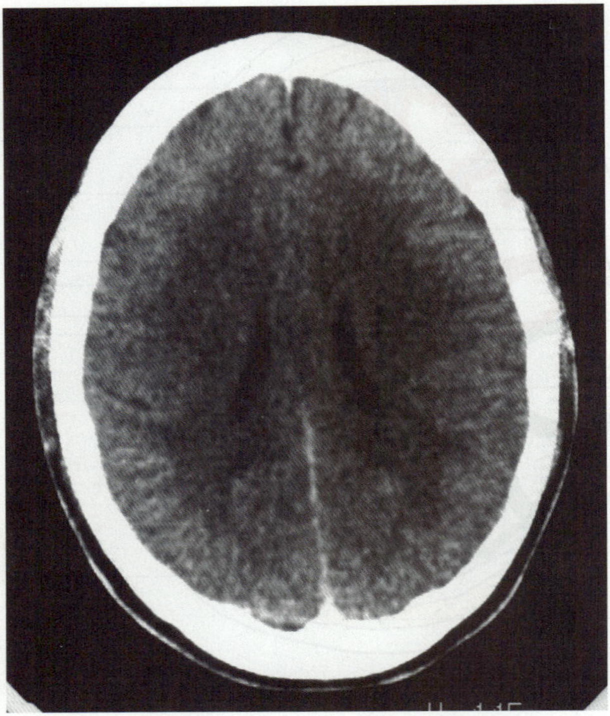

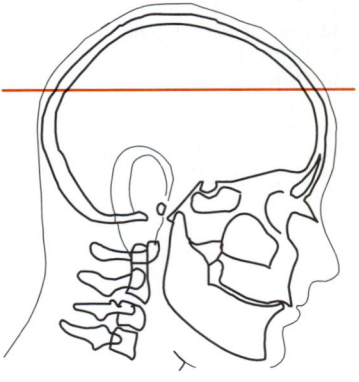

🟧 Frontallappen
🟩 Parietallappen
🟦 Okzipitallappen

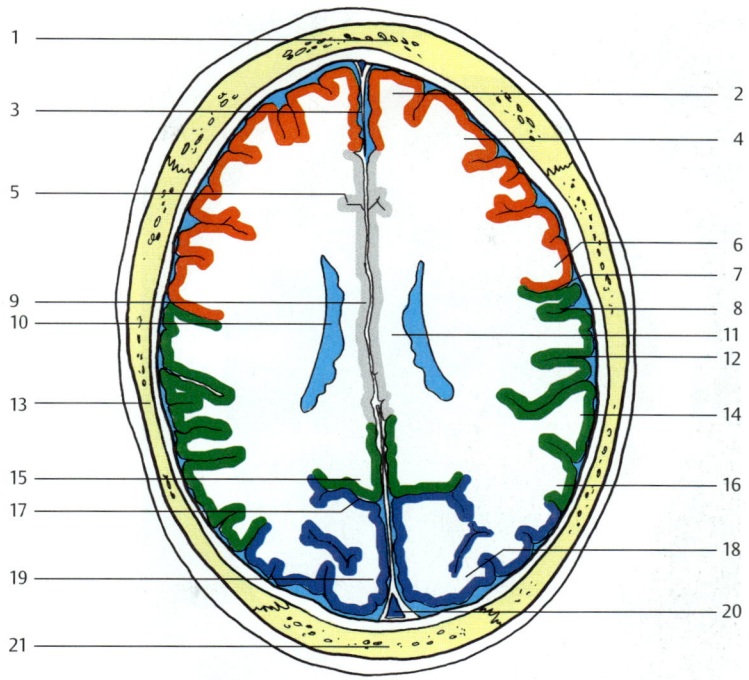

1 Os frontale
2 Gyrus frontalis superior
3 Falx cerebri
4 Gyrus frontalis medius
5 Sulcus cinguli
6 Gyrus praecentralis
7 Sulcus centralis
8 Gyrus postcentralis
9 Gyrus cinguli
10 Seitenventrikel (Cella media)
11 Cingulum

12 Sulcus postcentralis
13 Os parietale
14 Gyrus supramarginalis
15 Praecuneus
16 Gyrus angularis
17 Sulcus parietooccipitalis
18 Gyri occipitales
19 Cuneus
20 Sinus sagittalis superior
21 Os occipitale

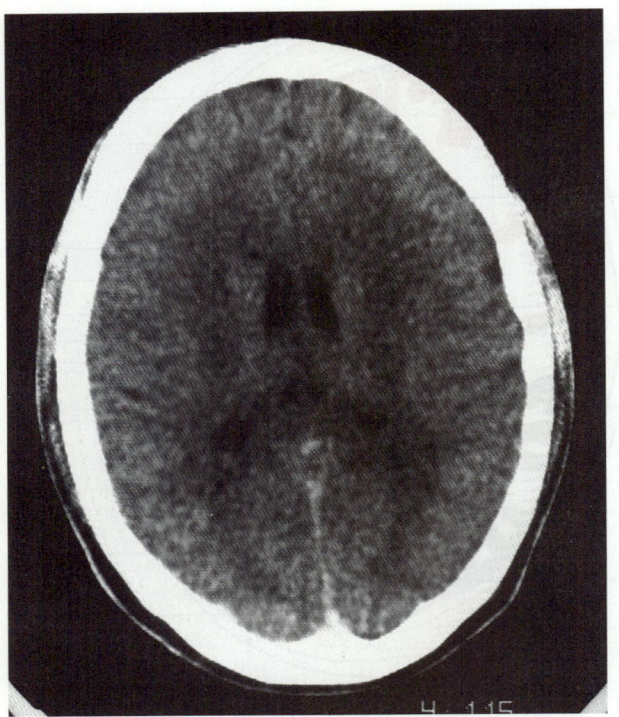

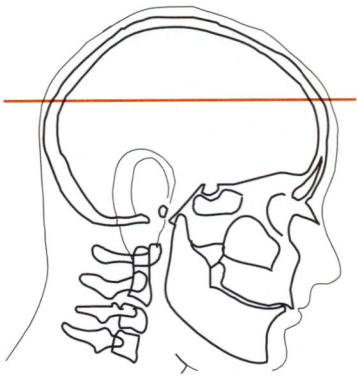

■ Frontallappen
■ Temporallappen
■ Parietallappen
■ Okzipitallappen

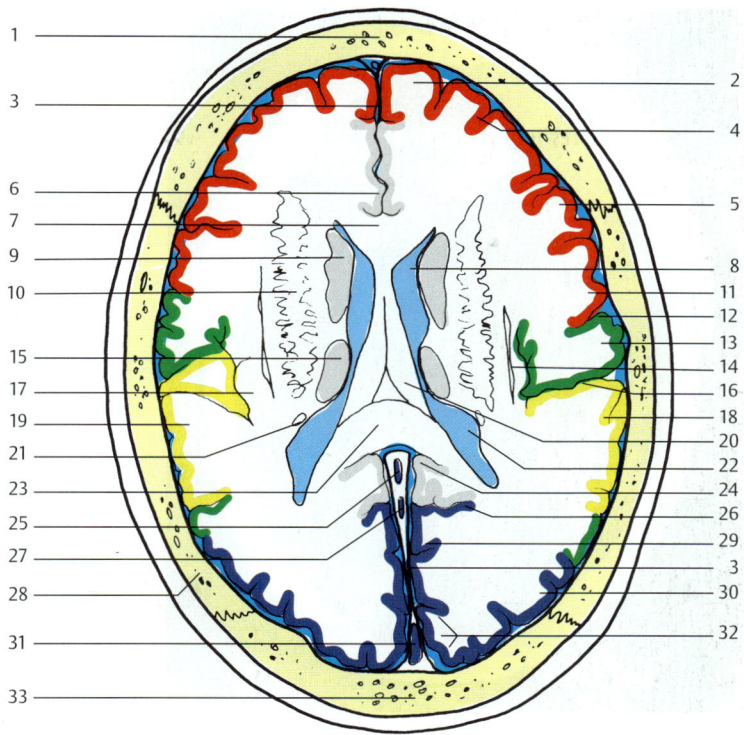

1 Os frontale
2 Gyrus frontalis superior
3 Falx cerebri
4 Gyrus frontalis medius
5 Gyrus frontalis inferior
6 Gyrus cinguli
7 Corpus callosum (Truncus)
8 Seitenventrikel (Vorderhorn)
9 Nucleus caudatus (Caput)
10 Corona radiata
11 Gyrus praecentralis
12 Sulcus centralis
13 Gyrus postcentralis
14 Claustrum
15 Thalamus
16 Sulcus lateralis
17 Insel

18 Gyrus temporalis superior
19 Operculum temporale
20 Fornix
21 Nucleus caudatus (Cauda)
22 Seitenventrikel (Trigonum collaterale, Plexus choroideus)
23 Corpus callosum (Splenium)
24 Cingulum
25 V. cerebri magna (Galeni)
26 Sulcus parietooccipitalis
27 Sinus rectus
28 Os parietale
29 Cuneus
30 Gyri occipitales
31 Sinus sagittalis superior
32 Area striata
33 Os occipitale

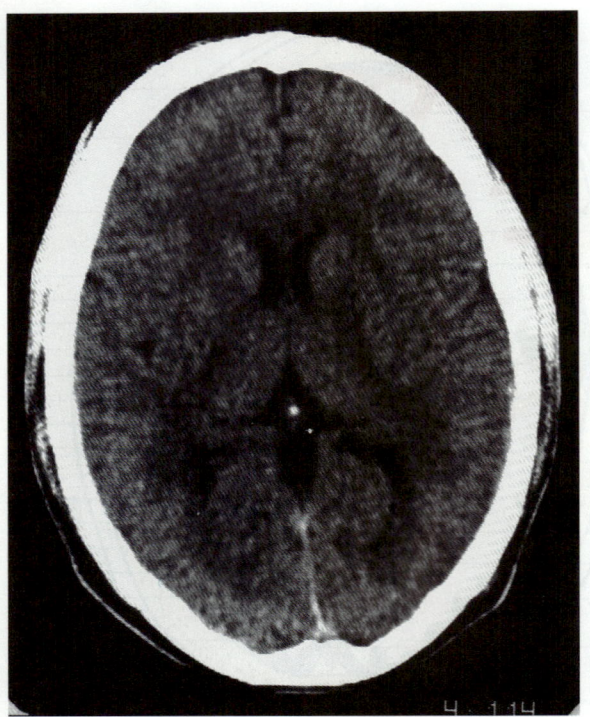

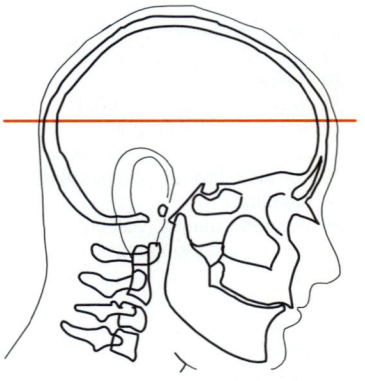

🟥 Frontallappen
🟨 Temporallappen
🟩 Parietallappen
🟦 Okzipitallappen
🟫 Zerebellum

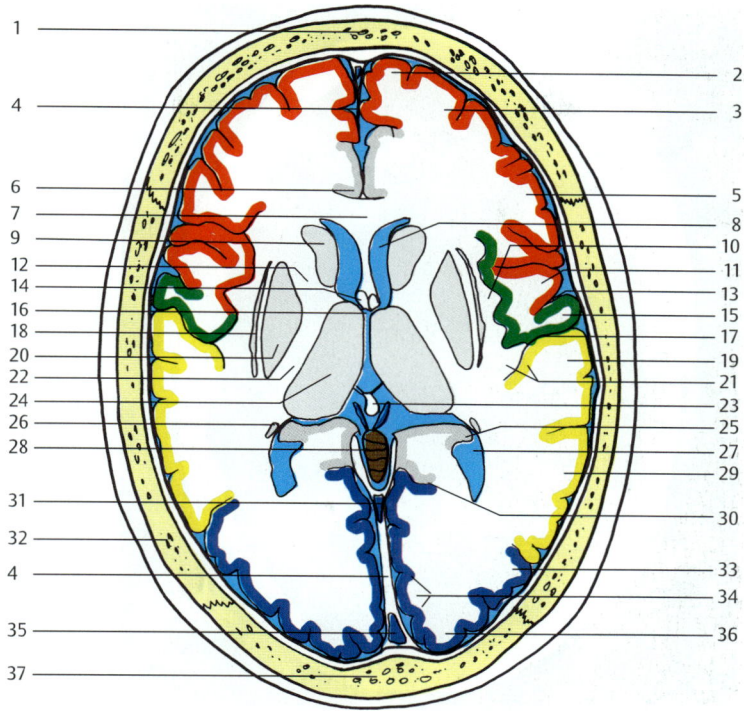

1 Os frontale
2 Gyrus frontalis superior
3 Gyrus frontalis medius
4 Falx cerebri
5 Gyrus frontalis inferior
6 Gyrus cinguli
7 Corpus callosum
8 Seitenventrikel (Vorderhorn)
9 Nucleus caudatus (Caput)
10 Insel
11 Gyrus praecentralis
12 Capsula interna (Crus anterius)
13 Sulcus centralis
14 Fornix
15 Gyrus postcentralis
16 Foramen Monroi
   (interventriculare)
17 Sulcus lateralis
18 Claustrum
19 Gyrus temporalis superior

20 Putamen
21 Gyrus temporales transversi
   (Heschl-Querwindung)
22 Capsula interna (Crus posterius)
23 Epiphyse (Corpus pineale)
24 Thalamus
25 Hippocampus
26 Nucleus caudatus (Cauda)
27 Seitenventrikel (Trigonum)
28 Vermis cerebelli
29 Gyrus temporalis medius
30 Sulcus parietooccipitalis
31 Sinus rectus
32 Os parietale
33 Gyri occipitales
34 Area striata
35 Sinus sagittalis superior
36 Okzipitalpol
37 Os occipitale

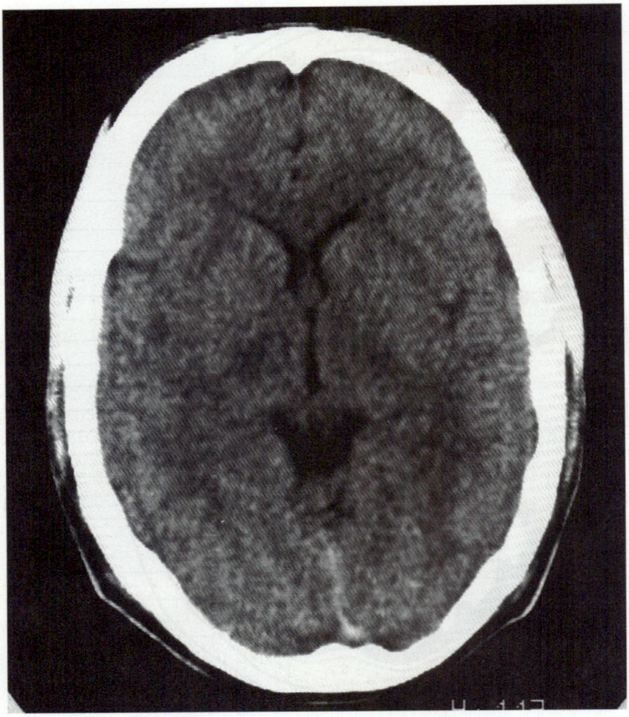

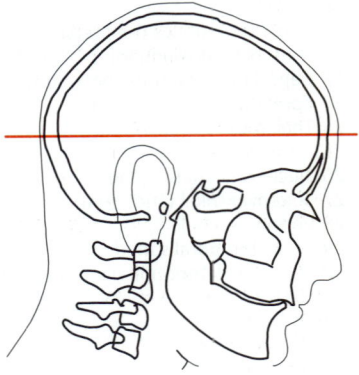

<table>
<tr><td>🟥</td><td>Frontallappen</td></tr>
<tr><td>🟨</td><td>Temporallappen</td></tr>
<tr><td>🟦</td><td>Okzipitallappen</td></tr>
<tr><td>🟫</td><td>Zerebellum</td></tr>
<tr><td>🟩</td><td>Mesenzephalon</td></tr>
</table>

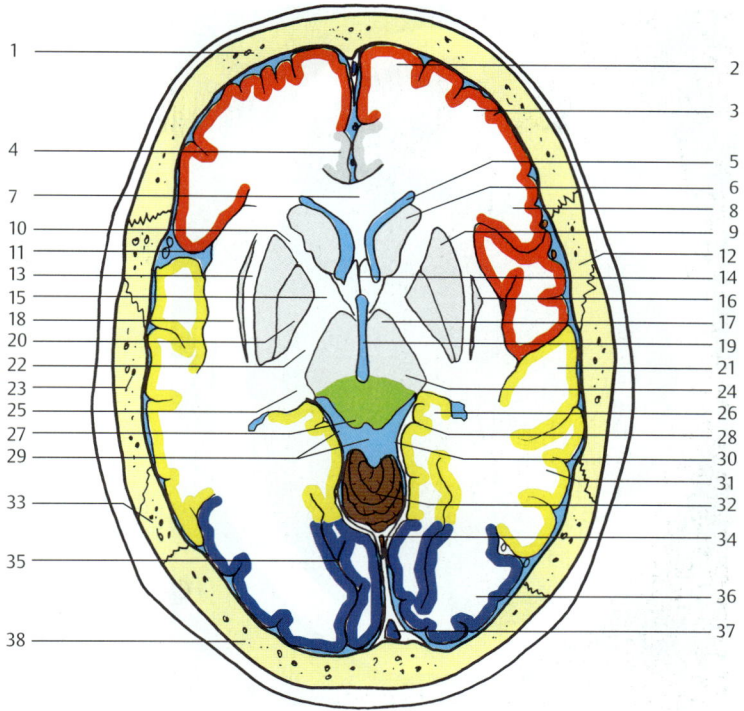

1 Os frontale
2 Gyrus frontalis superior
3 Gyrus frontalis medius
4 Gyrus cinguli
5 Seitenventrikel (Vorderhorn)
6 Nucleus caudatus (Caput)
7 Corpus callosum (Genu)
8 Gyrus frontalis inferior
9 Putamen
10 Capsula interna (Crus anterius)
11 Inselzisterne
12 Os parietale
13 Capsula externa
14 Septum verum
   (praecommissurale)
15 Capsula interna (Genu)
16 Claustrum
17 Hypothalamus
18 Capsula extrema
19 3. Ventrikel

20 Globus pallidus
21 Gyrus temporalis superior
22 Capsula interna (Crus posterius)
23 Os temporale
24 Thalamus
25 Corpus geniculatum
26 Hippocampus
27 Lamina quadrigemina (Colliculus)
28 Gyrus parahippocampalis
29 Cisterna laminae quadrigeminae
   bzw. ambiens
30 Tentorium cerebelli
31 Gyrus temporalis medius
32 Vermis cerebelli
33 Os parietale
34 Sinus rectus
35 Sulcus collateralis
36 Gyri occipitales
37 Sinus sagittalis superior
38 Os occipitale

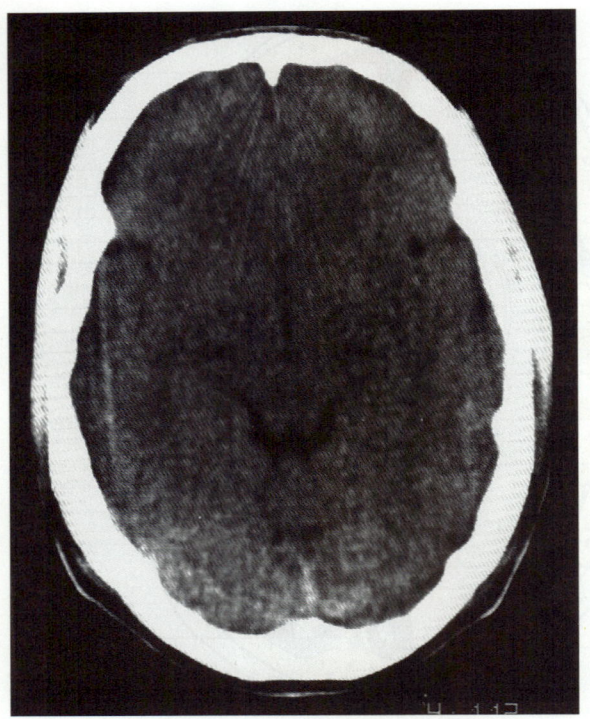

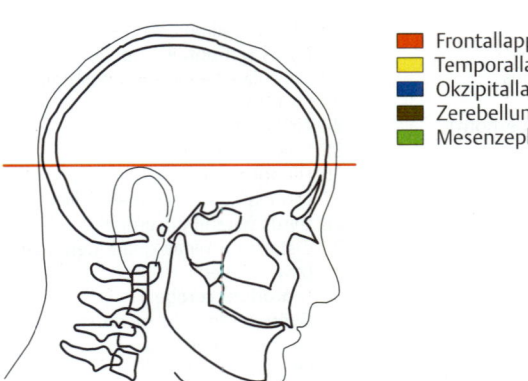

🟥 Frontallappen
🟨 Temporallappen
🟦 Okzipitallappen
🟫 Zerebellum
🟩 Mesenzephalon

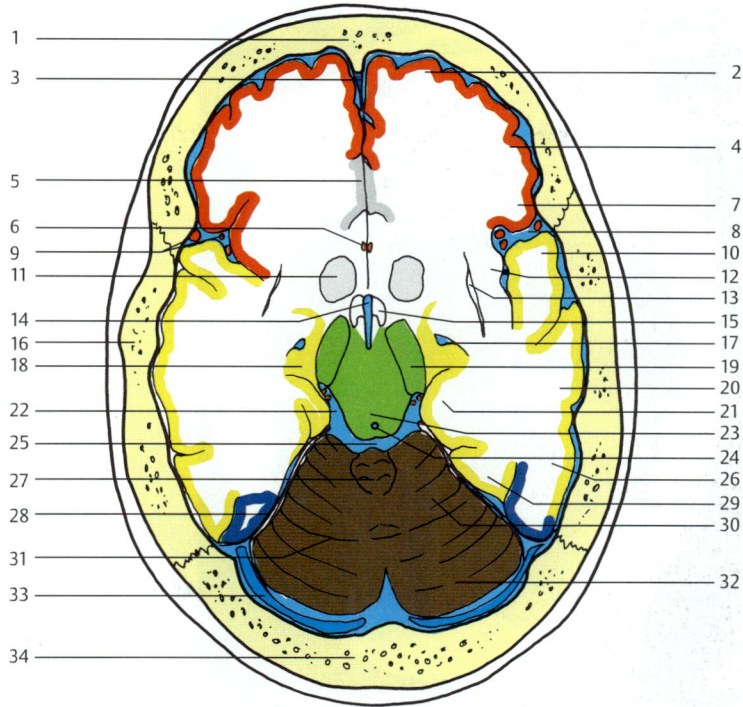

1 Os frontale
2 Gyrus frontalis superior
3 Falx cerebri
4 Gyrus frontalis medius
5 Gyrus cinguli
6 A. cerebri anterior
7 Gyrus frontalis inferior
8 Sulcus lateralis (Inselzisterne)
9 Aa. insulares
10 Gyrus temporalis superior
11 Striatum (Boden)
12 Insel
13 Claustrum
14 3. Ventrikel
15 Hypothalamus
16 Os parietale
17 Seitenventrikel (Temporalhorn)
18 Uncus hippocampi

19 Crus cerebri (Hirnschenkel)
20 Gyrus temporalis medius
21 Gyrus parahippocampalis
22 Cisterna ambiens
23 Mesencephalon
24 Aquädukt
25 Cisterna laminae quadrigeminae
26 Gyrus temporalis inferior
27 Vermis cerebelli (Oberwurm)
28 Tentorium cerebelli
29 Gyrus occipitotemporalis lateralis
30 Oberer Kleinhirnlappen
   (Hemisphäre)
31 Fissura prima
32 Unterer Kleinhirnlappen
   (Hemisphäre)
33 Sinus transversus
34 Os occipitale

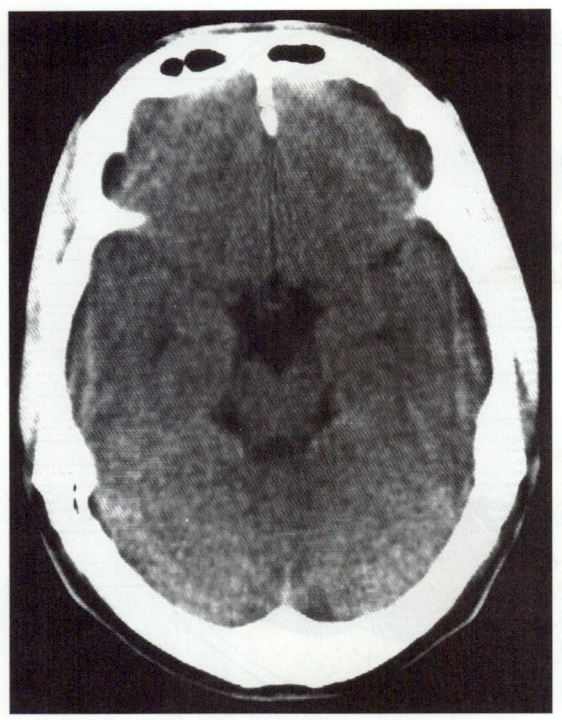

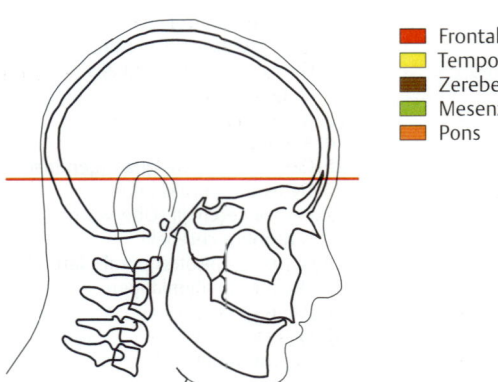

■ Frontallappen
■ Temporallappen
■ Zerebellum
■ Mesenzephalon
■ Pons

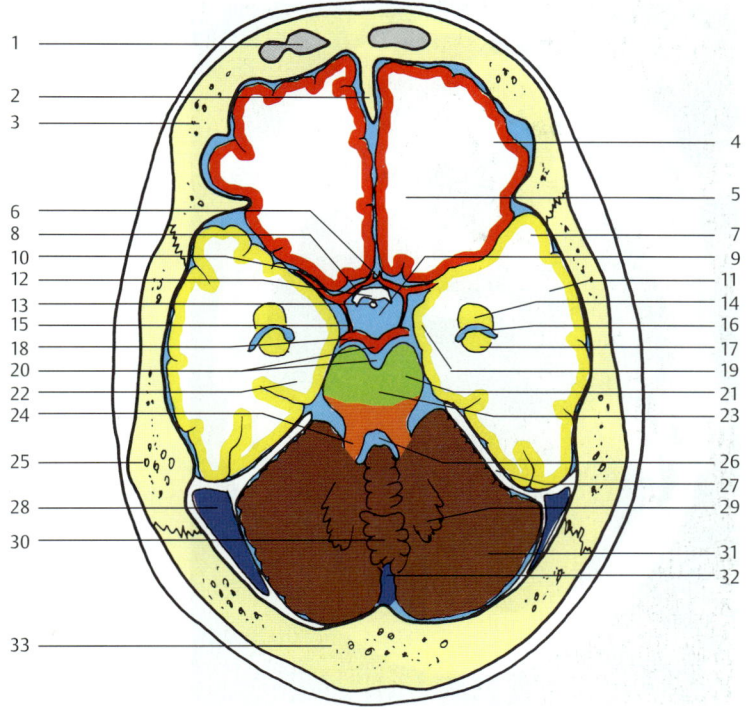

1 Sinus frontalis
2 Falx cerebri
3 Os frontale
4 Gyri orbitales
5 Gyrus rectus
6 A. communicans anterior
7 Gyrus temporalis superior
8 A. cerebri anterior
9 Pentagon der Basalzisternen
10 A. cerebri media
11 Gyrus temporalis medius
12 Chiasma opticum
13 Infundibulum (Hypophysenstiel)
14 Corpus amygdaloideum
15 A. communicans posterior
16 Seitenventrikel (Temporalhorn)
17 Hippocampus

18 A. cerebri posterior
19 Uncus
20 A. basilaris u. C. interpeduncularis
21 Crus cerebri
22 Gyrus parahippocampalis
23 Pons
24 Pedunculus cerebellaris
25 Os temporale
26 4. Ventrikel
27 Tentorium
28 Sinus sigmoideus
29 Nucleus dentatus
30 Vermis cerebelli
31 Kleinhirnhemisphäre
32 Sinus occipitalis
33 Os occipitale

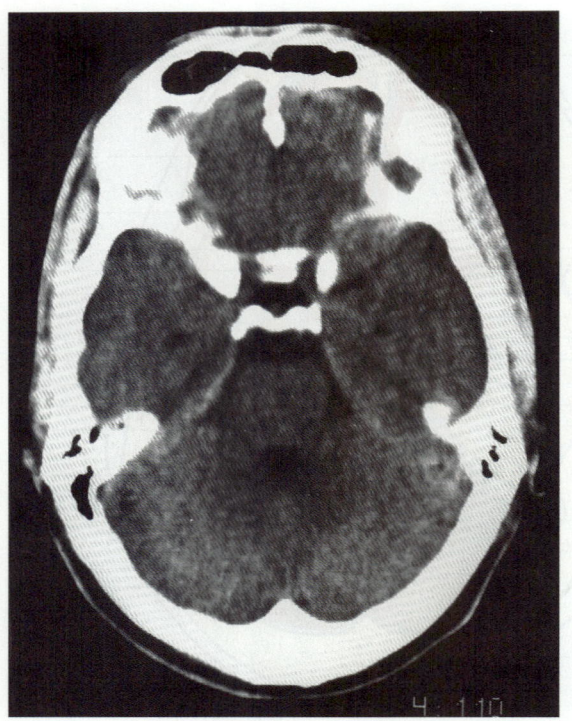

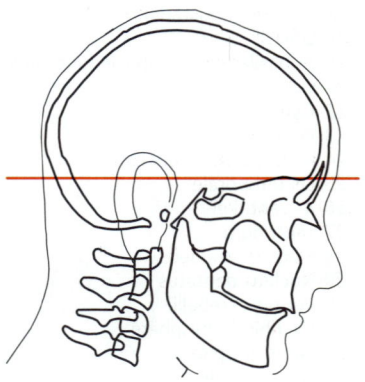

■ Frontallappen
■ Temporallappen
■ Zerebellum
■ Pons

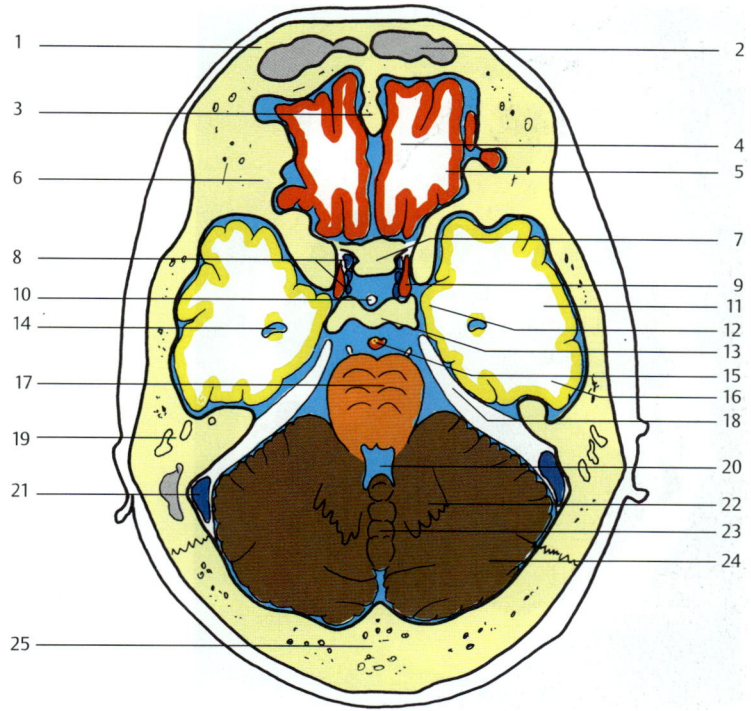

1 Os frontale
2 Sinus frontalis
3 Crista galli
4 Gyrus rectus
5 Gyri orbitales
6 Os sphenoidale
7 Vorderer Klinoidfortsatz
8 Sinus cavernosus
9 A. carotis interna
10 Infundibulum (Hypophysenstiel)
11 Gyrus temporalis medius
12 Gyrus parahippocampalis
13 Hinterer Klinoidfortsatz
14 Seitenventrikel (Temporalhorn)
15 A. basilaris
16 Gyrus temporalis inferior
17 Pons
18 Tentorium
19 Os temporale
20 4. Ventrikel
21 Sinus sigmoideus
22 Nucleus dentatus
23 Vermis cerebelli
24 Kleinhirnhemisphäre
25 Os occipitale

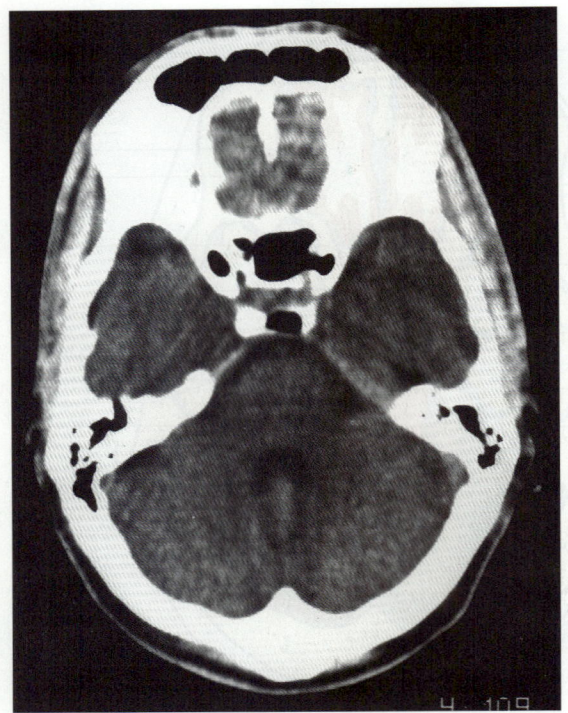

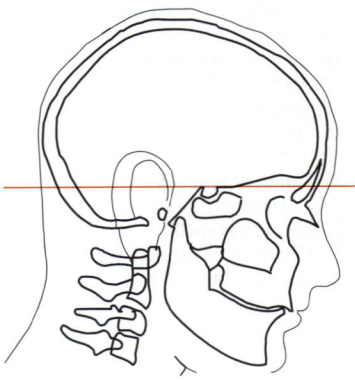

■ Frontallappen
☐ Temporallappen
■ Zerebellum
▬ Pons

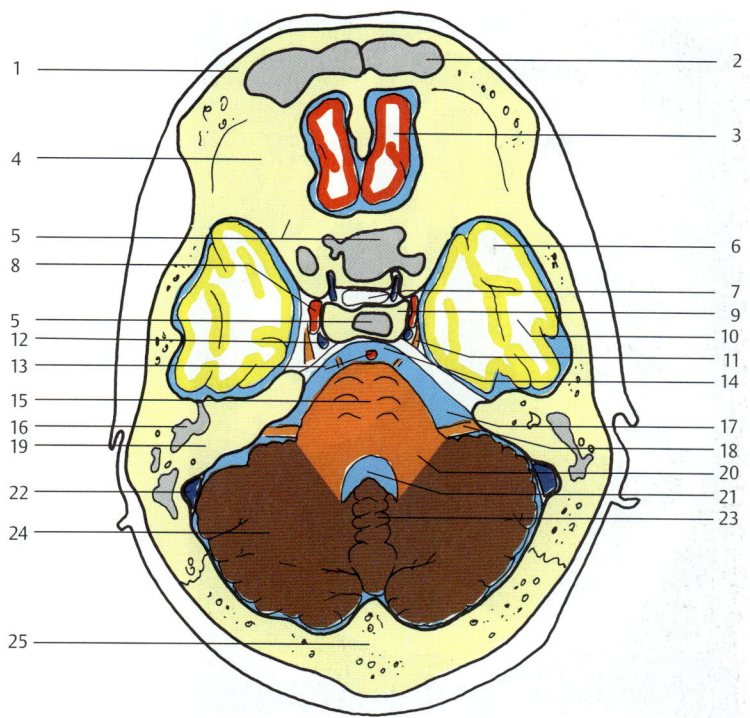

1 Os frontale
2 Sinus frontalis
3 Gyrus rectus
4 Os sphenoidale (Ala minor)
  und Orbitadach
5 Sinus sphenoidalis
6 Temporallappenspitze
7 Hypophyse
8 A. carotis interna
9 Dorsum sellae
10 Gyrus temporalis inferior
11 N. trigeminus (Ganglion)
12 Sinus cavernosus
13 A. basilaris

14 Praepontine Zisterne
15 Pons
16 Antrum mastoideum
17 Kleinhirnbrückenwinkelzisterne
   (Cisterna pontocerebellaris)
18 Nn. facialis und statoacusticus
19 Felsenbein (Os temporale)
20 Pedunculus cerebellaris medius
21 4. Ventrikel
22 Sinus sigmoideus
23 Vermis cerebelli
24 Kleinhirnhemisphäre
   (Lobus caudalis cerebelli)
25 Os occipitale

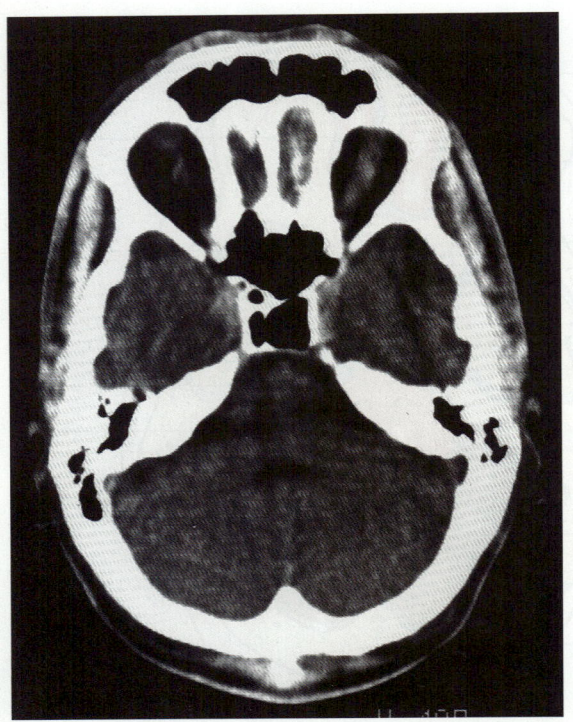

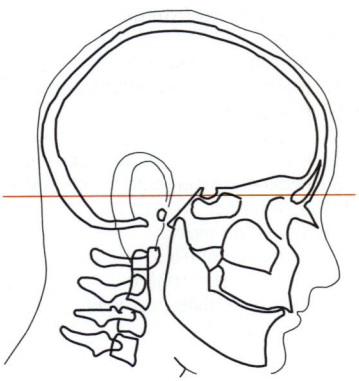

- ▮ Frontallappen
- ▮ Temporallappen
- ▮ Zerebellum
- ▮ Pons

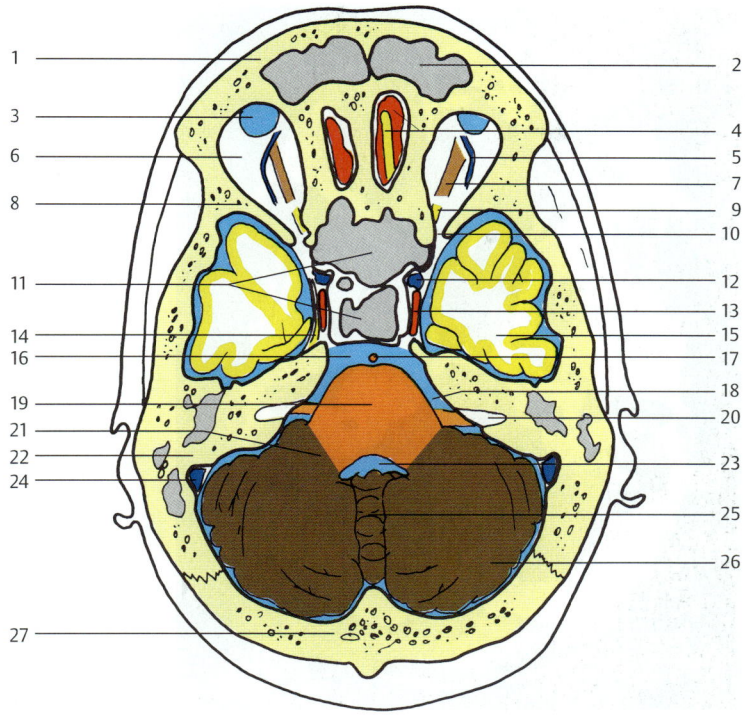

1 Os frontale
2 Sinus frontalis
3 Bulbus oculi
4 Gyrus rectus bzw.
  Bulbus olfactorius
5 V. ophthalmica
6 Orbita
7 M. rectus superior
8 Os sphenoidale
9 N. opticus
10 Fissura orbitalis superior
11 Sinus sphenoidalis
12 Sinus cavernosus
13 A. carotis interna
14 N. trigeminus
15 Gyrus temporalis inferior
16 Praepontine Zisterne
17 A. basilaris
18 Kleinhirnbrückenwinkelzisterne
   (Cisterna pontocerebellaris)
19 Pons
20 Meatus acusticus internus
21 Pedunculus cerebellaris medius
   u. inferius
22 Felsenbein
23 4. Ventrikel
24 Sinus sigmoideus
25 Vermis cerebelli
26 Lobus caudalis cerebelli
   (Hemisphäre)
27 Os occipitale

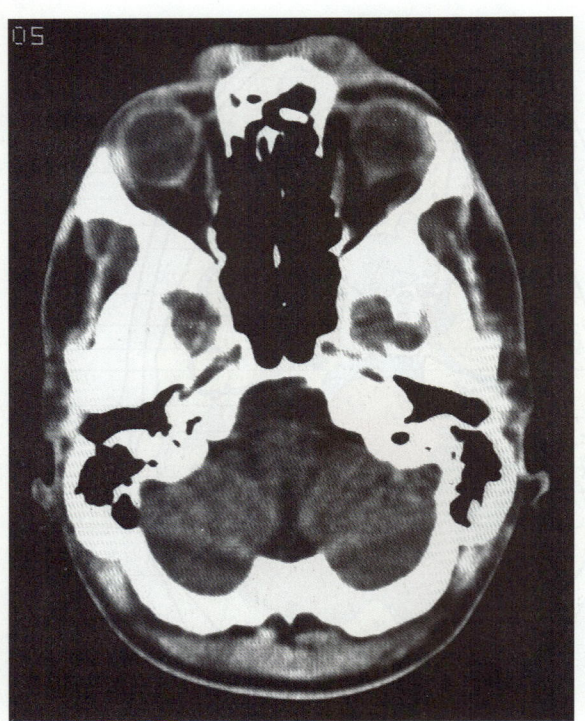

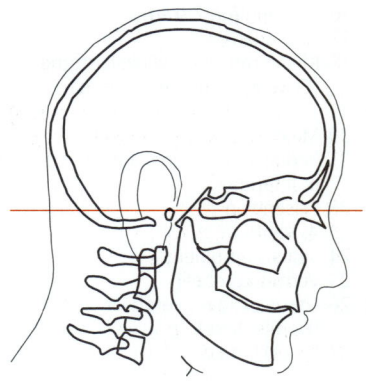

Temporallappen
Zerebellum
Pons
Medulla oblongata

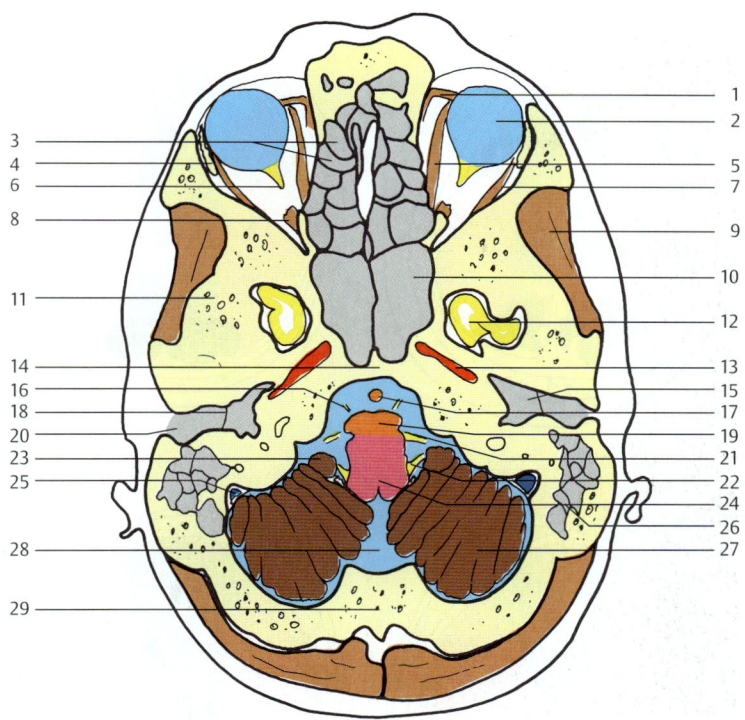

1 M. obliquus superior
2 Bulbus oculi
3 Cellulae ethmoidales
4 Glandula lacrimalis
5 M. rectus medialis
6 N. opticus
7 M. rectus lateralis
8 M. rectus superior
9 M. temporalis
10 Sinus sphenoidalis
11 Os temporale
12 Temporallappen (Basis)
13 A. carotis interna
14 Clivus
15 Cavum tympani
16 N. abducens

17 A. basilaris
18 Trommelfell
19 Pons
20 Meatus acusticus externus
21 A. cerebelli inferior anterior (AICA)
22 Nn. glossopharyngeus und vagus
23 Flocculus
24 Medulla oblongata
25 Sinus sigmoideus
26 Cellulae mastoideae
27 Kleinhirnhemisphäre
    (Lobus caudalis)
28 Cisterna magna
    (cerebellomedullaris)
29 Os occipitale

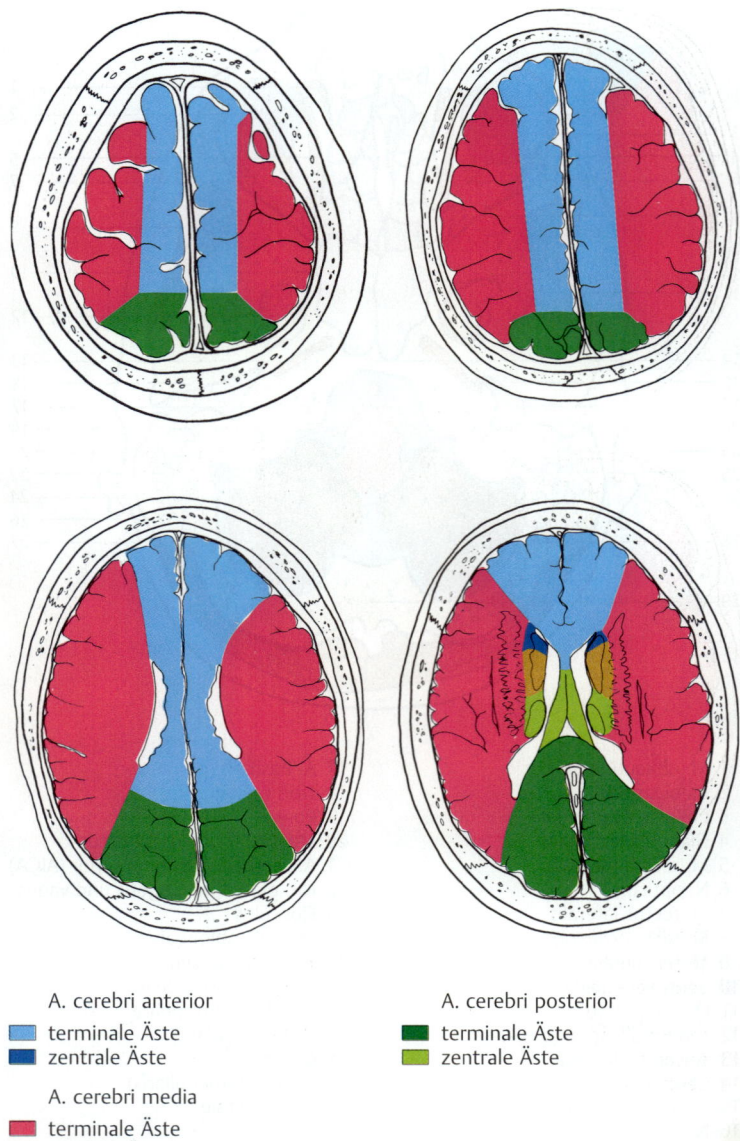

A. cerebri anterior
◼ terminale Äste
◼ zentrale Äste

A. cerebri media
◼ terminale Äste
◼ zentrale Äste

A. cerebri posterior
◼ terminale Äste
◼ zentrale Äste

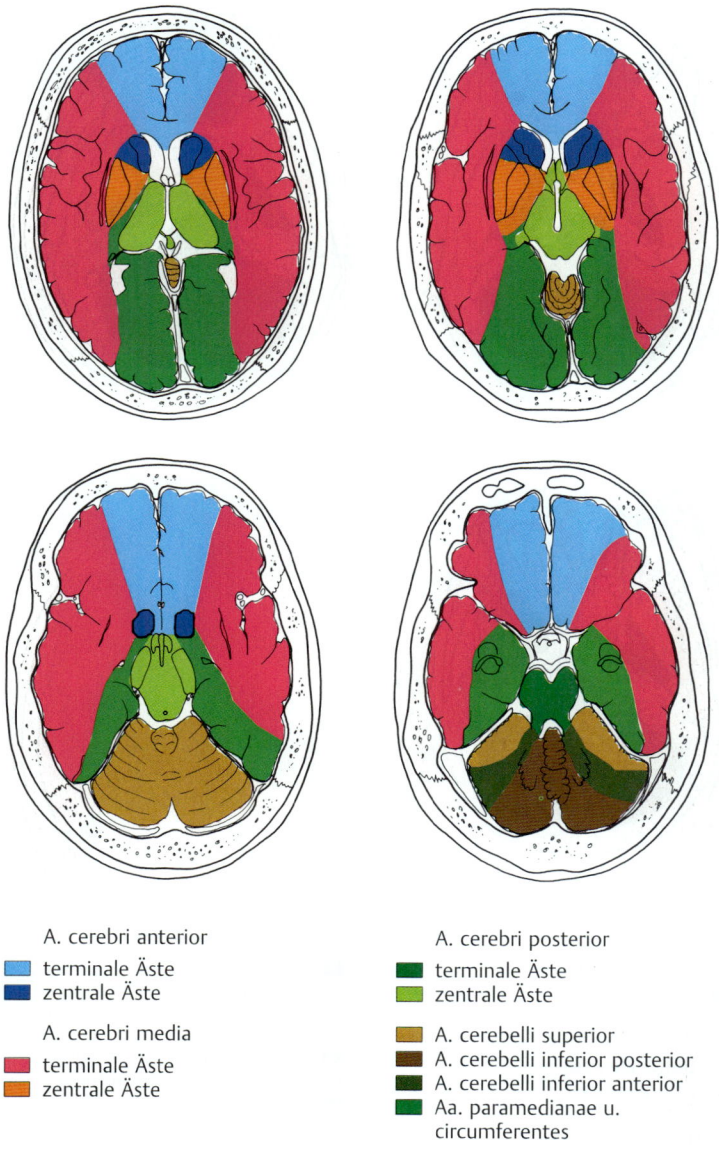

A. cerebri anterior
- ■ terminale Äste
- ■ zentrale Äste

A. cerebri media
- ■ terminale Äste
- ■ zentrale Äste

A. cerebri posterior
- ■ terminale Äste
- ■ zentrale Äste

- ■ A. cerebelli superior
- ■ A. cerebelli inferior posterior
- ■ A. cerebelli inferior anterior
- ■ Aa. paramedianae u.
  circumferentes

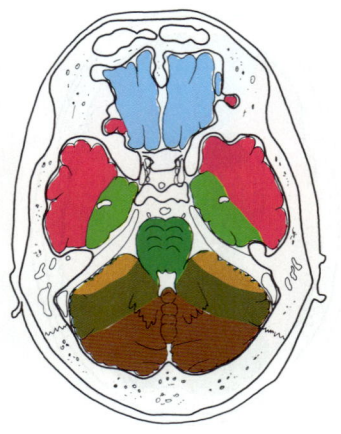
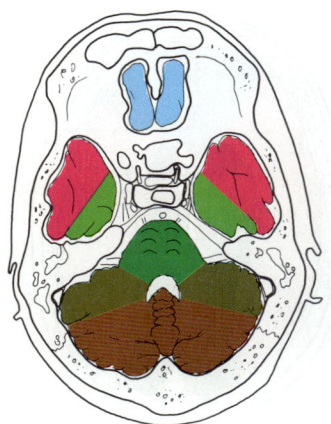
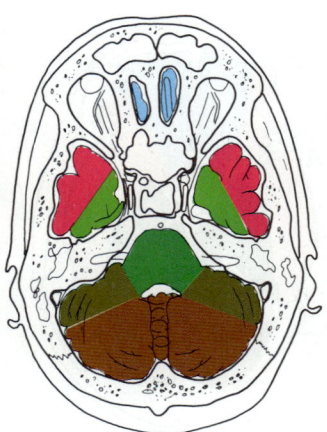

A. cerebri anterior

☐ terminale Äste
☐ zentrale Äste

A. cerebri media

☐ terminale Äste
☐ zentrale Äste

A. cerebri posterior

☐ terminale Äste
☐ zentrale Äste

☐ A. cerebelli superior
☐ A. cerebelli inferior posterior
☐ A. cerebelli inferior anterior
☐ Aa. paramedianae u.
   circumferentes

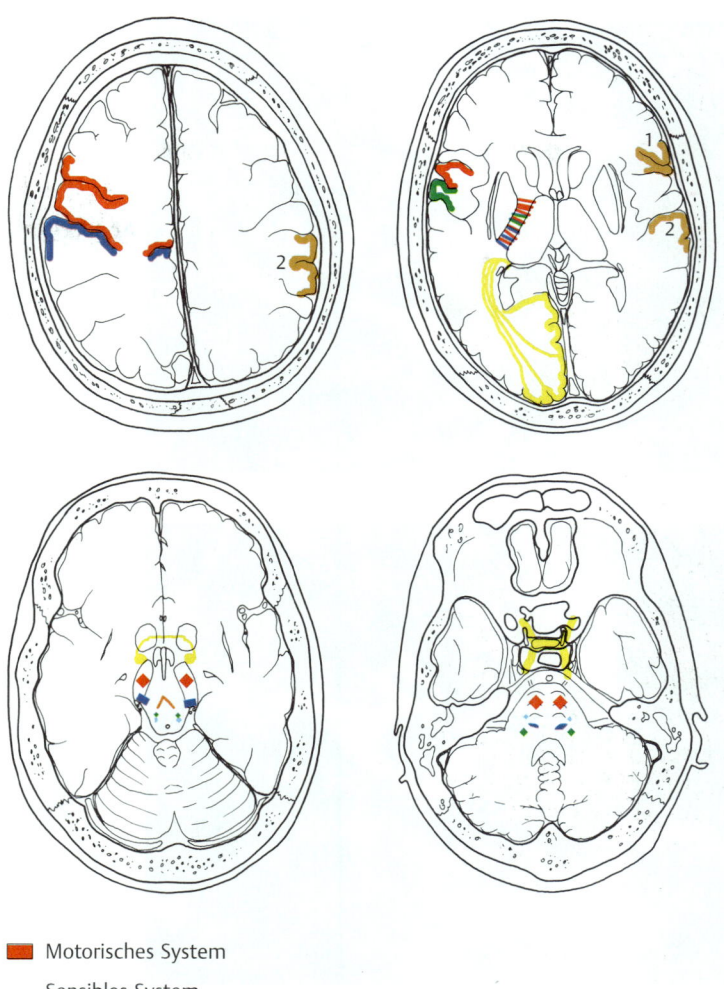

Motorisches System

Sensibles System

Tractus lemniscus medialis
Tractus spinothalamicus
Nucleus mesenzephali trigemini

okulomotorischer Kern und Bahnen
Tractus opticus
Sprachzentrum (1 = motorisch, 2 = sensorisch)

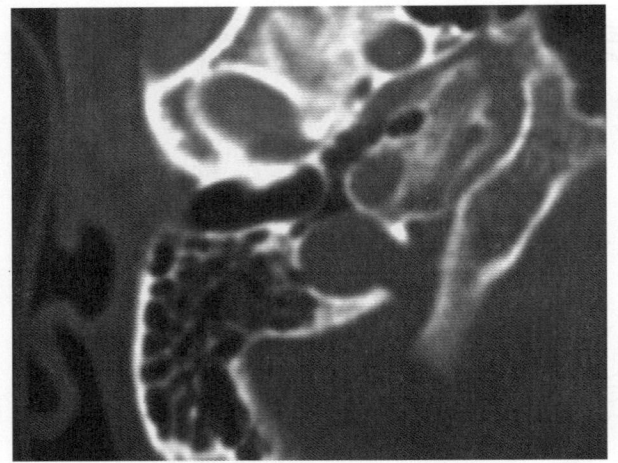

1

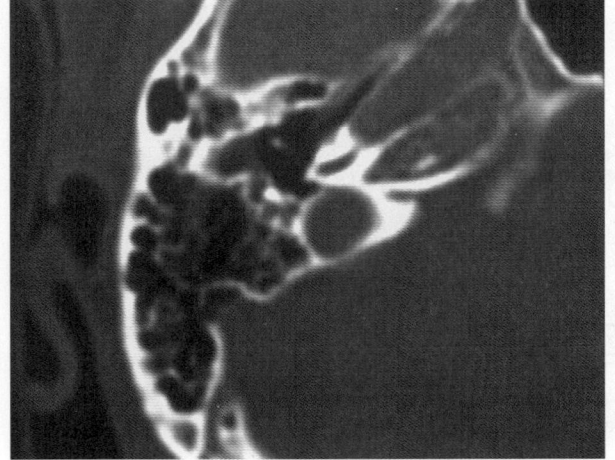

2

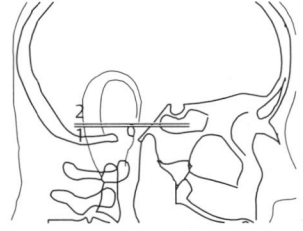

frontal

lateral [ ] medial

occipital

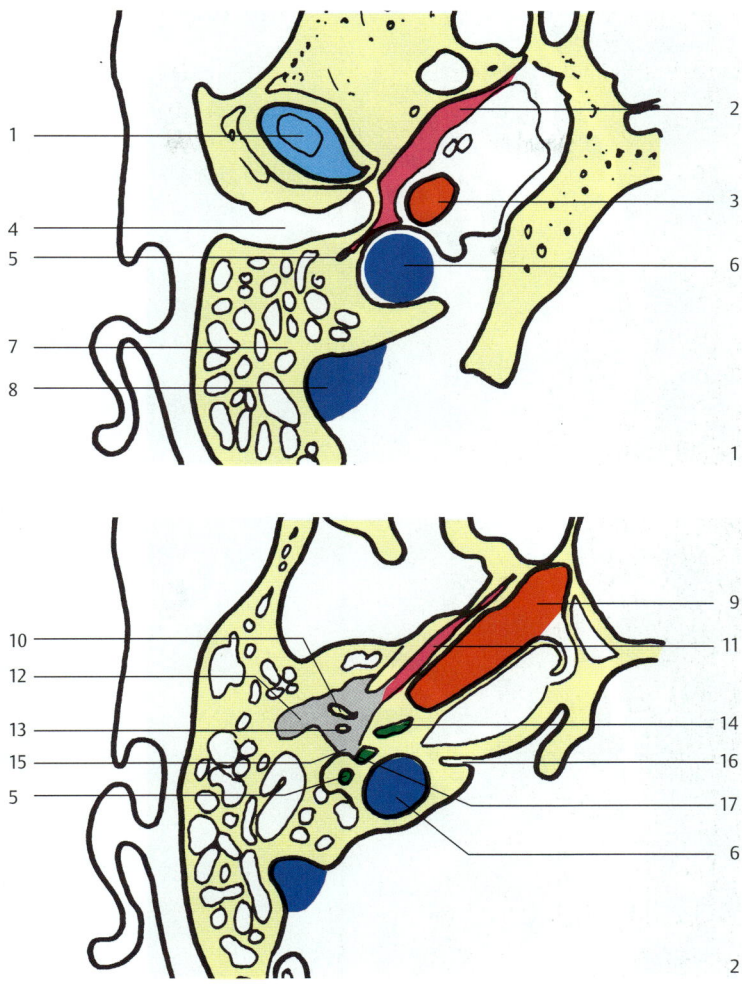

1 Kiefergelenk (Pfannendach und Discus articularis)
2 Tuba auditiva (Eustachii)
3 A. carotis interna
4 Meatus acusticus externus
5 Canalis facialis
6 V. jugularis interna
7 Processus mastoideus
8 Sinus sigmoideus
9 Canalis caroticus
10 Malleolus (Manubrium)
11 M. tensor tympani (Kanal)
12 Mittelohr
13 Incus (Crus longum)
14 Cochlea (untere Windung)
15 Sinus tympani
16 Aquaeductus vestibuli
17 Fenestra cochleae

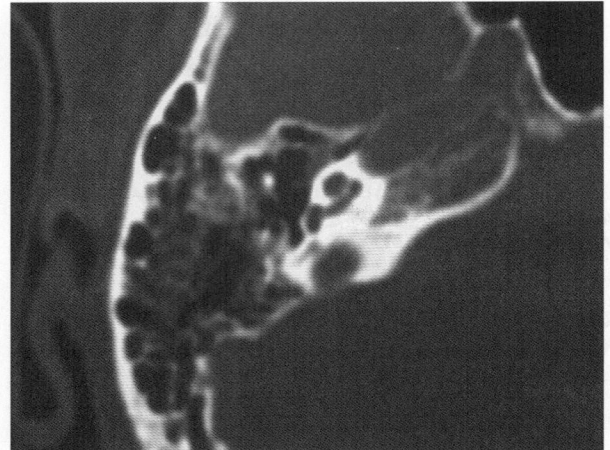

3

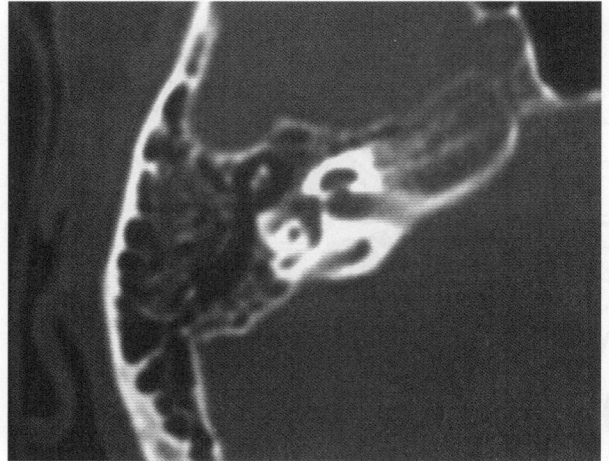

4

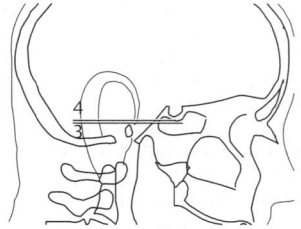

frontal

lateral [ ] medial

occipital

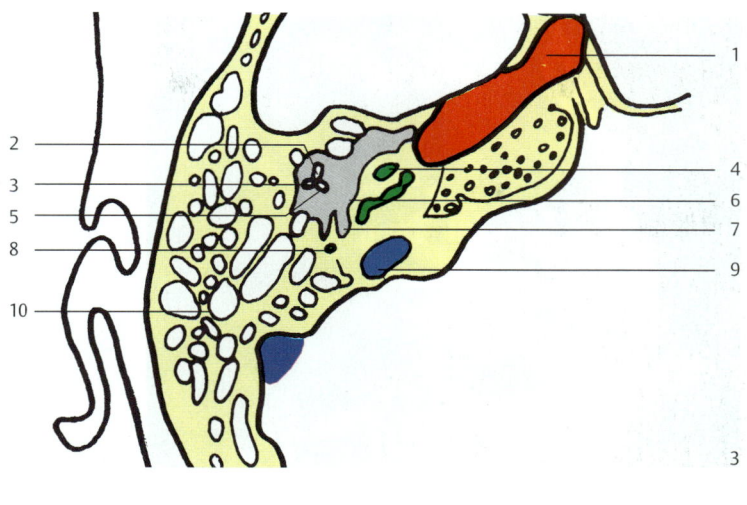

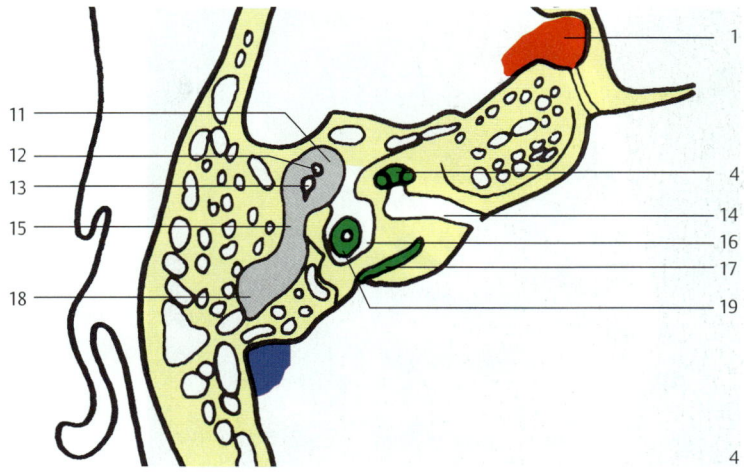

1 A. carotis interna (Kanal)
2 Malleolus (Manubrium)
3 Incus (Crus longum)
4 Cochlea
5 Stapes
6 Ovales Fenster
7 Sinus tympani
8 Canalis facialis
9 V. jugularis interna (Bulbus)
10 Mastoid

11 Recessus epitympanicus
12 Malleolus (Caput)
13 Incus (Crus brevis)
14 Meatus acusticus internus
15 Aditus ad antrum
16 Vestibulum
17 Canalis semicircularis posterior
18 Antrum mastoideum
19 Canalis semicircularis lateralis

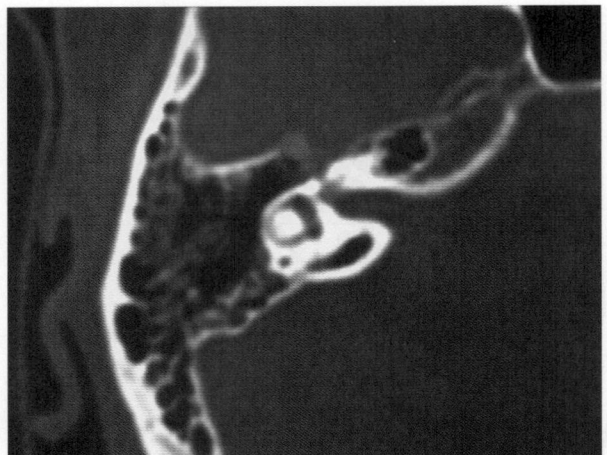

5

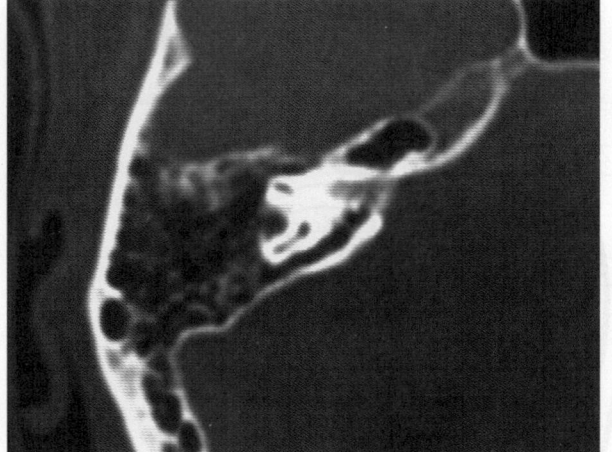

6

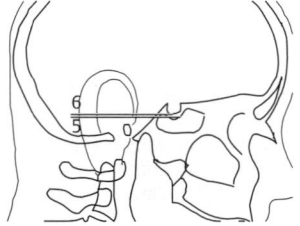

frontal

lateral ☐ medial

occipital

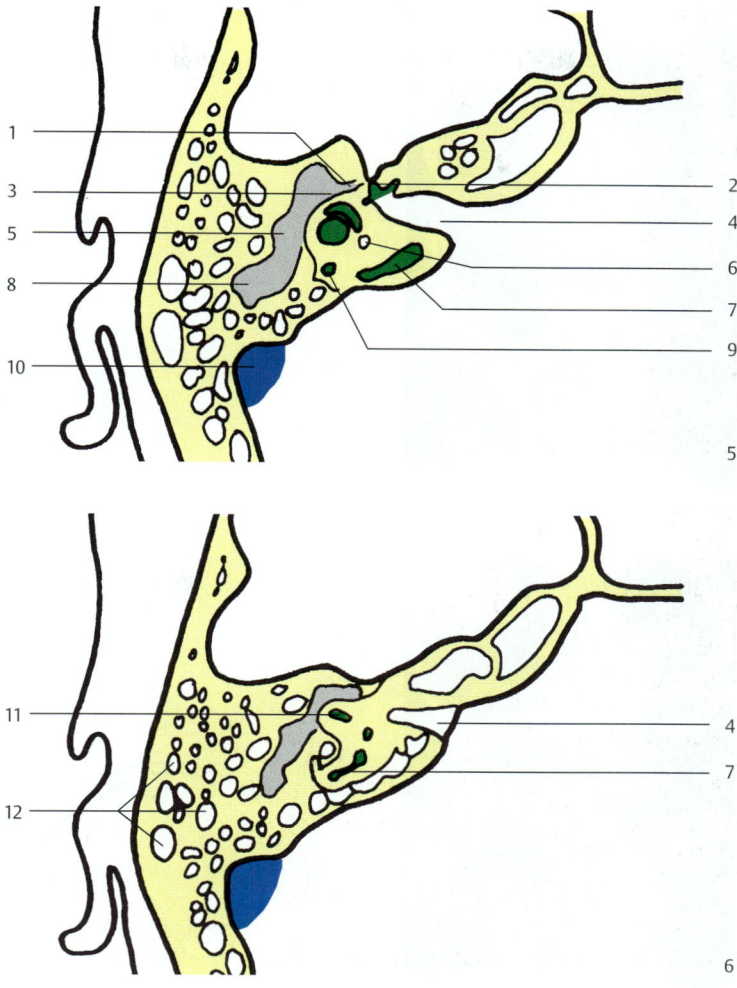

1 Ganglion geniculatum
2 N. facialis (erster Teil)
3 N. facialis (zweiter Teil)
4 Meatus acusticus internus
5 Cavum tympani
6 Vestibulum
7 Canalis semicircularis posterior

8 Antrum mastoideum
9 Canalis semicircularis lateralis
10 Sinus sigmoideus
11 Canalis semicircularis anterior
(superior)
12 Cellulae mastoideae

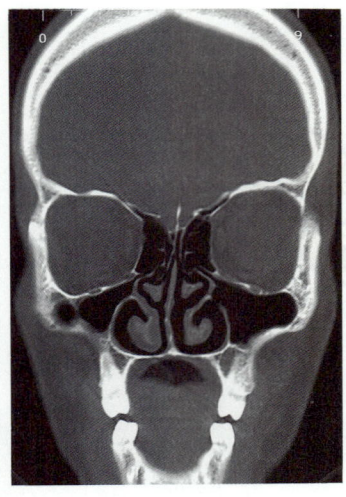

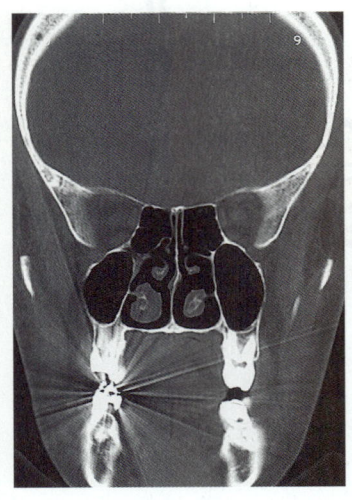

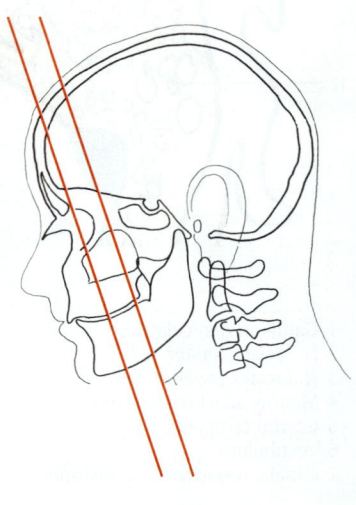

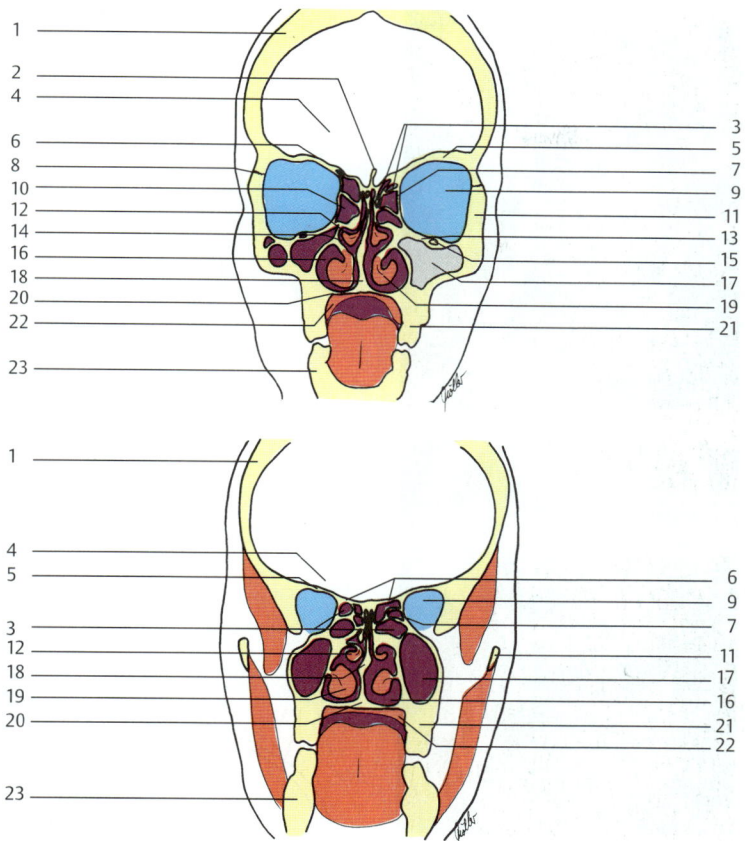

1 Os frontale
2 Crista galli
3 Cellulae ethmoidales
4 Fossa cranii anterior
5 Orbitadach
6 Lamina cribrosa
7 Lamina orbitalis (papyracea)
8 Sutura frontozygomatica
9 Orbita
10 Bulla ethmoidalis
11 Os zygomaticum
12 Concha nasalis media

13 Orbitaboden
14 Meatus nasi medius
15 A., V. infraorbitalis
16 Meatus nasi inferior
17 Sinus maxillaris
18 Septum nasi
19 Concha nasalis inferior
20 Palatum durum
21 Maxilla
22 Palatum molle
23 Mandibula

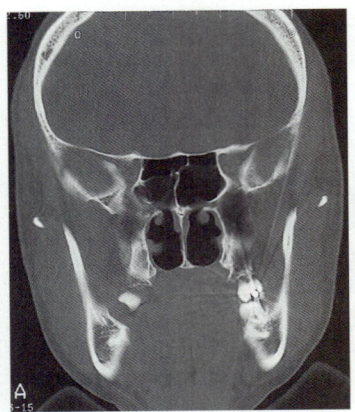

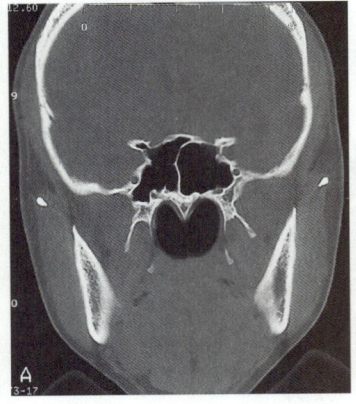

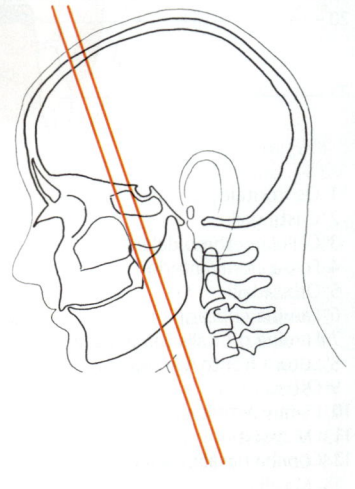

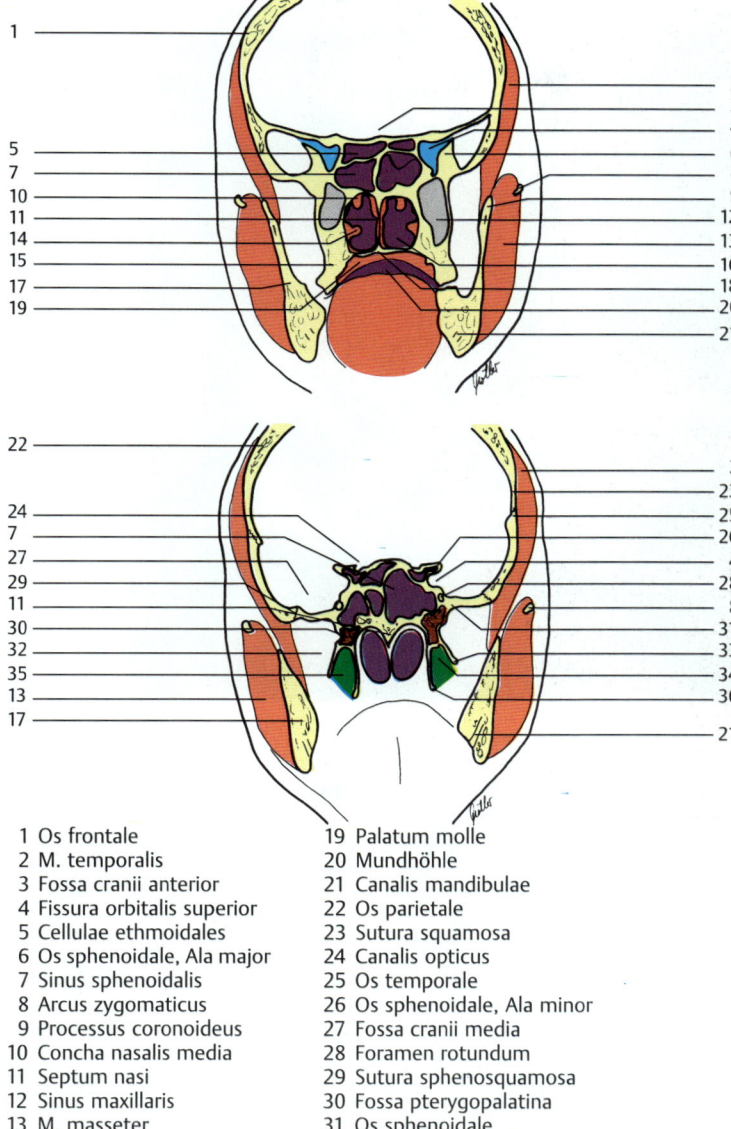

1 Os frontale
2 M. temporalis
3 Fossa cranii anterior
4 Fissura orbitalis superior
5 Cellulae ethmoidales
6 Os sphenoidale, Ala major
7 Sinus sphenoidalis
8 Arcus zygomaticus
9 Processus coronoideus
10 Concha nasalis media
11 Septum nasi
12 Sinus maxillaris
13 M. masseter
14 Concha nasalis inferior
15 Maxilla
16 Meatus nasi inferior
17 R. mandibulae
18 Palatum durum
19 Palatum molle
20 Mundhöhle
21 Canalis mandibulae
22 Os parietale
23 Sutura squamosa
24 Canalis opticus
25 Os temporale
26 Os sphenoidale, Ala minor
27 Fossa cranii media
28 Foramen rotundum
29 Sutura sphenosquamosa
30 Fossa pterygopalatina
31 Os sphenoidale
32 M. pterygoideus lateralis
33 Processus pterygoideus, Lamina lateralis
34 Fossa pterygoidea
35 M. pterygoideus medialis
36 Processus pterygoideus, Lamina medialis

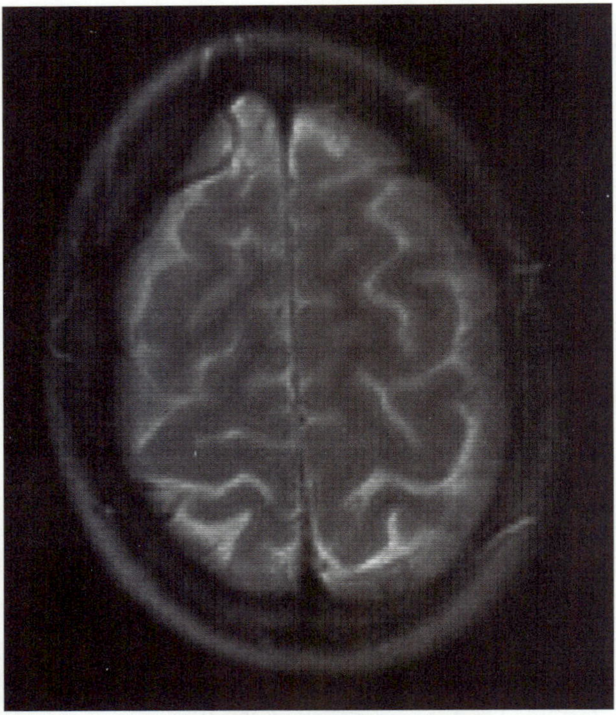

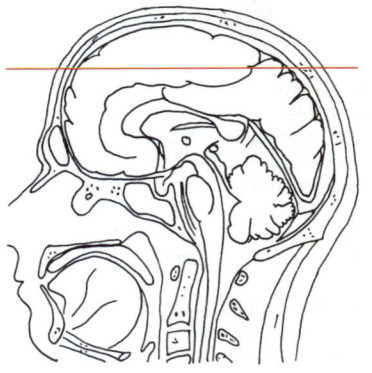

■ Frontallappen
■ Parietallappen

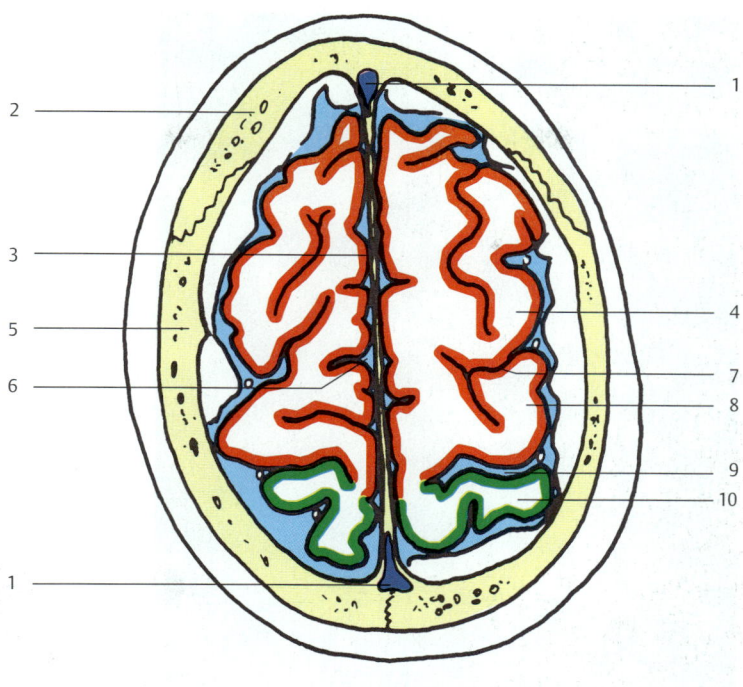

1 Sinus sagittalis superior
2 Os frontale
3 Falx cerebri
4 Gyrus frontalis medius
5 Os parietale

6 Fissura longitudinalis superior
7 Sulcus praecentralis
8 Gyrus praecentralis
9 Sulcus centralis
10 Gyrus postcentralis

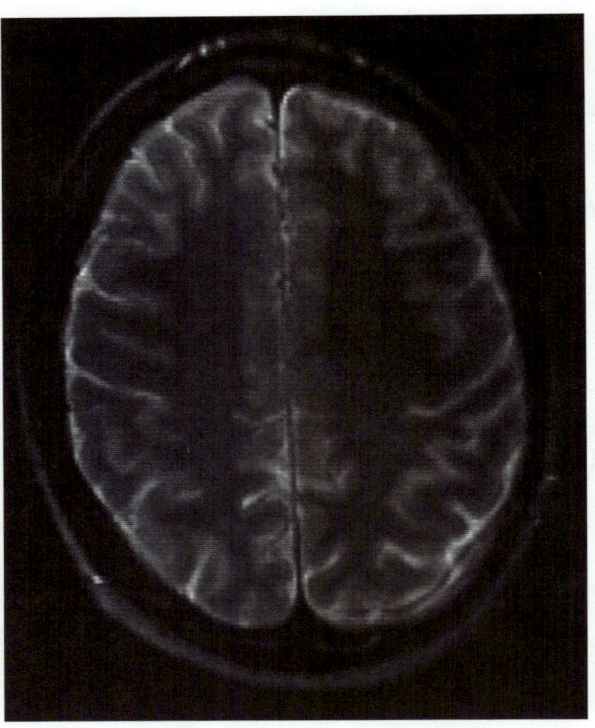

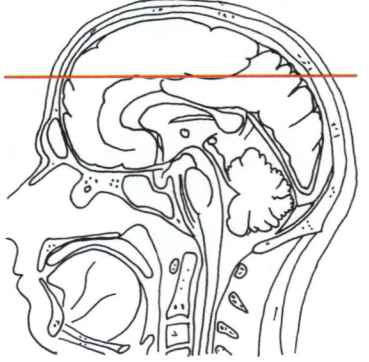

■ Frontallappen
■ Parietallappen

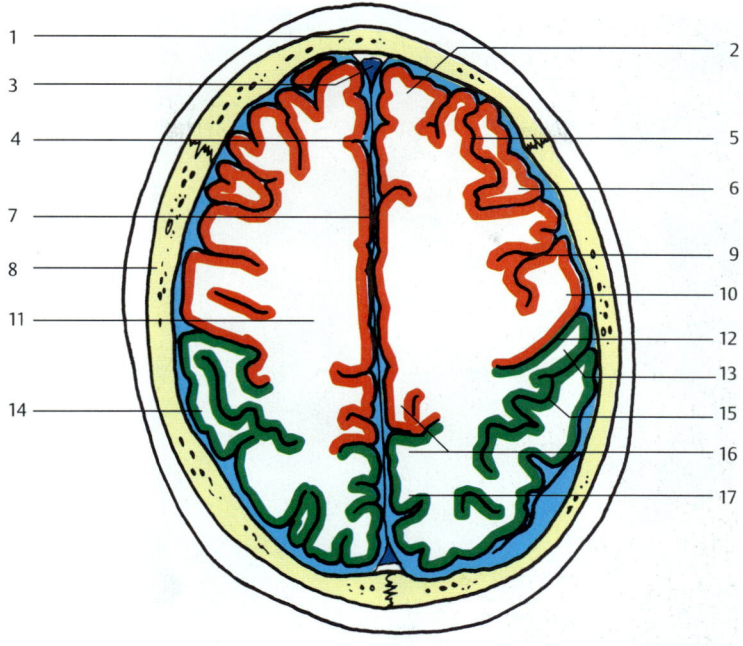

1 Os frontale
2 Gyrus frontalis superior
3 Sinus sagittalis superior
4 Fissura longitudinalis
5 Sulcus frontalis superior
6 Gyrus frontalis medius
7 Falx cerebri
8 Os parietale
9 Sulcus praecentralis

10 Gyrus praecentralis
11 Zentrum simiovale
12 Sulcus centralis
13 Gyrus postcentralis
14 Lobulus parietalis
15 Sulcus postcentralis
16 Lobulus paracentralis
17 Praecuneus

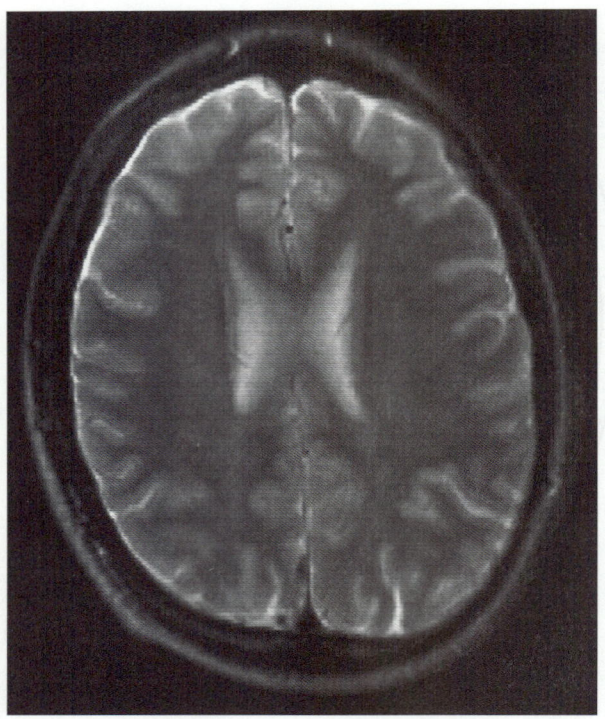

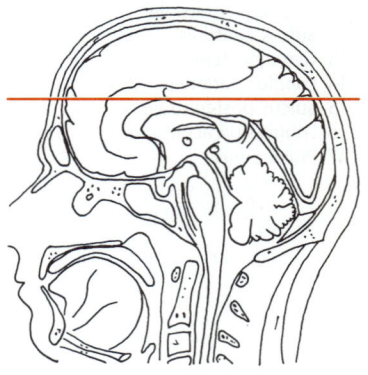

■ Frontallappen
■ Parietallappen
■ Okzipitallappen

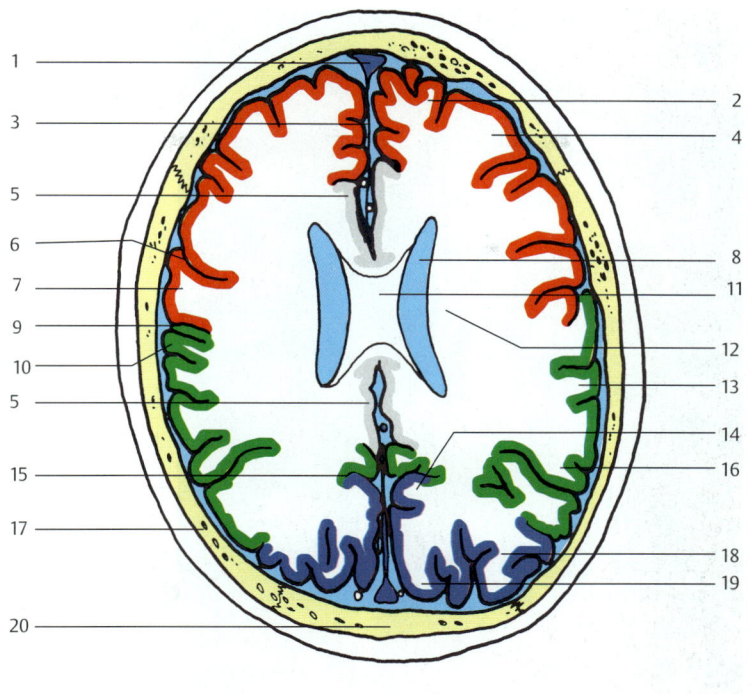

1 Sinus sagittalis superior
2 Gyrus frontalis superior
3 Falx cerebri
4 Gyrus frontalis medius
5 Cingulum
6 Sulcus praecentralis
7 Gyrus praecentralis
8 Seitenventrikel (Cella media)
9 Sulcus centralis
10 Gyrus postcentralis

11 Corpus callosum
12 Corona radiata
13 Gyrus supramarginalis
14 Praecuneus
15 Sulcus parieto-occipitalis
16 Gyrus angularis
17 Os parietale
18 Gyri occipitales
19 Cuneus
20 Os occipitale

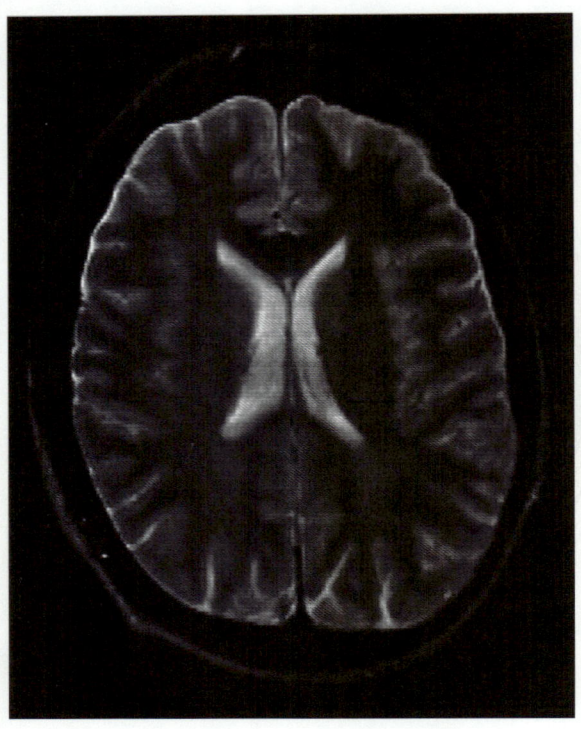

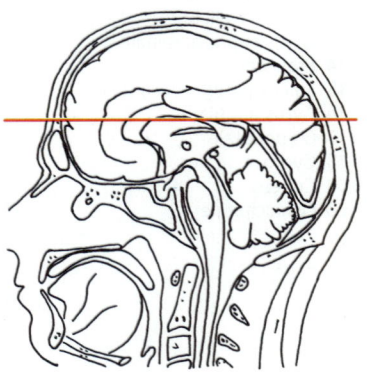

🟥 Frontallappen
🟨 Temporallappen
🟩 Parietallappen
🟦 Okzipitallappen

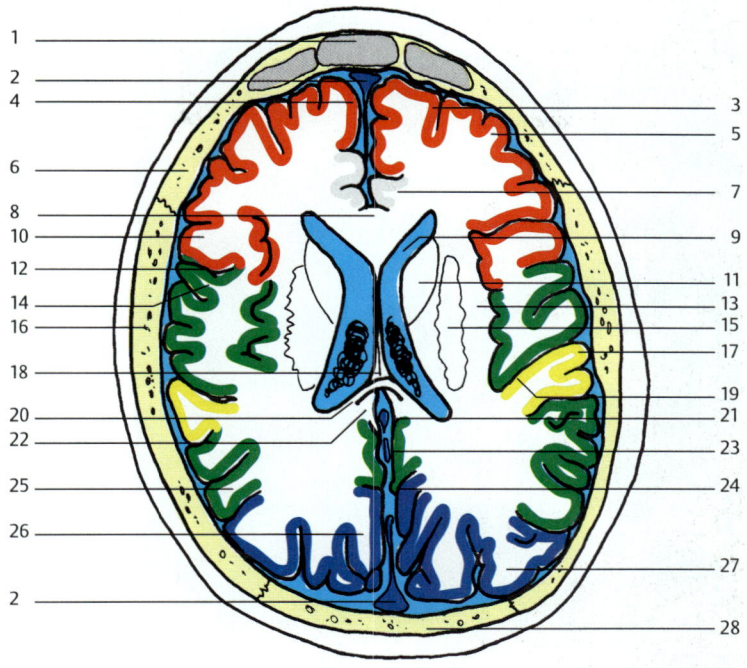

1 Sinus frontalis
2 Sinus sagittalis superior
3 Gyrus frontalis superior
4 Falx cerebri
5 Gyrus frontalis medius
6 Os frontale
7 Gyrus cinguli
8 Corpus callosum
9 Seitenventrikel (Frontalhorn)
10 Gyrus praecentralis
11 Caput (nuclei caudati)
12 Sulcus centralis
13 Insula
14 Gyrus postcentralis
15 Corona radiata
16 Os parietale
17 Gyrus temporalis superior
18 Fornix (Körper)
19 Sulcus lateralis
20 Corpus callosum (Splenium)
21 V. magna cerebri (Galeni)
22 Gyrus cinguli
23 Sinus rectus
24 Sulcus parietooccipitalis
25 Gyrus angularis
26 Cuneus
27 Gyri occipitales
28 Os occipitale

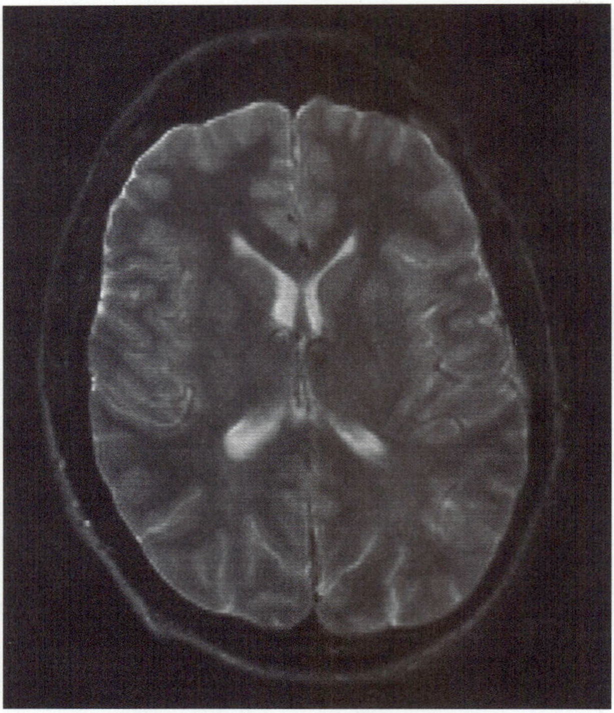

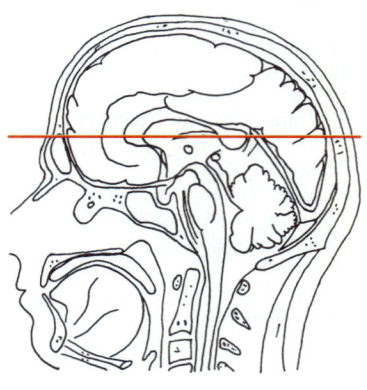

■ Frontallappen
□ Temporallappen
■ Parietallappen
■ Okzipitallappen

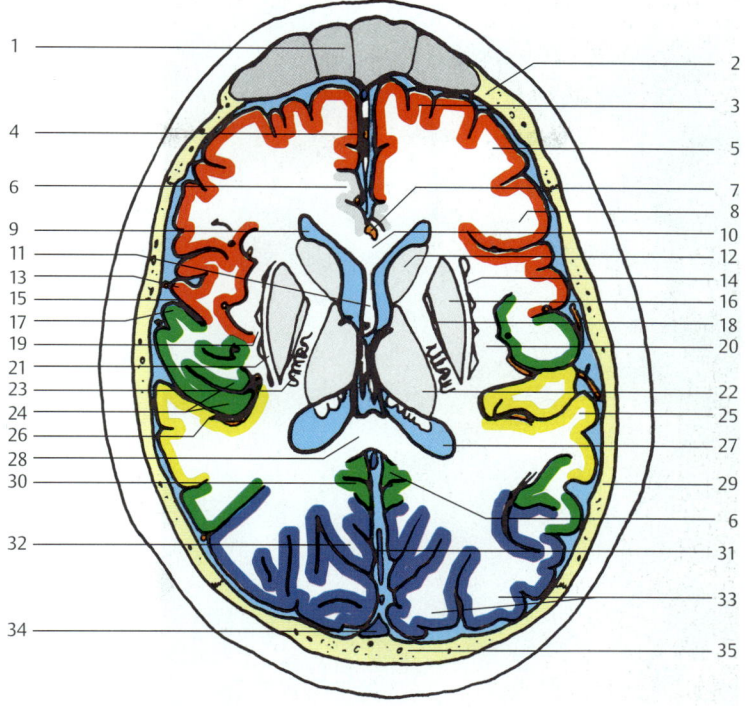

1 Sinus frontalis
2 Os frontale
3 Gyrus frontalis superior
4 Falx cerebri
  (Interhemisphärenspalt)
5 Gyrus frontalis medius
6 Gyrus cinguli
7 A. pericallosa
8 Gyrus frontalis inferior
9 Seitenventrikel (Vorderhorn)
10 Corpus callosum (Genu)
11 Septum pellucidum
12 Nucleus caudatus (Caput)
13 Gyrus praecentralis
14 Claustrum
15 Sulcus centralis
16 Putamen
17 Gyrus postcentralis

18 Pallidum
19 Capsula extrema
20 Insula
21 Capsula externa
22 Thalamus
23 Capsula interna
24 Gyrus temporales transversi
25 Gyrus temporalis superior
26 Sulcus lateralis
27 Seitenventrikel (Trigonum)
28 Corpus callosum (Splenium)
29 Os parietale
30 Sulcus parieto-occipitalis
31 Sinus rectus
32 Cuneus
33 Gyri occipitales
34 Sinus sagittalis superior
35 Os occipitale

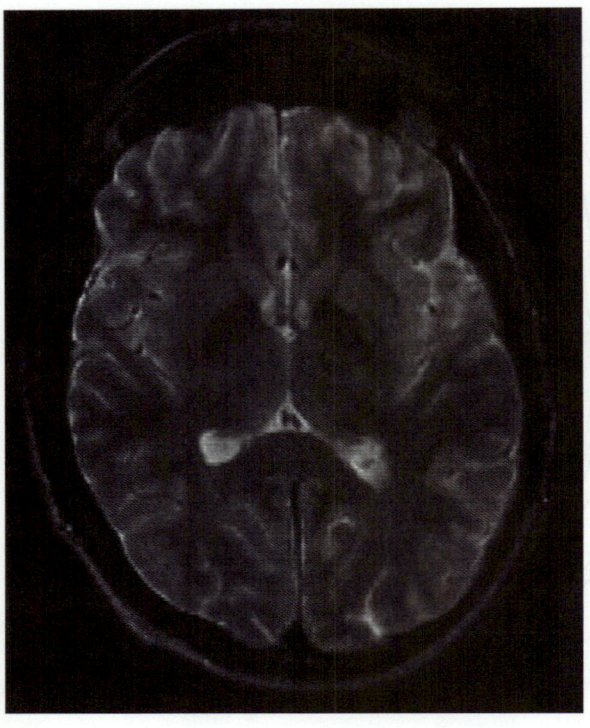

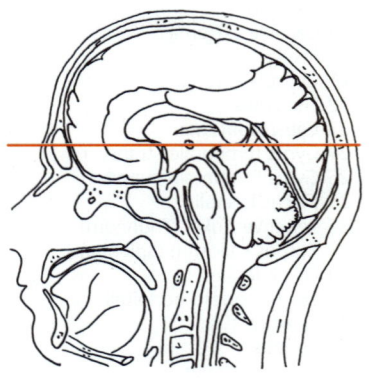

■ Frontallappen
□ Temporallappen
■ Parietallappen
■ Okzipitallappen

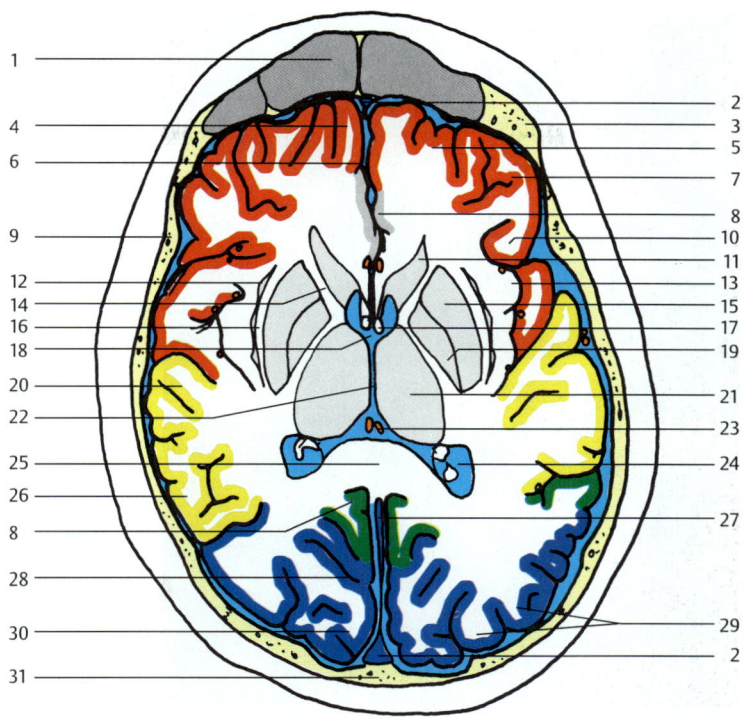

1 Sinus frontalis
2 Sinus sagittalis superior
3 Os frontale
4 Frontalpol
5 Gyrus frontalis superior
6 Falx cerebri und
   Interhemisphärenspalt
7 Gyrus frontalis medius
8 Gyrus cinguli
9 Os parietale
10 Operculum frontale
11 Nucleus caudatus (Caput)
12 Claustrum
13 Insula
14 Capsula interna (Crus anterius)
15 Putamen
16 Capsula externa

17 Fornix (Collumna anterior)
18 Foramen Monroi
   (interventriculare)
19 Globus pallidus
20 Gyrus temporalis superior
21 Thalamus
22 3. Ventrikel
23 A. choroidea posterior
24 Seitenventrikel (Trigonum)
25 Corpus callosum (Splenium)
26 Gyrus temporalis medius
27 Sinus rectus
28 Fissura calcarina
29 Gyri occipitales
30 Okzipitalpol
31 Os occipitale

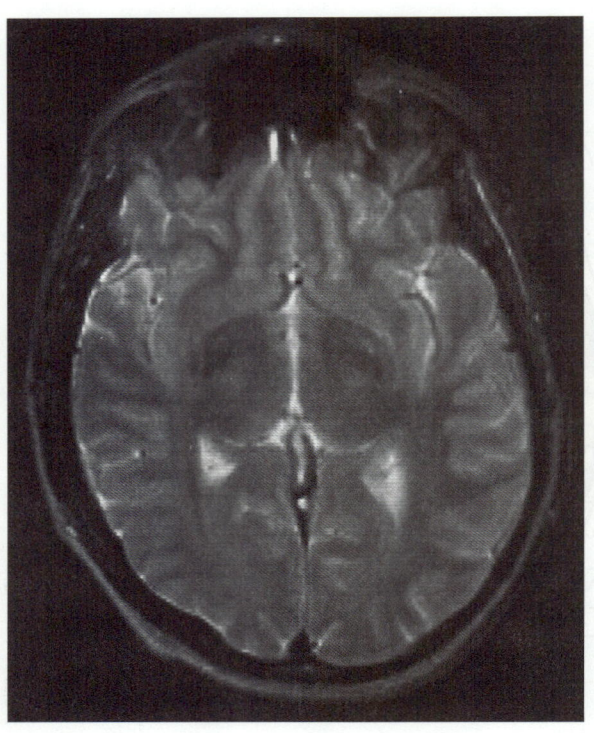

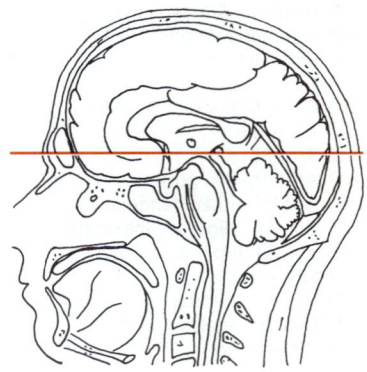

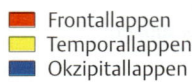

Frontallappen
Temporallappen
Okzipitallappen

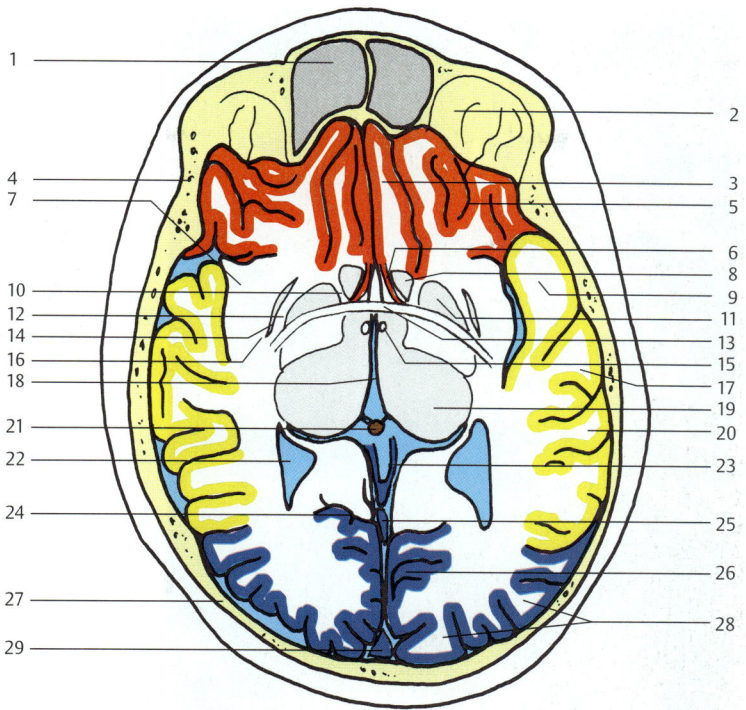

1 Sinus frontalis
2 Orbitadach
3 Gyrus rectus
4 Os frontale
5 Gyri orbitales
6 A. cerebri anterior
7 Insel
8 Nucleus caudatus (Caput)
9 Gyrus temporalis superior
10 Capsula interna
11 Putamen
12 Capsula externa
13 Commissura anterior
14 Claustrum
15 Fornix (postkommissural)

16 Capsula extrema
17 Gyrus temporalis medius
18 3. Ventrikel
19 Thalamus
20 Gyrus temporalis inferior
21 Corpus pineale
22 Seitenventrikel (Trigonum)
23 V. cerebri interna
24 Sulcus parietooccipitalis
25 V. cerebri magna (Galeni)
26 Area striata
27 Os occipitale
28 Gyri occipitales
29 Sinus sagittalis superior

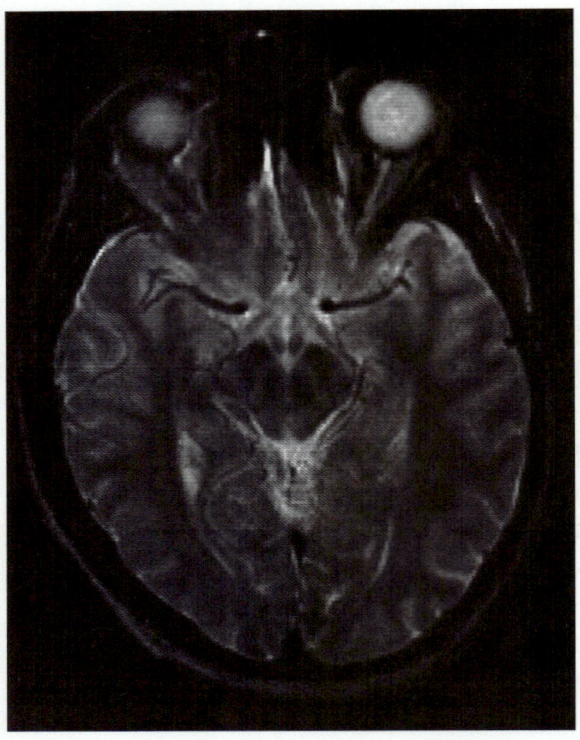

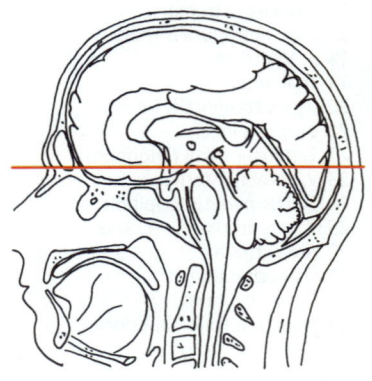

■ Frontallappen
■ Temporallappen
■ Okzipitallappen
■ Zerebellum
■ Mesenzephalon

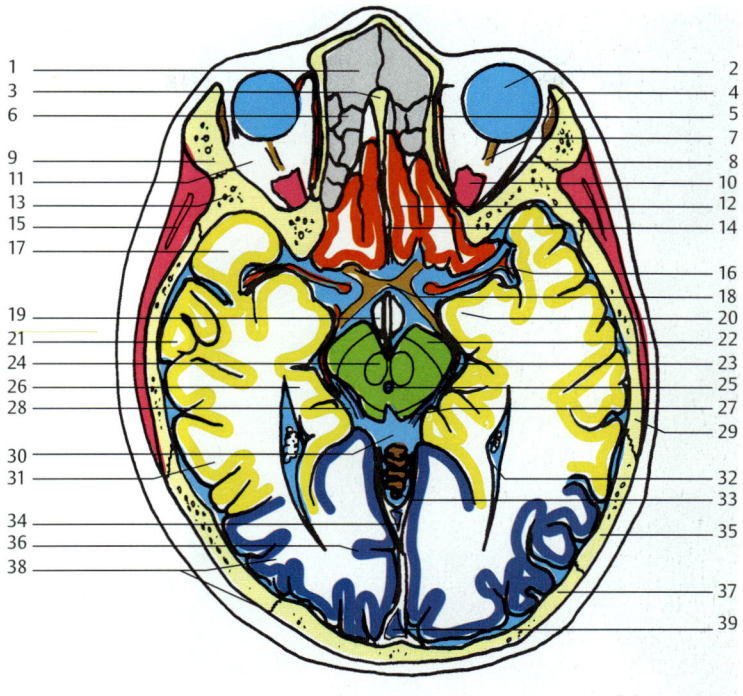

1 Sinus frontalis
2 Bulbus oculi
3 Crista galli
4 Glandula lacrimalis
5 M. obliquus superior
6 Cellulae ethmoidales
7 N. opticus
8 M. rectus lateralis
9 Os zygomaticum
10 M. rectus superior
11 Orbita
12 Gyrus rectus
13 Os sphenoidale
14 A. cerebri anterior
15 M. temporalis
16 A. cerebri media
17 Gyrus temporalis superior
18 Chiasma opticum
19 Hypothalamus
20 Cuneus

21 Gyrus temporalis medius
22 Crus cerebri
23 A. cerebri posterior
24 Nucleus ruber
25 Aquädukt
26 Hippocamus
27 Colliculus cranialis superior
28 Cisterna ambiens
29 Os temporale
30 Cisterna venae cerebri magna
31 Gyrus temporalis inferior
32 Seitenventrikel (Temporalhorn)
33 Lobulus cranialis cerebelli
34 Sinus rectus
35 Os parietale
36 Sulcus calcarinus
37 Os occipitale
38 Gyri occipitales
39 Sinus sagittalis superior

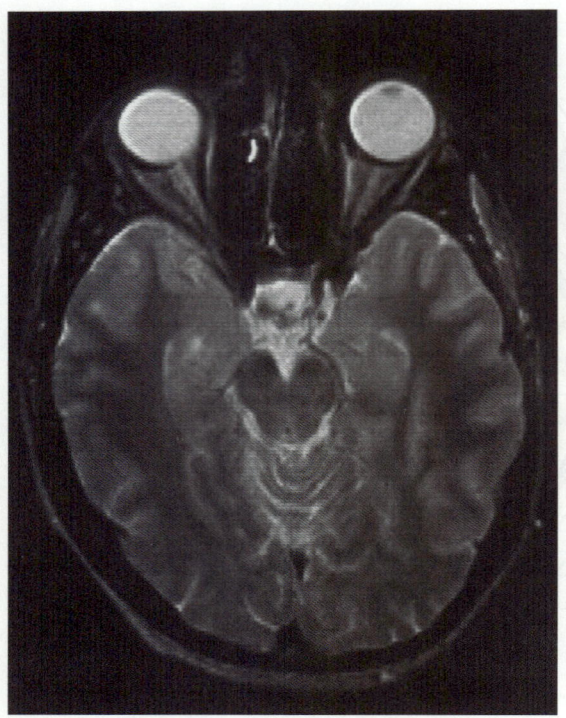

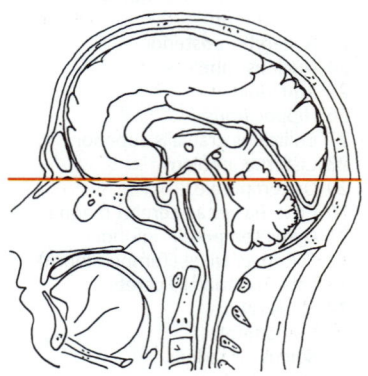

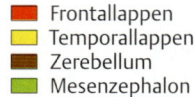

Frontallappen
Temporallappen
Zerebellum
Mesenzephalon

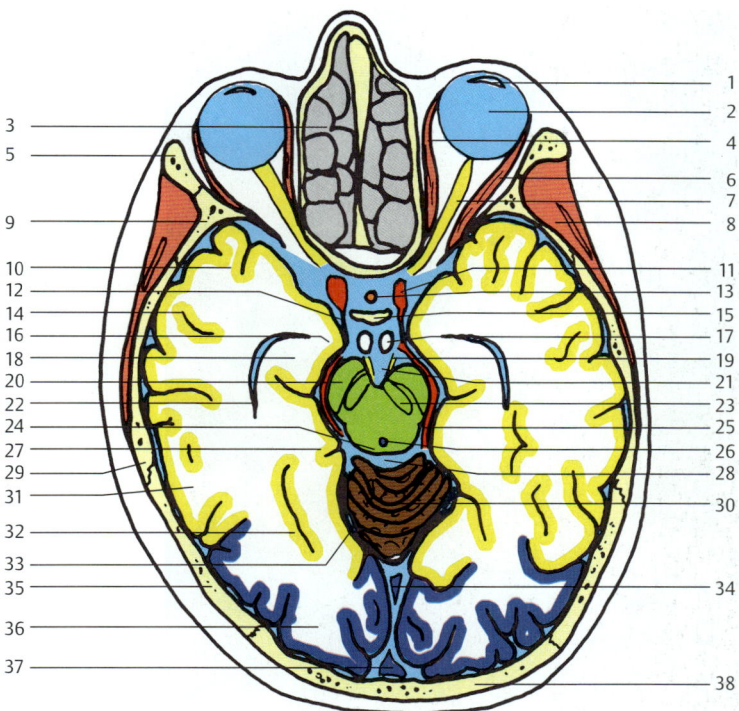

1 Linse
2 Bulbus oculi
3 Cellulae ethmoidales
4 M. rectus medialis
5 Os zygomaticum
6 M. rectus lateralis
7 N. opticus
8 M. temporalis
9 Os sphenoidale
10 Gyrus temporalis superior
11 A. carotis interna
12 A. communicans posterior
13 Infundibulum
14 Gyrus temporalis medius
15 Dorsum sellae
16 Uncus
17 Corpus mammillare
18 Hippocampus
19 N. occulomotorius
20 Crus cerebri

21 Cisterna interpeduncularis
22 Seitenventrikel (Temporalhorn)
23 Substantia nigra
24 Colliculus caudalis inferior
25 A. cerebri posterior
   (in Cisterna ambiens)
26 Aquädukt
27 Gyrus parahippocampalis
28 Cisterna laminae quadrigeminae
29 Os temporale
30 Lobus cranialis cerebelli
31 Gyrus temporalis inferior
32 Sulcus collateralis
33 Tentorium
34 Sinus rectus
35 Os parietale
36 Gyri occipitales
37 Sinus sagittalis superior
38 Os occipitale

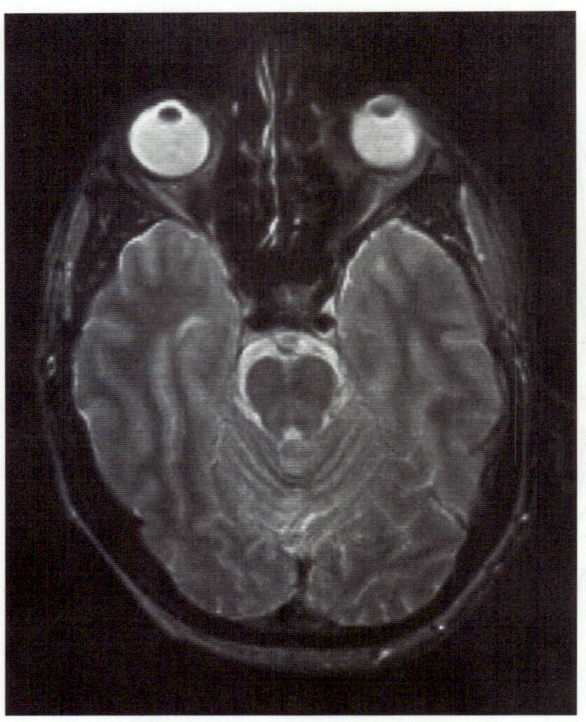

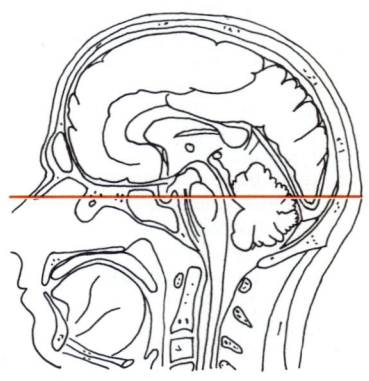

■ Temporallappen
■ Okzipitallappen
■ Zerebellum
■ Mesenzephalon
■ Pons

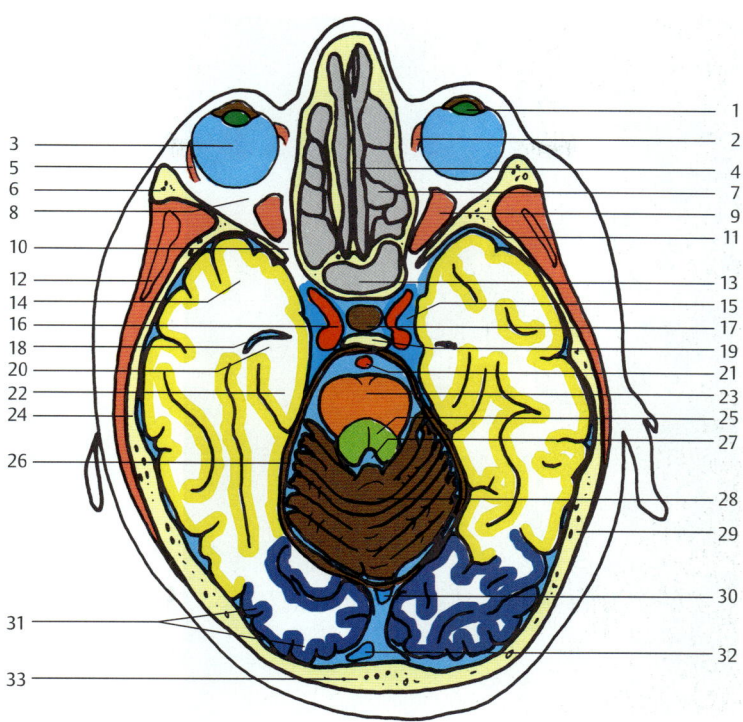

1 Linse
2 M. rectus medialis
3 Bulbus oculi
4 Nasenseptum
5 M. rectus lateralis
6 Os zygomaticum
7 Cellulae ethmoidales
8 Orbita
9 M. rectus inferior
10 Fissura orbitalis superior
11 Os sphenoidale
12 M. temporalis
13 Sinus sphenoidalis
14 Temporallappen
15 Sinus cavernosus
16 A. carotis interna
17 Hypophyse

18 Seitenventrikel (Temporalhorn)
19 Dorsum sellae
20 Hippocampus
21 A. basilaris
22 Parahippocampus
23 Pons
24 Os temporale
25 Formatio reticularis
26 Tentorium cerebelli
27 4. Ventrikel
28 Lobus cranialis cerebelli
29 Os parietale
30 Sinus rectus
31 Gyri occipitales
32 Sinus sagittalis superior
33 Os occipitale

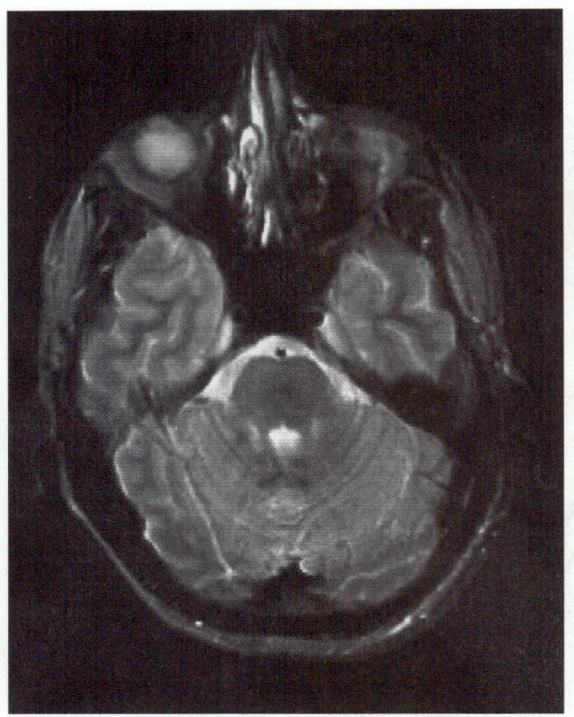

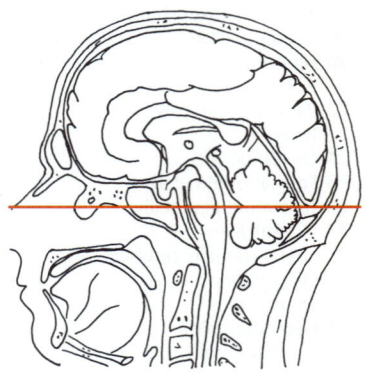

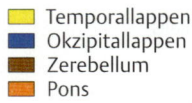

- Temporallappen
- Okzipitallappen
- Zerebellum
- Pons

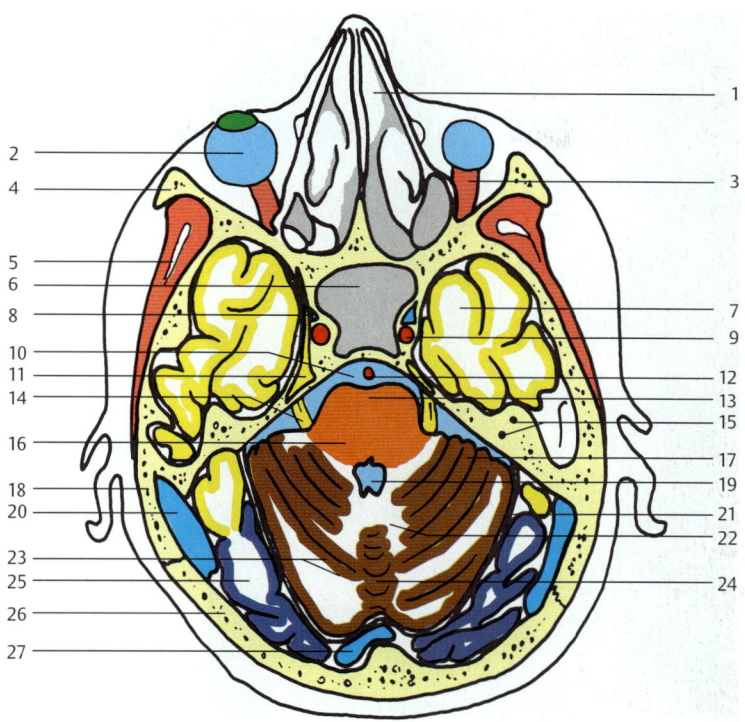

1 Nasenhöhle
2 Bulbus oculi
3 M. rectus inferior
4 Os zygomaticum
5 M. temporalis
6 Sinus sphenoidalis
7 Temporallappen
8 Sinus cavernosus
9 A. carotis interna
10 Cisterna pontocerebellaris
11 Ganglion trigeminale (Gasseri) im
   Cavum trigeminale (Meckeli)
12 A. basilaris
13 Pons

14 N. trigeminus (V)
15 Canalis semicircularis anterior
16 Pedunculus cerebellaris medius
17 Lobus cranialis cerebelli
18 Os temporale
19 4. Ventrikel
20 Sinus transversus
21 Tentorium cerebelli
22 Nucleus dentatus
23 Lobus caudalis cerebelli
24 Nodulus vermis
25 Okzipitalpol
26 Os occipitale
27 Confluens sinuum

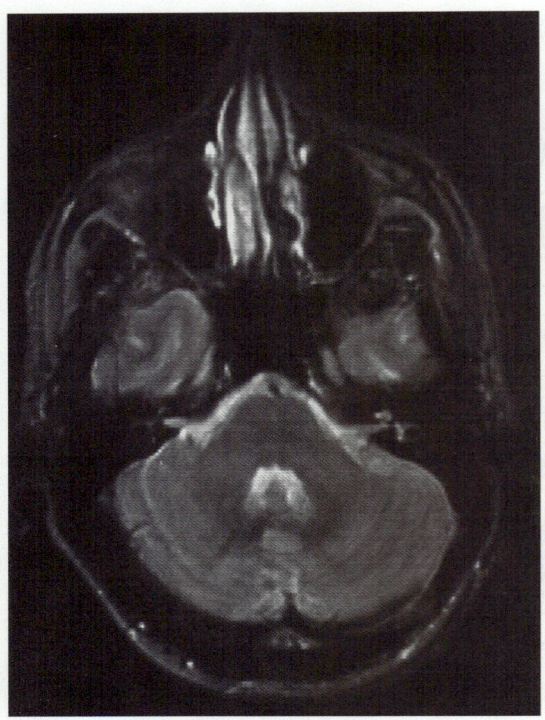

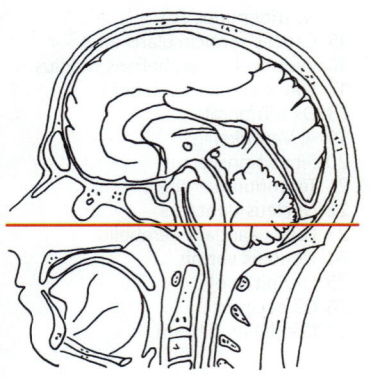

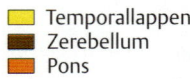
Temporallappen
Zerebellum
Pons

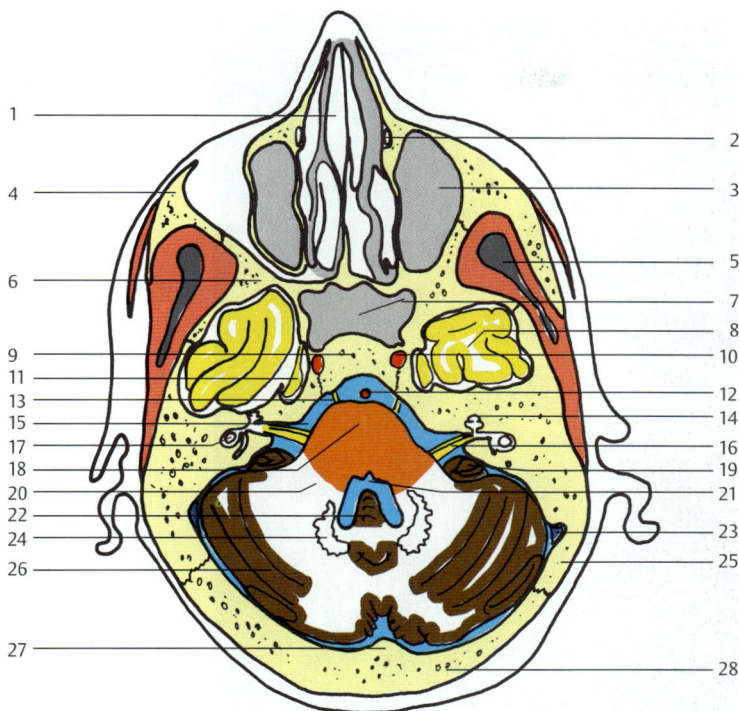

1 Septum nasi
2 Ductus nasolacrimalis
3 Sinus maxillaris (Oberkieferhöhle)
4 Os zygomaticum
5 M. temporalis
6 Os sphenoidale
7 Sinus sphenoidalis
8 Temporallappen (Basis)
9 Clivus
10 A. carotis interna
11 Ganglion trigeminale (Gasseri)
12 A. basilaris
13 N. abducens (VI)
14 Cochlea

15 Cisterna pontocerebellaris
16 N. vestibulocochlearis (VIII)
17 Canalis semicircularis
18 Pons
19 Flocculus
20 Pedunculus cerebellaris medius
21 4. Ventrikel
22 Nodulus vermis
23 Sinus sigmoideus
24 Nucleus dentatus
25 Os temporale
26 Lobulus caudalis cerebelli
27 Protuberantia occipitalis interna
28 Os occipitale

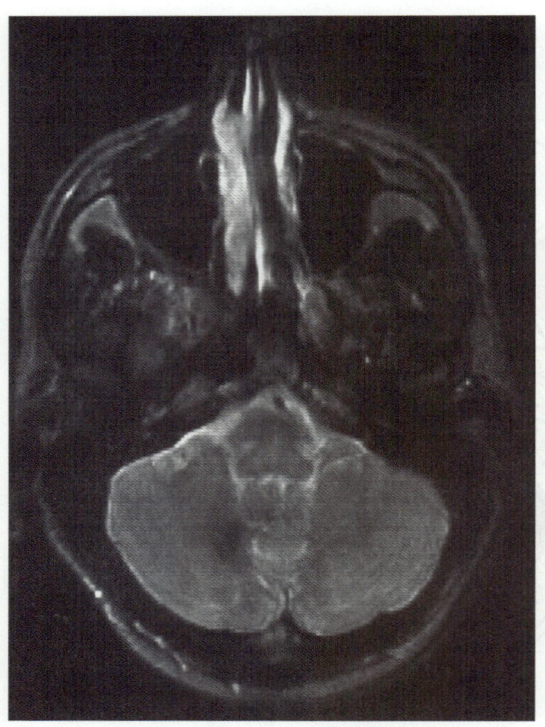

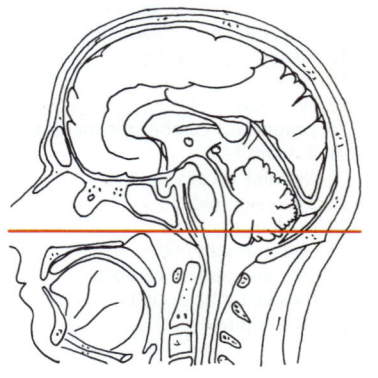

■ Zerebellum
■ Pons
■ Medullaoblongata

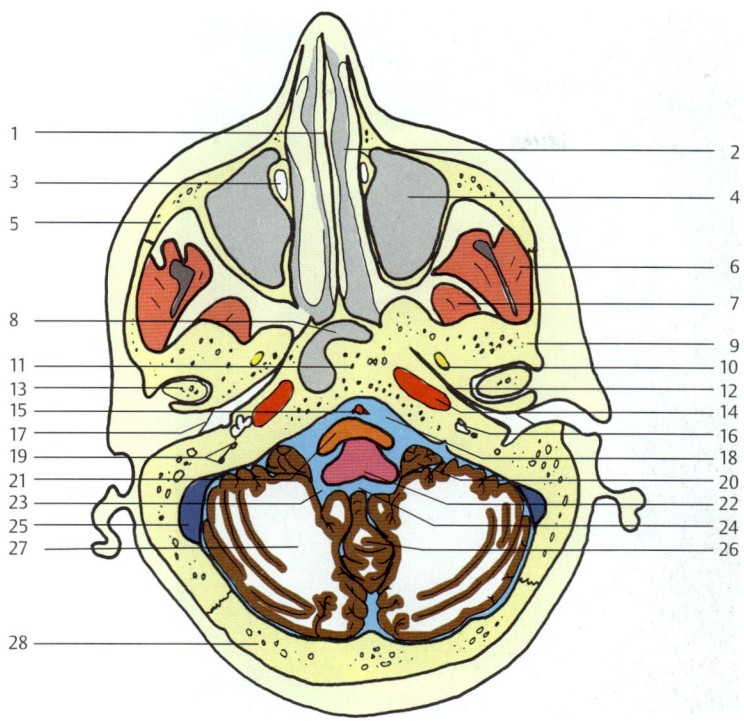

1 Nasenseptum
2 Nasenhaupthöhle
3 Ductus nasolacrimalis
4 Sinus maxillaris (Oberkieferhöhle)
5 Os zygomaticum
6 M. temporalis
7 M. pterygoideus lateralis
8 Sinus sphenoidalis
9 Os temporale
10 N. mandibularis (3. Trigeminusast)
11 Clivus
12 Tuba auditiva (Eustachii)
13 Kiefergelenk
14 A. carotis interna

15 A. basilaris
16 Cochlea
17 Meatus acusticus externus
18 Präpontine Zisterne
19 Canalis semicircularis posterior
20 Flocculus
21 Pons
22 Medulla oblongata
23 Foramina Luschkae
24 4. Ventrikel
25 Sinus sigmoideus
26 Uvula vermis
27 Lobus caudalis cerebelli
28 Os occipitale

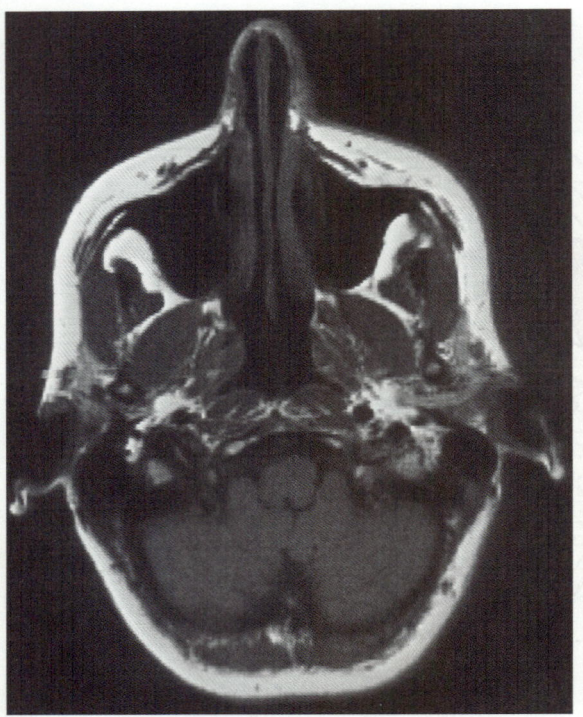

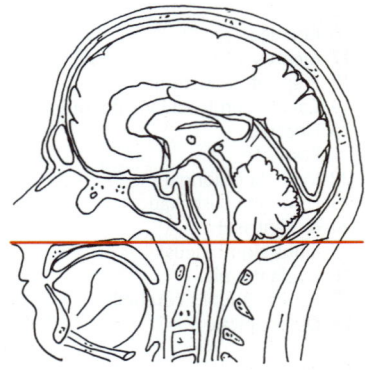

■ Zerebellum
■ Medulla oblongata

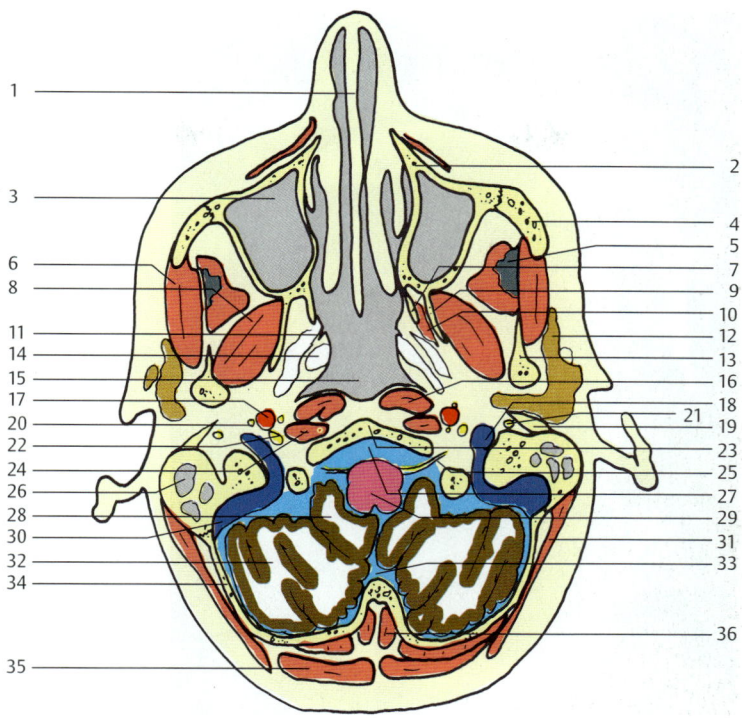

1 Nasenseptum
2 Maxilla
3 Sinus maxillaris (Oberkieferhöhle)
4 Os zygomaticum
5 M. temporalis
6 M. masseter
7 Processus pterygoideus medialis
8 M. pterygoideus lateralis
9 Processus pterygoideus lateralis
10 M. pterygoideus medialis und
   M. tensor veli palatini
11 Ostium pharyngeum tubae
   auditivae
12 Glandula parotis
13 Caput mandibulae
14 Tuba auditiva (Eustachii)
15 Pharynx (Pars nasalis)
16 M. longus capitis
17 A. carotis interna
18 V. jugularis interna (Bulbus)

19 Processus styloideus
20 N. glossopharyngeus (IX)
21 N. facialis (VII)
22 N. vagus (X)
23 Clivus
24 M. rectus capitis anterior
25 N. hypoglossus (XII)
26 Processus mastoideus
27 Cisterna praemedullaris
28 Tonsilla cerebelli
29 Medulla oblongata
   (mit Canalis centralis)
30 Sinus sigmoideus
31 M. splenius capitis
32 Lobus caudalis posterior cerebelli
33 Cisterna magna
34 Os occipitale
35 M. semispinalis capitis
36 M. rectus capitis posterior
   minor und major

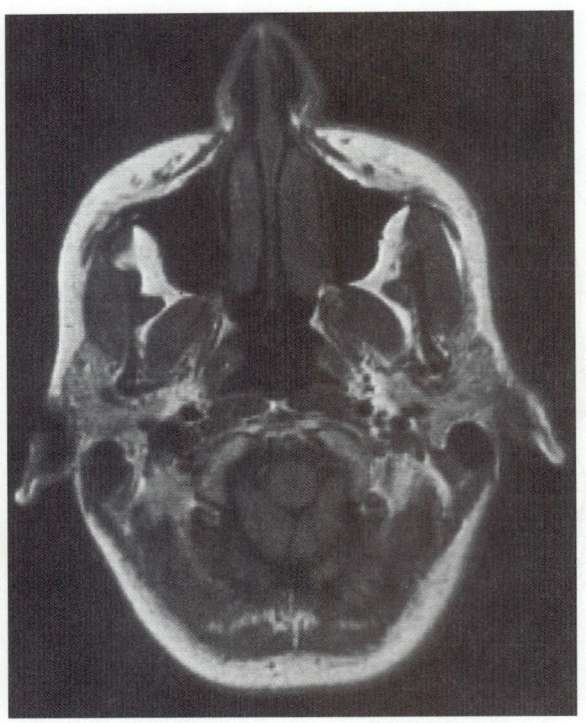

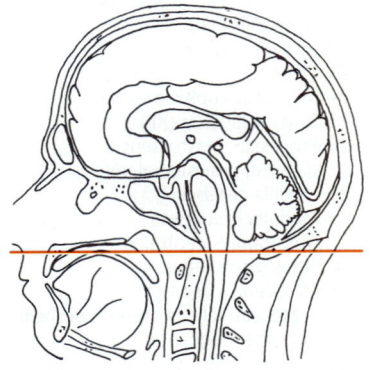

■ Zerebellum
■ Medulla oblongata

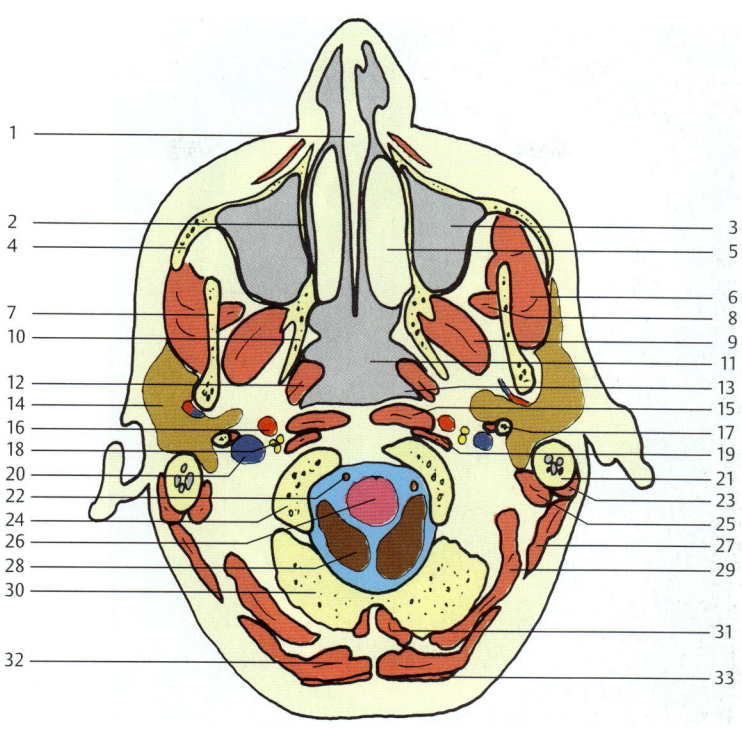

1 Nasenseptum
2 Mediale Oberkieferhöhlenwand
3 Sinus maxillaris (Oberkieferhöhle)
4 Os zygomaticum (Bogen)
5 Nasenkoncha
6 M. masseter
7 Mandibula
8 M. temporalis
9 M. pterygoideus lateralis
10 Processus pterygoideus
11 Nasopharynx
12 Tuba auditiva
13 Recessus pharyngeus lateralis
   (Rosenmüller-Grube)
14 Glandula parotis
15 M. longus capitis
16 A. carotis interna

17 Processus styloideus und
   Mm. styloidei
18 Nn. X, XI und XII
19 M. rectus capitis anterior
20 V. jugularis interna
21 Processus mastoideus
22 A. vertebralis
23 M. sternocleidomastoideus
24 Condylus occipitalis
25 M. digastricus (Venter posterior)
26 Medulla oblongata
27 M. splenius capitis
28 Tonsilla cerebelli
29 M. rectus capitis posterior major
30 Os occipitale
31 M. rectus capitis posterior minor
32 M. semispinalis capitis
33 M. trapezius

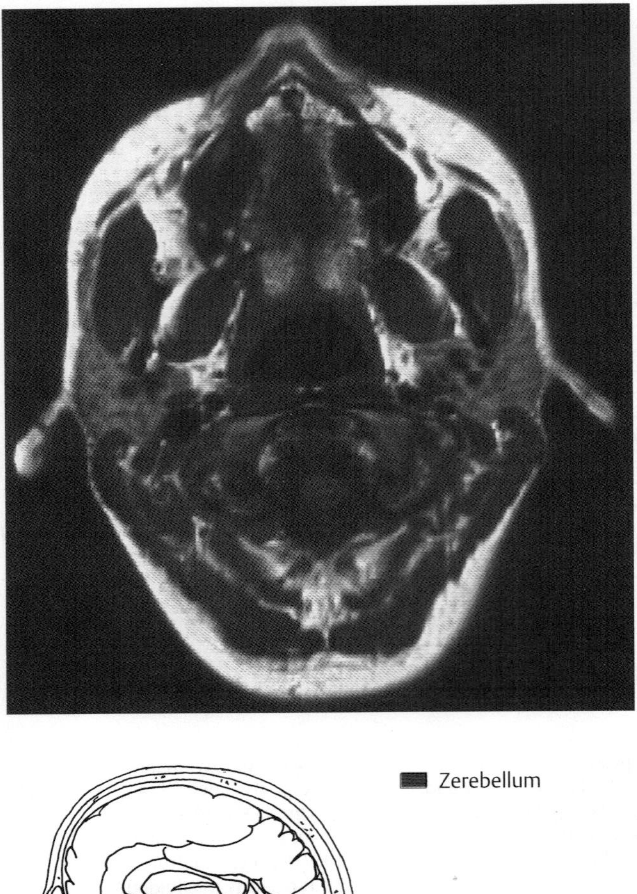

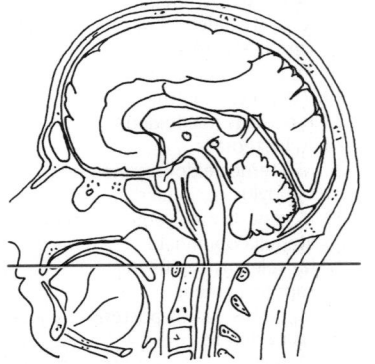

■ Zerebellum

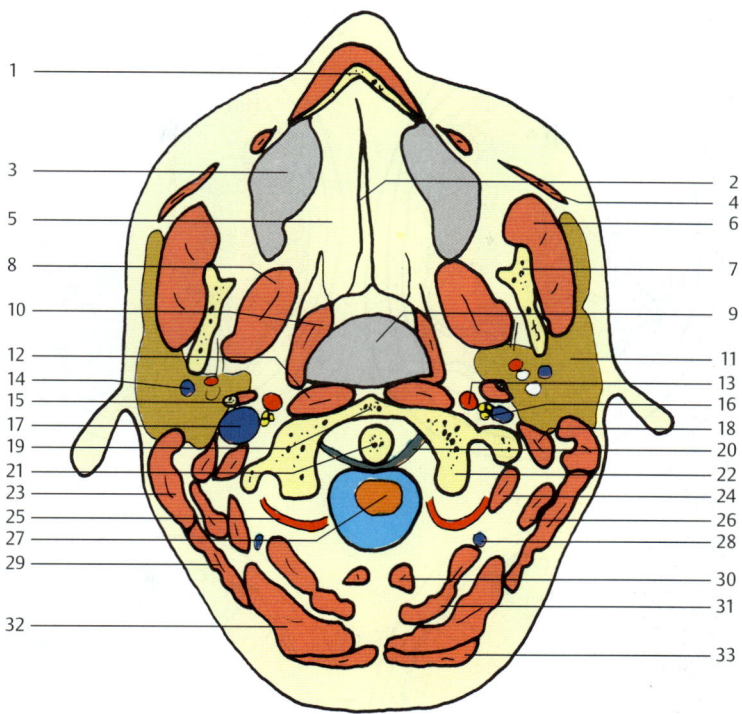

1 Os incisivum
2 Crista nasalis
3 Sinus maxillaris (Oberkieferhöhle)
4 M. zygomaticus
5 Processus bzw. Os palatinus
6 M. masseter
7 Mandibula (Ramus)
8 M. pterygoideus medialis
9 Nasopharynx
10 M. levator veli palatini
11 Glandula parotis
12 M. longus capitis
13 A. carotis interna
14 V. retromandibularis
15 Processus styloideus
16 Nn. X, XI und XII
   (vagus, accessorius, hypoglossus)
17 V. jugularis interna
18 M. digastricus (Venter posterior)
19 Atlas (Arcus anterior)
20 Lig. cruciforme
21 Dens (axis)
22 Atlas (Massa lateralis)
23 M. sternocleidomastoideus
24 M. obliquus inferior
25 A. vertebralis
26 M. longissimus capitis
27 Medulla spinalis
28 V. cervicalis profunda
29 M. splenius capitis
30 M. rectus capitis posterior minor
31 M. rectus capitis posterior major
32 M. semispinalis capitis
33 M. trapezius

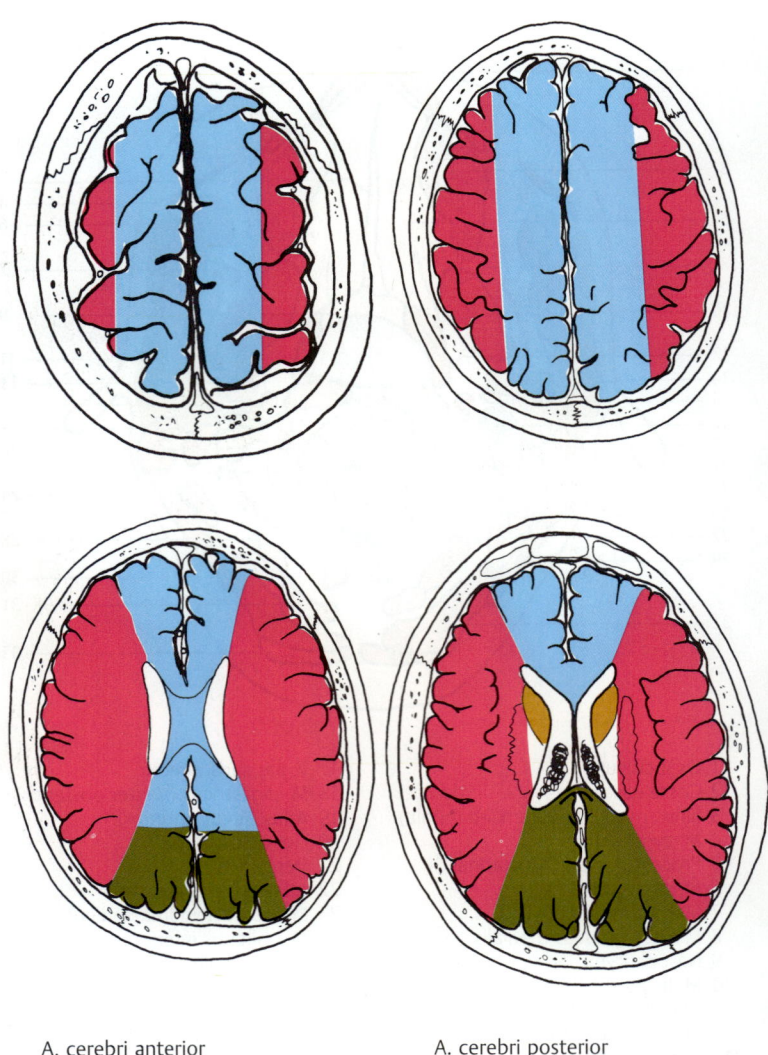

A. cerebri anterior

[hellblau] terminale Äste
[dunkelblau] zentrale Äste

A. cerebri media

[rot] terminale Äste
[orange] zentrale Äste

A. cerebri posterior

[dunkelgrün] terminale Äste
[hellgrün] zentrale Äste

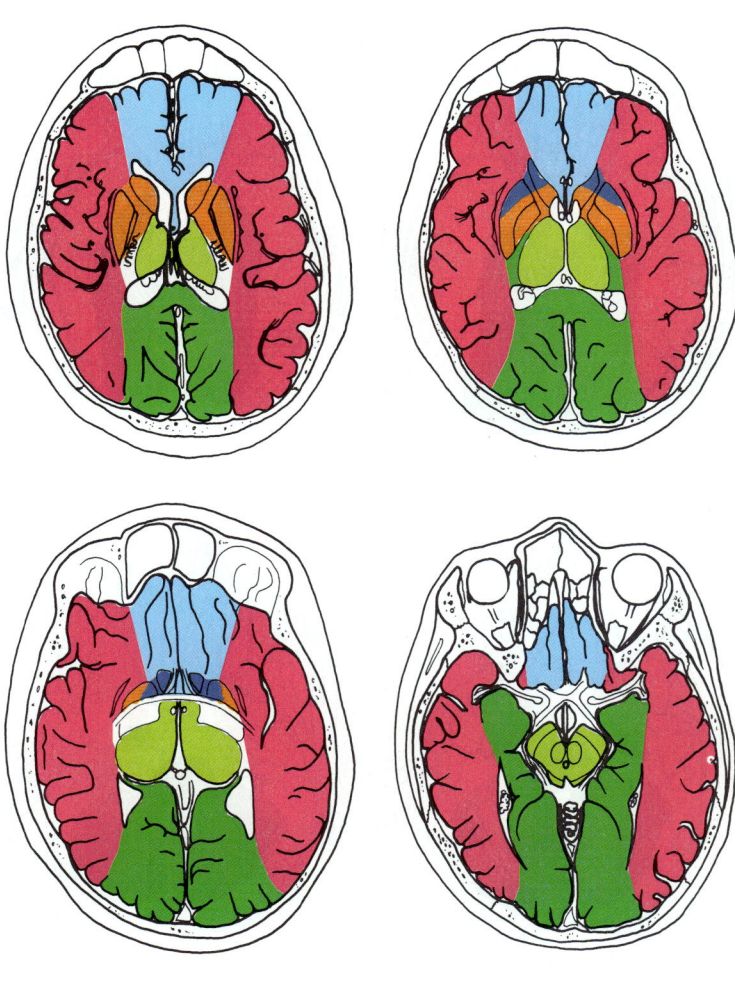

Cerebellum
- ▬ A. cerebelli superior
- ▬ A. cerebelli inferior posterior
- ▬ A. cerebelli inferior anterior
- ▬ Aa. paramedianae u. circumferentes

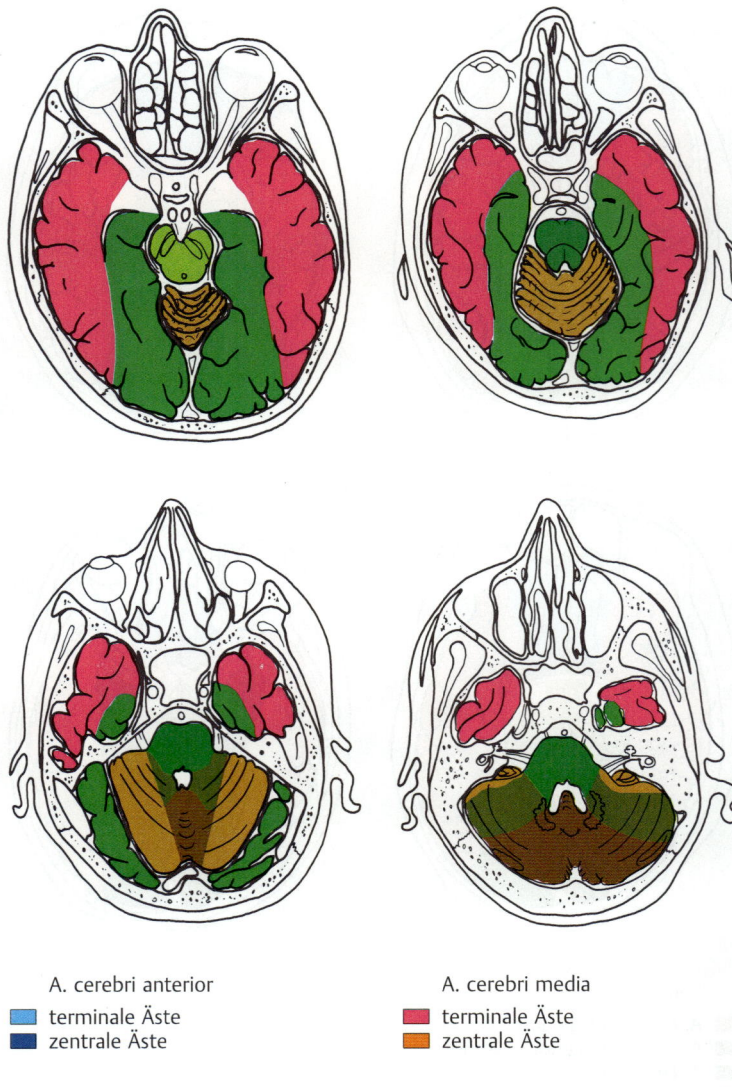

A. cerebri anterior
- terminale Äste
- zentrale Äste

A. cerebri media
- terminale Äste
- zentrale Äste

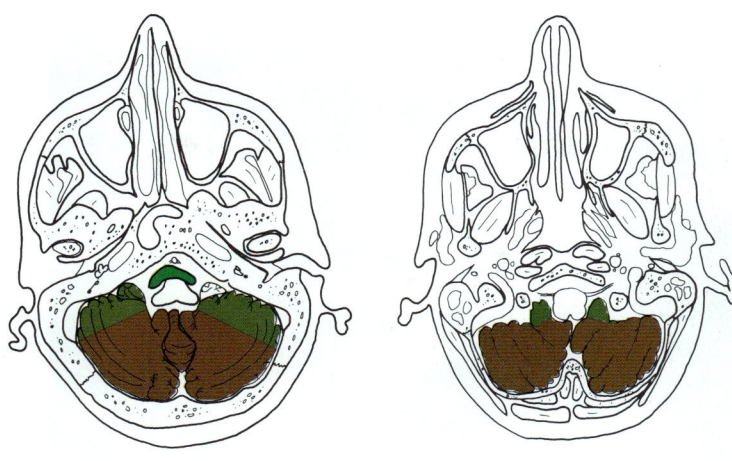

A. cerebri posterior
- ■ terminale Äste
- ■ zentrale Äste

Cerebellum
- ■ A. cerebelli superior
- ■ A. cerebelli inferior posterior
- ■ A. cerebelli inferior anterior
- ■ Aa. paramedianae
  u. circumferentes

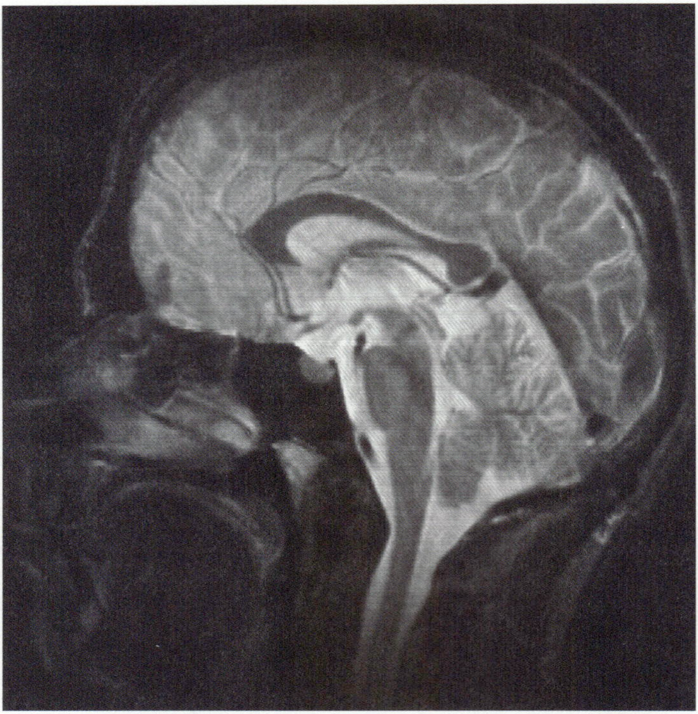

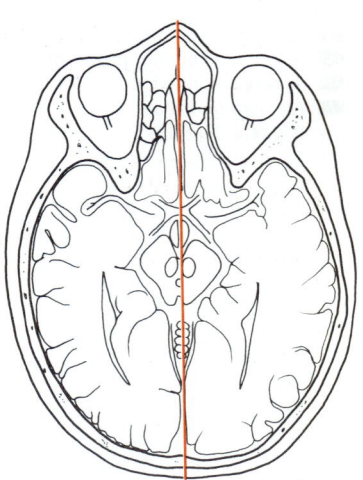

Frontallappen
Parietallappen
Okzipitallappen
Zerebellum
Mesenzephalon
Pons
Medulla oblongata

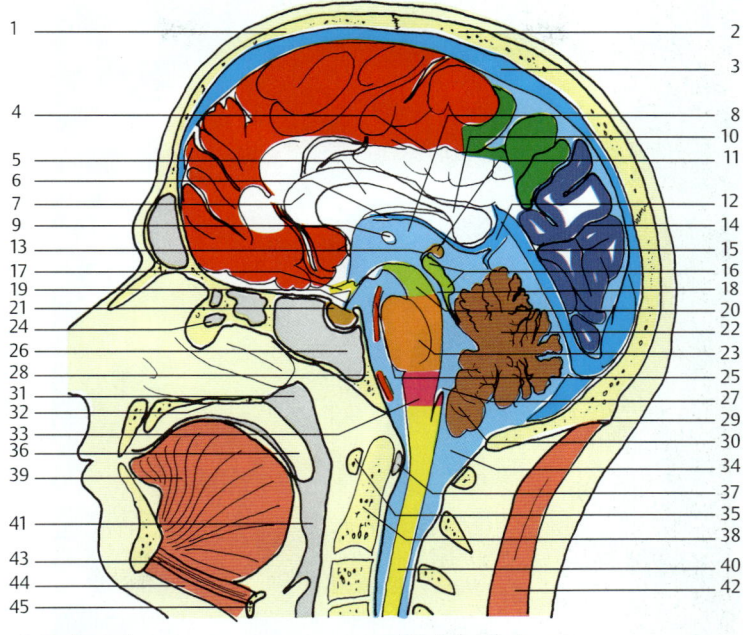

1 Os frontale
2 Os parietale
3 Sinus sagittalis superior
4 Sulcus cinguli
5 Septum pellucidum
6 V. cerebri interna
7 Corpus callosum (Genu)
8 3. Ventrikel
9 Adhaesio interthalamica
10 Corpus callosum (Splenium)
11 Epiphyse
12 V. cerebri magna
13 Comissura anterior und posterior
14 Sulcus parietooccipitalis
15 Sinus rectus
16 Colliculus cranialis und caudalis
17 N. opticus
18 Aquädukt
19 Infundibulum
20 Tegmentum mesencephali
21 Hypophyse
22 Kleinhirn
23 Pons
24 Cellulae ethmoidales

25 A. basilaris
26 Sinus sphenoidalis
27 4. Ventrikel
28 Clivus
29 Os occipitale
   (Protuberantia occipitalis externa)
30 Uvula vermis
31 Pharynx (Pars nasalis)
32 Palatum durum
33 Medulla oblongata
34 Cisterna magna
   (cerebellomedullaris)
35 Atlas (Arcus)
36 Uvula
37 Lig. transversum atlantis
38 Dens axis
39 M. genioglossus
40 Medulla spinalis
41 Pharynx (Pars oralis)
42 M. semispinalis capitis
43 M. geniohyoideus
44 M. myelohyoideus
45 Os hyoideum

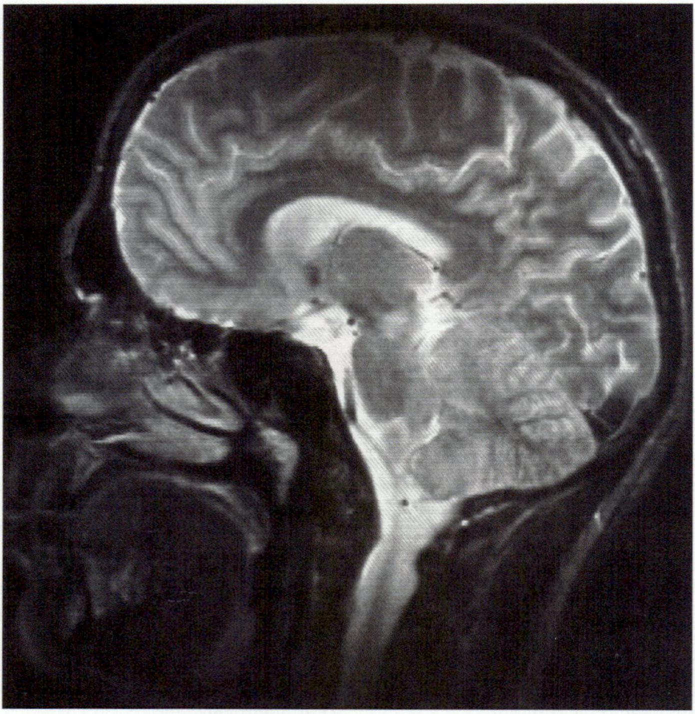

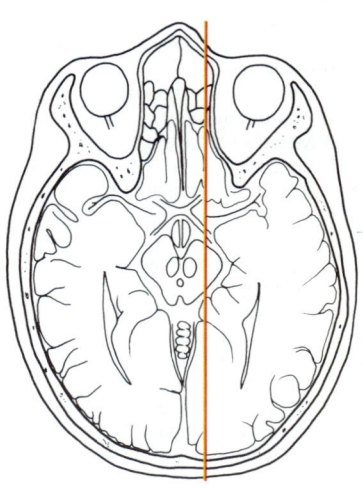

Frontallappen
Parietallappen
Okzipitallappen
Zerebellum
Mesenzephalon
Pons
Medulla oblongata

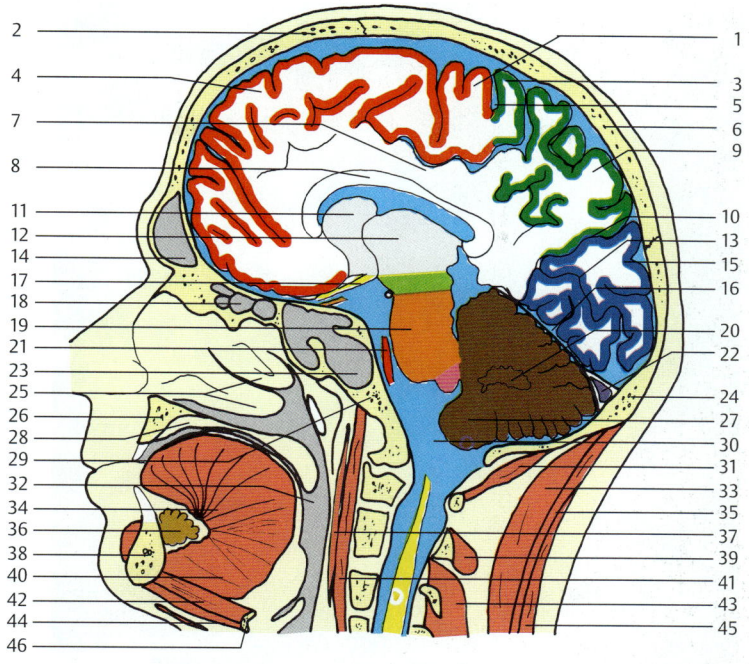

1 Gyrus praecentralis
2 Os frontale
3 Gyrus postcentralis
4 Gyrus frontalis superior
5 Sulcus centralis
6 Os parietale
7 Cingulum
8 Corpus callosum (Truncus)
9 Praecuneus
10 Sulcus parietooccipitalis
11 Nucleus caudatus
12 Thalamus
13 Sulcus calcarinus
14 Sinus frontalis
15 Gyri occipitales
16 Tentoruim cerebelli
17 N. opticus
18 Cellulae ethmoidales
19 Pons
20 Nucleus dentatus
21 A. basilaris
22 Sinus transversus
23 Sinus sphenoidalis

24 Os occipitale
25 Conchae nasales (media und inferior)
26 Maxilla
27 Tonsilla cerebelli
28 Palatum durum
29 Clivus
30 Cisterna magna (cerebellomedullaris)
31 M. rectus capitis posterior minor
32 Pharynx (Pars oralis)
33 M. semispinalis capitis
34 M. genioglossus
35 M. splenius capitis
36 Glandula sublingualis
37 M. constrictor pharyngis
38 Mandibula (Corpus)
39 M. rectus capitis posterior major
40 M. hyoglossus
41 M. longus capitis
42 M. geniohyoideus
43 M. semispinalis cervicis
44 M. myelohyoideus
45 M. trapezius
46 Os hyoideum

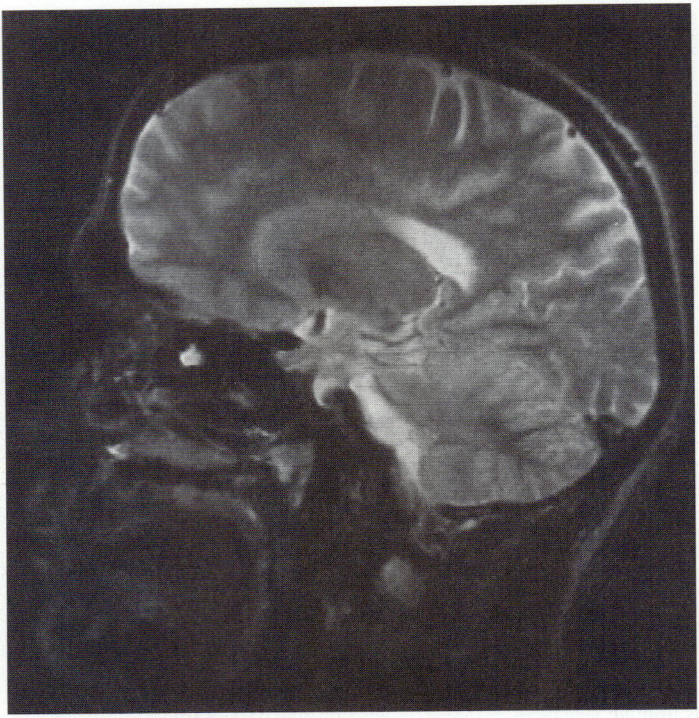

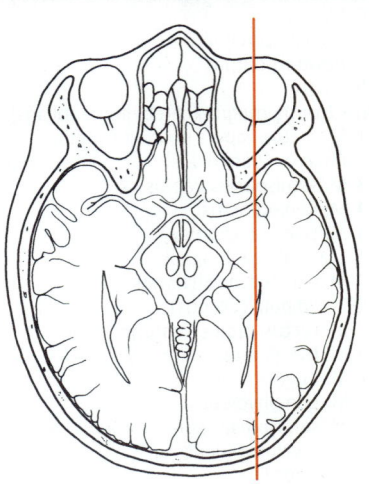

Frontallappen
Temporallappen
Parietallappen
Okzipitallappen
Zerebellum
Pons

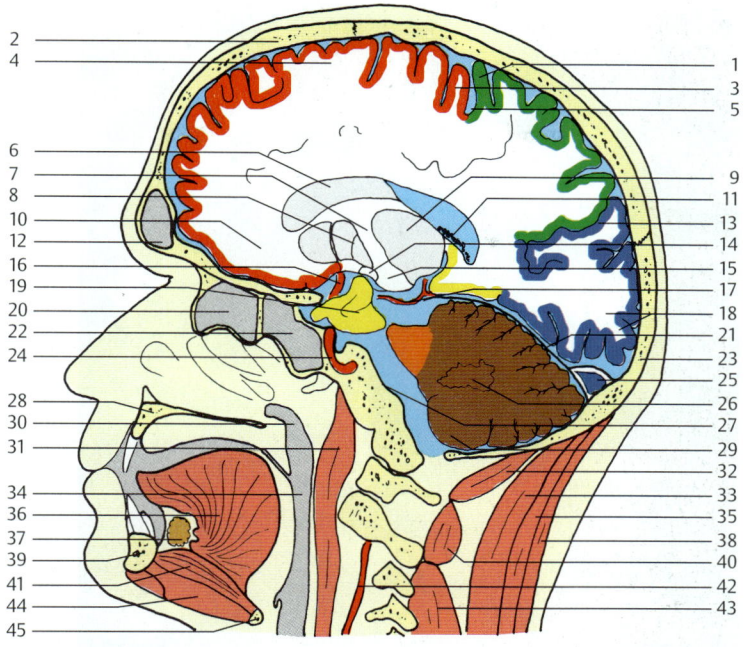

1 Gyrus postcentralis
2 Os frontale
3 Gyrus praecentralis
4 Gyrus frontalis superior
5 Sulcus centralis
6 Nucleus caudatus
7 Capsula interna
8 Nucleus lentiformis
9 Thalamus
10 Gyri orbitales
11 Seitenventrikel
  (Plexus choroideus)
12 Sinus frontalis
13 Sulcus parieto-occipitalis
14 Tractus opticus
15 Pedunculus cerebri
16 A. cerebri media
17 A. cerebri posterior
18 Gyri occipitales
19 Uncus gyri hippocampi
20 Cellulae ethmoidales (posteriores)
21 Tentorium cerebelli
22 Sinus sphenoidalis

23 Os occipitale
24 A. carotis interna
25 Sinus transversus
26 Nucleus dentatus
27 Clivus
28 Palatum durum
29 Tonsilla cerebelli
30 Nasopharynx
31 M. longus capitis
32 M. rectus capitis posterior major
33 M. semispinalis capitis
34 Oropharynx
35 M. splenius capitis
36 M. genioglossus
37 Glandula sublingualis
38 M. trapezius
39 Mandibula (Corpus)
40 M. obliquus capitis inferior
41 M. geniohyoideus
42 A. vertebralis
43 M. semispinalis cervicis
44 M. mylohyoideus
45 Os hyoideum

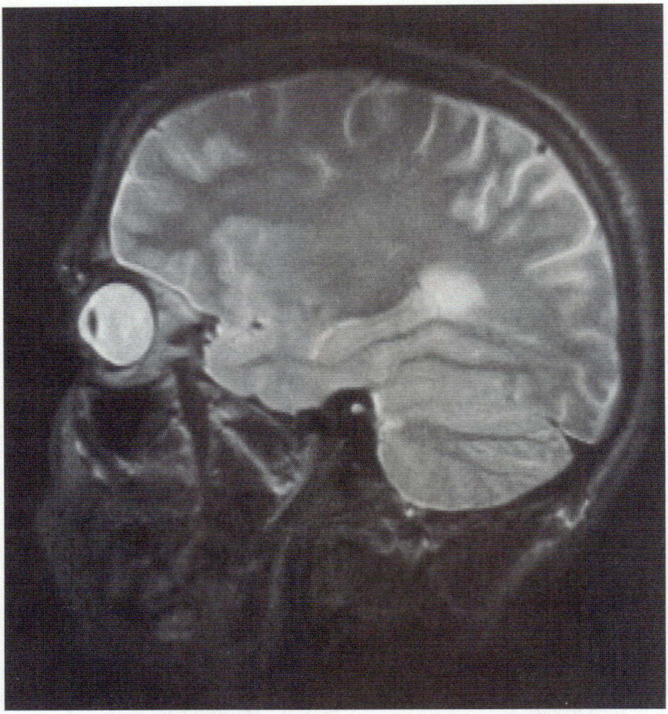

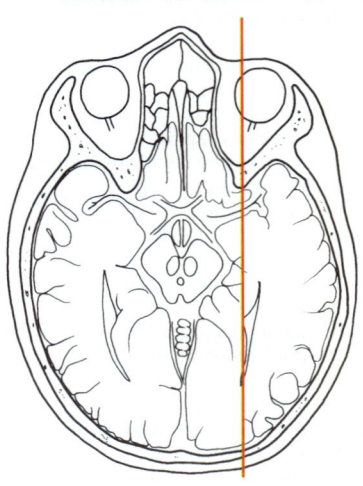

Frontallappen
Temporallappen
Parietallappen
Okzipitallappen
Zerebellum

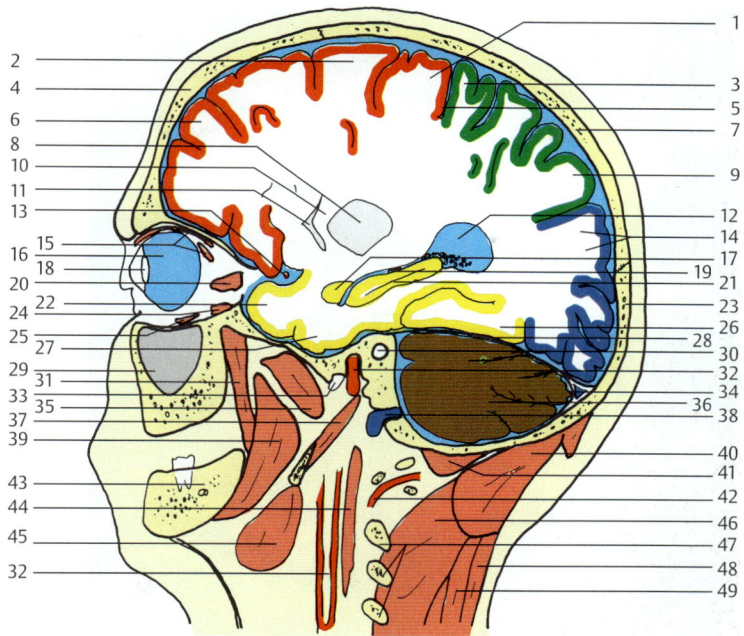

1 Gyrus praecentralis
2 Gyrus frontalis superior
3 Gyrus postcentralis
4 Os frontale
5 Sulcus centralis
6 Gyri frontales
7 Os parietale
8 Pallidum
9 Gyrus angularis
10 Capsula interna
11 Putamen
12 Seitenventrikel
13 A. cerebri media
14 Gyri occipitales
15 Mm. rectus superioris und
   levator palpebrae superioris
16 Bulbus oculi
17 Corpus amygdaloideum
18 Augenlinse
19 Seitenventrikel (Cornu temporale)
20 M. rectus lateralis
21 Hippocampus
22 Gyrus temporalis medius
23 Os occipitale
24 M. orbitalis
25 M. rectus inferior
26 Gyrus occipitotemporalis medialis
27 Gyrus temporalis inferior
28 Tentorium cerebelli
29 Sinus maxillaris
30 Meatus acusticus internus
31 M. temporalis
32 A. carotis interna
33 Tuba auditiva (Eustachii)
34 Sinus transversus
35 M. pterygoideus lateralis
36 Kleinhirnhemisphäre
37 M. stylohyoideus
38 V. jugularis interna
39 M. pterygoideus medialis
40 M. splenius capitis
41 M. rectus capitis
42 A. vertebralis
43 Mandibula
44 M. longus colli
45 M. digastricus (Venter posterior)
46 Mm. multifidi
47 Processi transversi
48 M. trapezius
49 M. levator scapulae

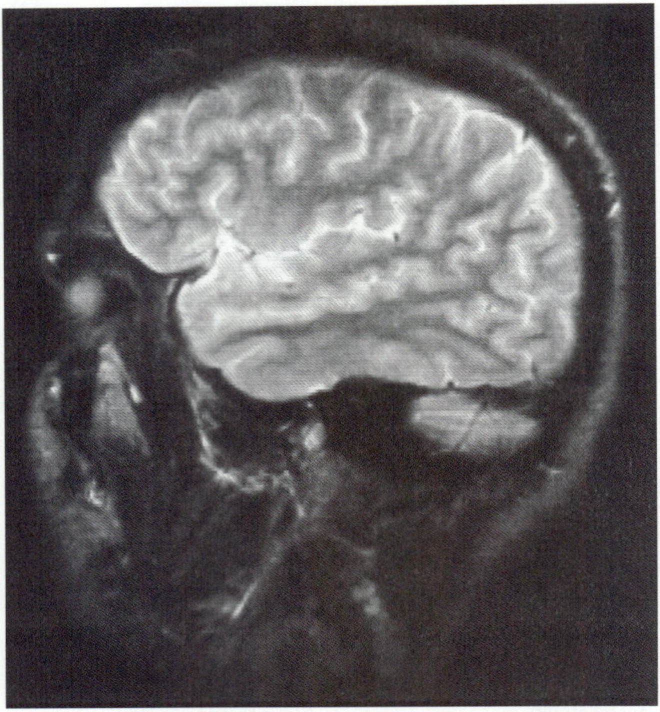

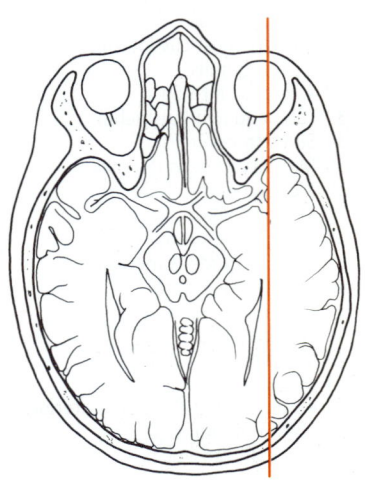

Frontallappen
Temporallappen
Parietallappen
Okzipitallappen
Zerebellum

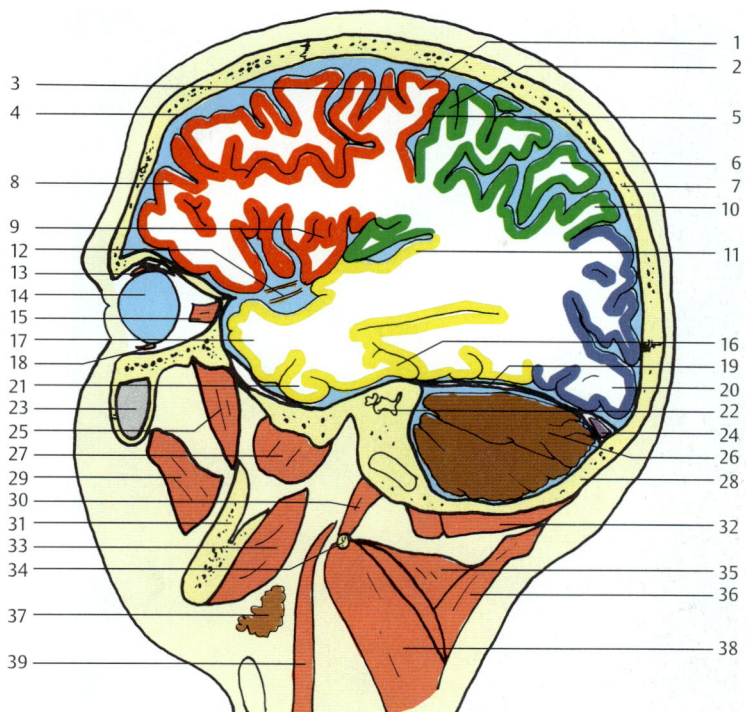

1 Gyrus praecentralis
2 Gyrus postcentralis
3 Sulcus praecentralis
4 Os frontale
5 Sulcus centralis
6 Gyrus supramarginalis
7 Os parietale
8 Gyrus frontalis inferior
9 Inselrinde
10 Gyrus angularis
11 Gyri temporales transversi
 (Heschl-Querwindung)
12 Sulcus lateralis und Aa. insulares
13 M. levator palpebrae superioris
14 Bulbus oculi
15 M. rectus lateralis
16 Gyrus occipitotemporalis lateralis
17 Gyrus temporalis medius
18 M. obliquus inferior
19 Tentorium cerebelli
20 Gyri occipitales

21 Gyrus temporalis inferior
22 Cochlea
23 Sinus maxillaris
24 Sinus transversus
25 M. temporalis
26 Lobus caudalis (posterior)
 cerebelli
27 M. pterygoideus lateralis
28 Os occipitale
29 M. masseter
30 M. rectus capitis lateralis
31 Mandibula
32 M. obliquus capitis
33 M. pterygoideus medialis
34 Atlas (Processus transversus)
35 M. longissimus capitis
36 M. splenius capitis
37 Glandula submandibularis
38 M. levator scapulae
39 V. jugularis

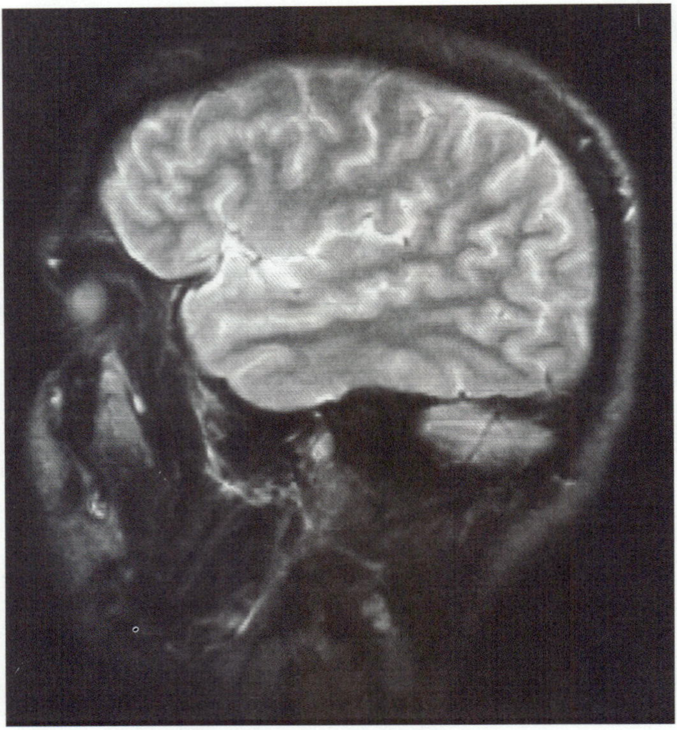

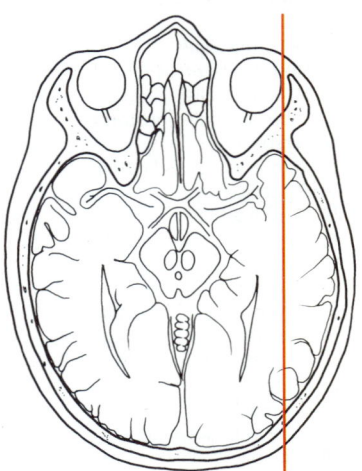

Frontallappen
Temporallappen
Parietallappen
Zerebellum

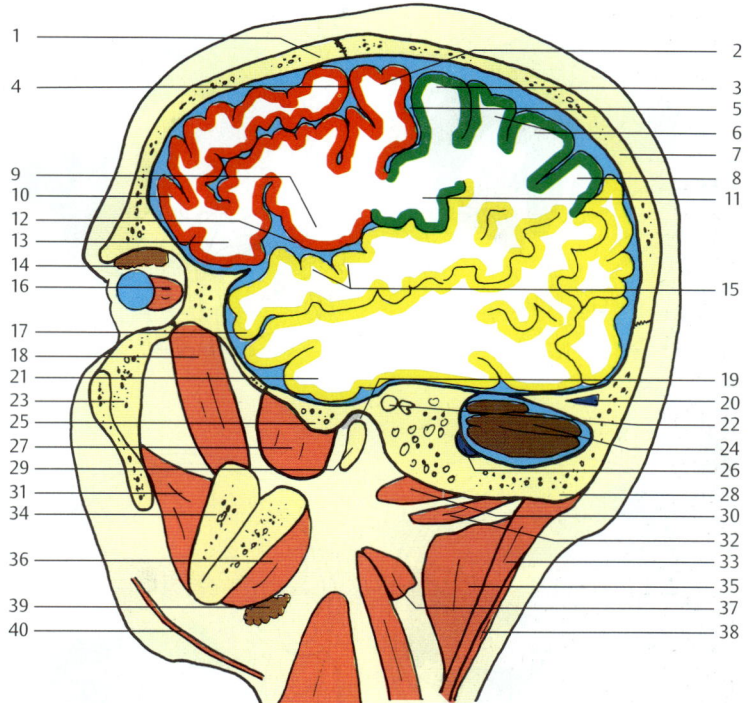

1 Os frontale
2 Gyrus praecentralis
3 Gyrus postcentralis
4 Sulcus praecentralis
5 Sulcus centralis
6 Gyrus supramarginalis
7 Os parietale
8 Gyrus angularis
9 Operculum frontale
10 Gyrus frontalis inferior
11 Operculum parietale
12 Sulcus lateralis
13 Gyri orbitales
14 Glandula lacrimalis
15 Operculum temporale
16 M. rectus lateralis
17 Gyrus temporalis medius
18 M. temporalis
19 Discus articularis in der Fossa mandibulae
20 Sinus transversus

21 Gyrus temporalis inferior
22 Cochlea
23 Os zygomaticum
24 Lobus caudalis (posterior) cerebelli
25 Tuberculum articulare
26 Sinus sigmoideus
27 M. pterygoideus lateralis
28 Os occipitale
29 Mandibula (Caput)
30 M. rectus capitis lateralis
31 M. masseter
32 M. digastricus
33 M. splenius capitis
34 Mandibula
35 M. longissimus capitis
36 M. pterygoideus medialis
37 M. levator scapulae
38 M. trapezius
39 Glandula submandibularis
40 Platysma

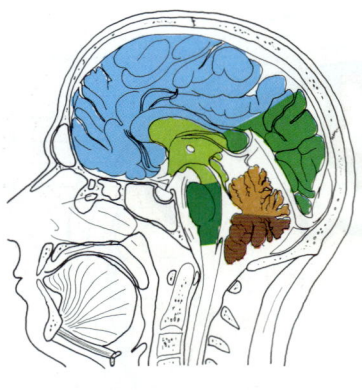
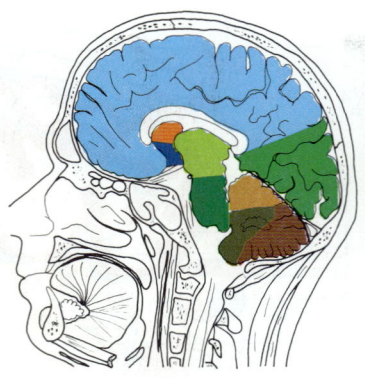

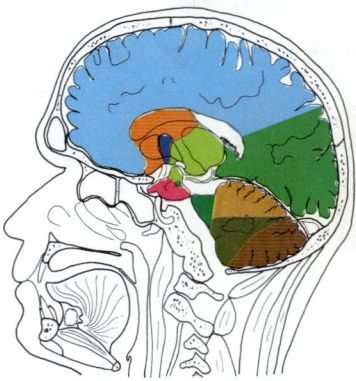
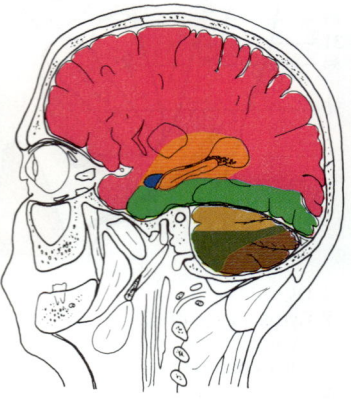

A. cerebri anterior
- ▢ terminale Äste
- ▢ zentrale Äste

A. cerebri media
- ▢ terminale Äste
- ▢ zentrale Äste

A. cerebri posterior
- ▢ terminale Äste
- ▢ zentrale Äste

- ▢ A. cerebelli superior
- ▢ A. cerebelli inferior anterior
- ▢ A. cerebelli inferior posterior
- ▢ Aa. paramedianae u. circumfe-
  rentes

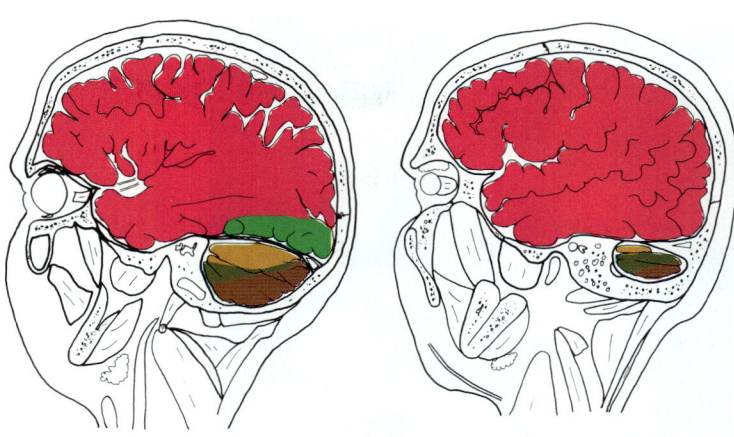

A. cerebri media

■ terminale Äste

A. cerebri posterior

■ terminale Äste

■ A. cerebelli superior
■ A. cerebelli inferior anterior
■ A. cerebelli inferior posterior

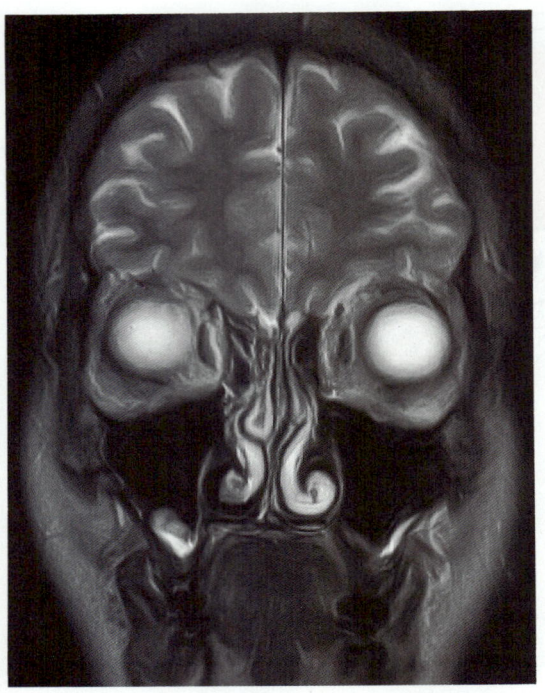

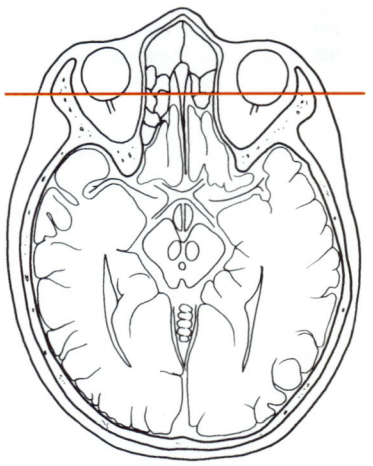

■ Frontallappen

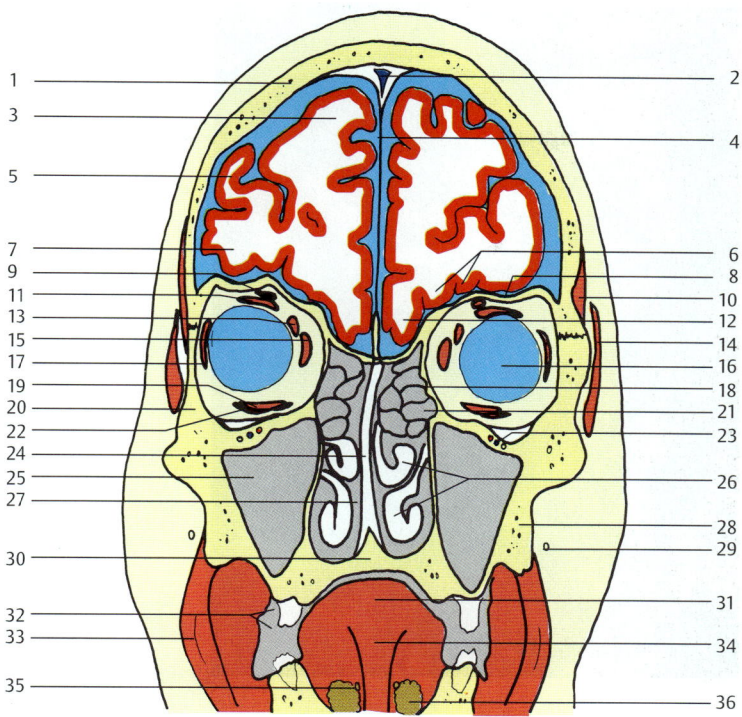

 1 Os frontale
 2 Sinus sagittalis superior
 3 Gyrus frontalis superior
 4 Falx cerebri
 5 Gyrus frontalis medius
 6 Gyri orbitales
 7 Gyrus frontalis superior
 8 Orbitadach
 9 M. levator palpebrae superioris
10 M. temporalis
11 M. rectus superior
12 Gyrus rectus
13 M. obliquus superior
14 M. orbicularis oculi
15 M. rectus medialis
16 Bulbus oculi
17 M. rectus lateralis
18 Lamina orbitalis (papyracea)
19 M. rectus inferior
20 Os zygomaticum
21 Cellulae ethmoidales
22 M. obliquus inferior
23 A., V. und N. infraorbitalis
24 Septum nasi
25 Sinus maxillaris (Oberkieferhöhle)
26 Concha nasalis media und inferior
27 Nasenhöhle
28 Maxilla
29 Ductus parotideus
30 Palatum durum
31 Zunge
32 Cavum oris
33 M. depressor anguli oris
34 M. genioglossus
35 Ductus submandibularis
36 Glandula sublingualis

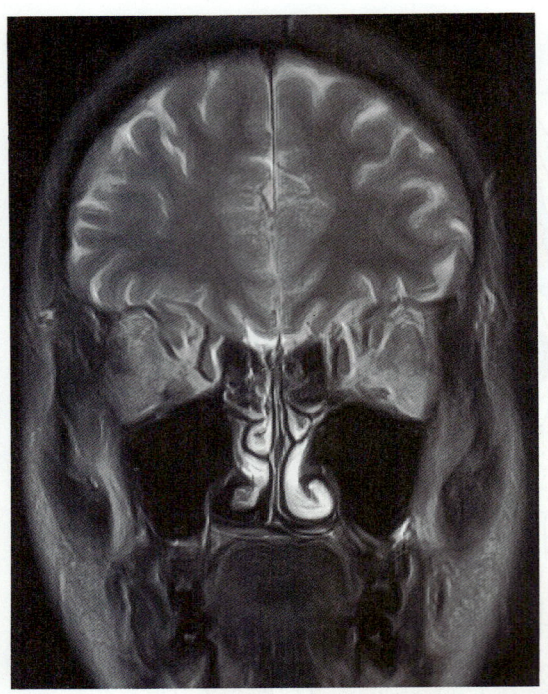

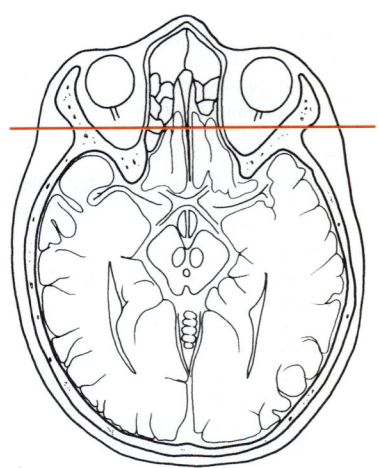

■ Frontallappen

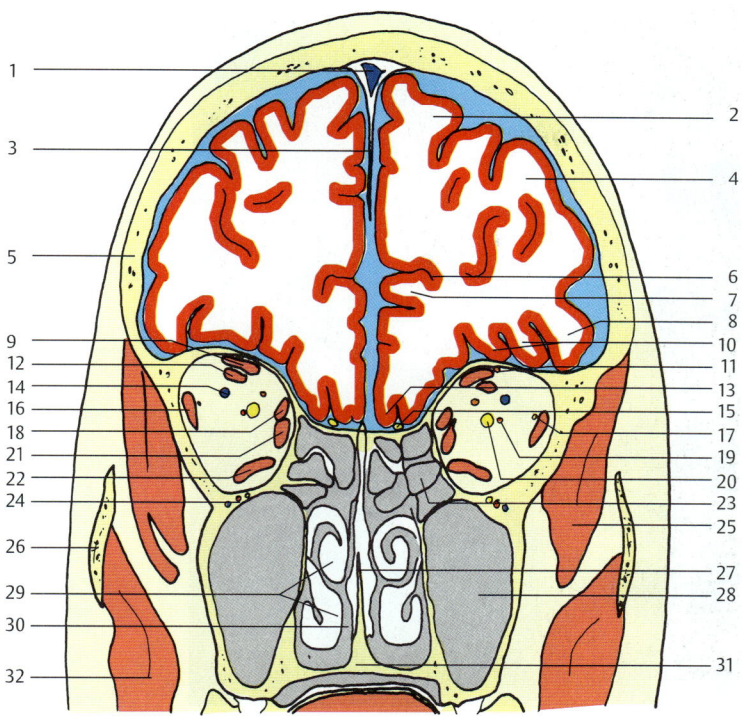

1 Sinus sagittalis superior
2 Gyrus frontalis superior
3 Falx cerebri
4 Gyrus frontalis medius
5 Os frontale
6 Sulcus cinguli
7 Gyrus cinguli
8 Gyrus frontalis inferior
9 M. levator palpebrae superioris
10 Gyri orbitales
11 N. trochlearis
12 M. rectus superior
13 Gyrus rectus
14 V. ophtalmica superior
15 Tractus olfactorius
16 M. rectus lateralis
17 N. abducens

18 M. obliquus superior
19 A. ophthalmica
20 N. opticus
21 M. rectus medius
22 M. rectus inferior
23 Cellulae ethmoidales
24 N., A. und V. infraorbitalis
25 M. temporalis
26 Arcus zygomaticus
27 Septum nasi
28 Sinus maxillaris (Oberkieferhöhle)
29 Conchae nasales
   (media und inferior)
30 Nasenhaupthöhle
31 Palatum durum
32 M. masseter

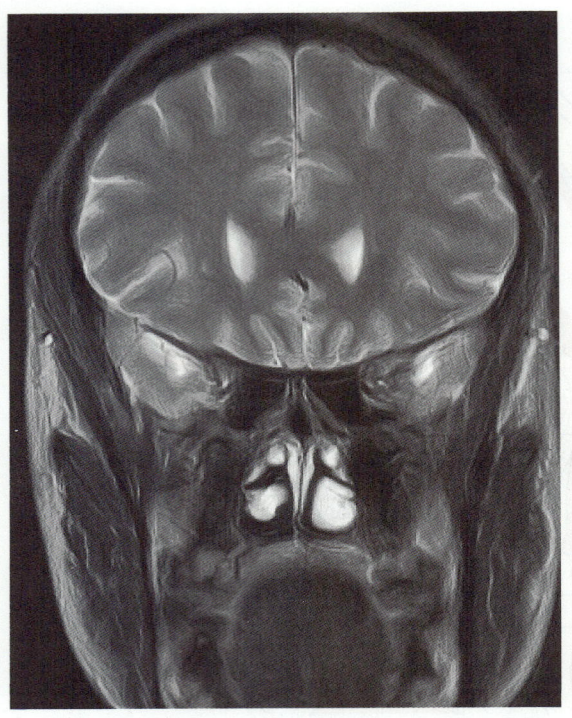

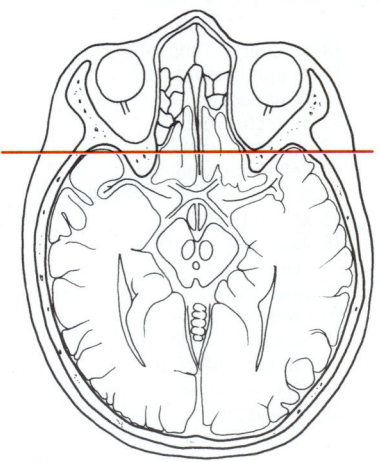

■ Frontallappen
■ Temporallappen

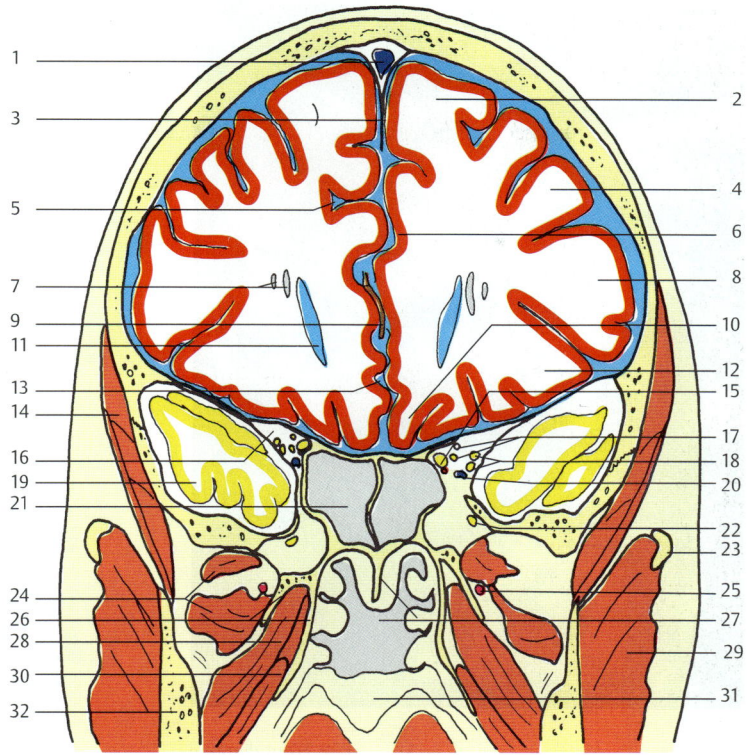

1 Sinus sagittalis superior
2 Gyrus frontalis superior
3 Falx cerebri
4 Gyrus frontalis medius
5 Sulcus cinguli
6 Gyrus cinguli
7 Nucleus lentiformis
8 Gyrus frontalis inferior
9 A. cerebri anterior
10 Gyrus rectus
11 Seitenventrikel (Frontalhorn)
12 Gyrus orbitalis
13 Fissura longitudinalis anterior
14 M. temporalis
15 N. opticus (II)
16 Fissura orbitalis superior
17 Nn. trochlearis und oculomotorius
   (IV und III)

18 Nn. ophthalmicus und abducens
   (1. Trigeminusast und VI)
19 Temorallappen (vorderer Pol)
20 A. und V. ophthalmica
21 Sinus sphenoidalis
22 N. maxillaris (2. Trigeminusast)
23 Arcus zygomaticus
24 M. pterygoideus lateralis
25 A. maxillaris
26 Processus pterygoideus
   (laminae lateralis und medialis)
27 Septum nasi und Nasenhöhle
28 M. pterygoideus medialis
29 M. masseter
30 M. tensor veli palatini
31 Palatum molle
32 Mandibula (Ramus)

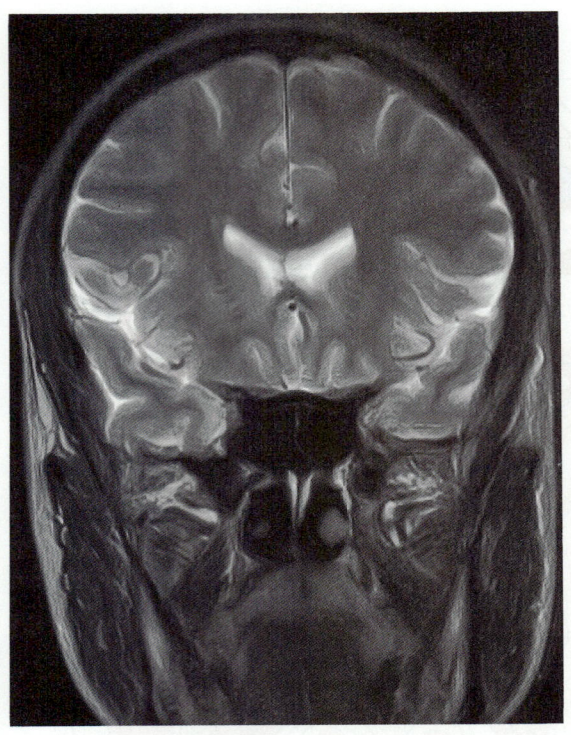

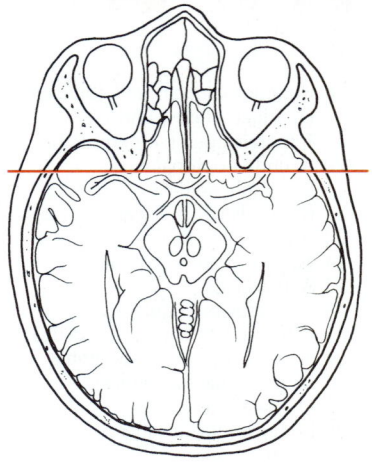

▣ Frontallappen
▣ Temporallappen

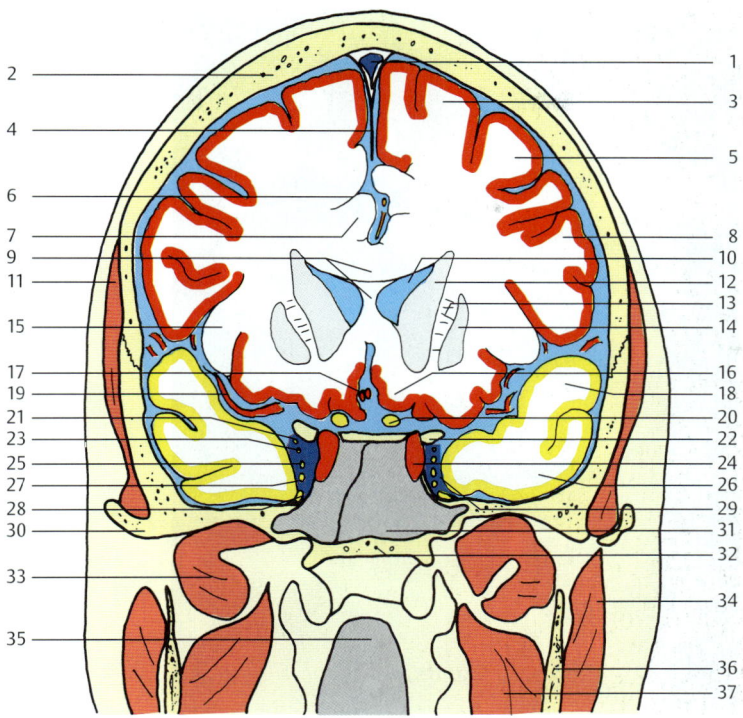

1 Sinus sagittalis superior
2 Os parietale
3 Gyrus frontalis superior
4 Falx cerebri
5 Gyrus frontalis medius
6 Sulcus cinguli
7 Gyrus cinguli
8 Gyrus frontalis inferior
9 Corpus callosum (Genu)
10 Seitenventrikel (Vorderhorn)
11 M. temporalis
12 Nucleus caudatus (Caput)
13 Capsula interna
14 Putamen
15 Insel
16 Gyrus rectus
17 A. cerebri anterior
18 Gyrus temporalis superior
19 Aa. insulares

20 N. opticus (II)
21 N. oculomotorius (III)
22 Processus clinoideus anterior
23 N. trochlearis (IV)
24 A. carotis interna
25 N. ophthalmicus (1. Ast des V)
26 Gyrus temporalis medius
27 N. abducens (VI)
28 N. maxillaris (2. Ast des V)
29 Sinus cavernosus
30 Arcus zygomaticus
31 Sinus sphenoidalis
32 Os sphenoidale
33 M. pterygoideus lateralis
34 M. masseter
35 Pharynx (Pars nasalis)
36 Mandibula (Ramus)
37 M. pterygoideus medialis

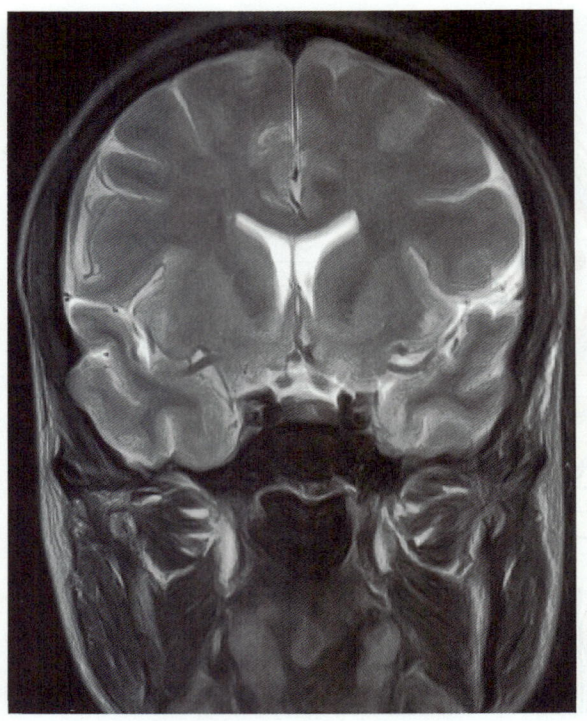

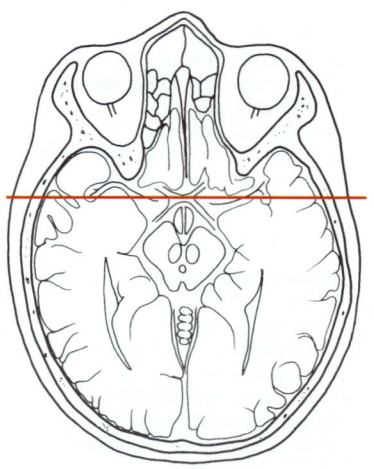

■ Frontallappen
□ Temporallappen

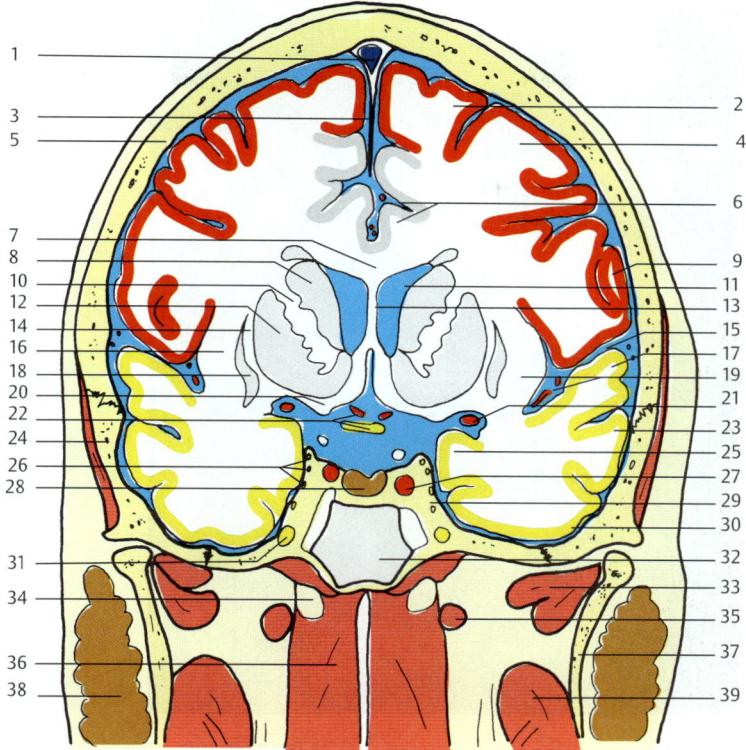

1 Sinus sagittalis superior
2 Gyrus frontalis superior
3 Falx cerebri
4 Gyrus frontalis medius
5 Os parietale
6 Sulcus und Gyrus cinguli
7 Corpus callosum (Truncus)
8 Nucleus caudatus (Caput)
9 Gyrus frontalis inferior
10 Capsula interna (Crus anterius)
11 Seitenventrikel (Vorderhorn)
12 Putamen
13 Septum pellucidum
14 Capsula externa
15 Sulcus lateralis
16 Capsula extrema
17 Gyrus temporalis superior
18 Claustrum
19 Insula und Cisterna insularis
20 Dach der Cisterna chiasmatis
   und Tractus olfactorius

21 A. cerebri media
23 Gyrus temporalis medius
24 Os temporale
25 Gyrus parahippocampalis
26 Nn. oculomotorius, trochlearis,
   abducens (III,IV,VI)
27 A. carotis interna
28 Hypophyse
29 Sinus cavernosus
30 Gyrus occipitotemporalis lateralis
31 Ganglion trigeminale (Gasseri)
32 Sinus sphenoidalis
33 M. pterygoideus lateralis
34 Tuba auditiva
35 M. levator veli palatini
36 Pharynx (Pars nasalis)
37 Mandibula (Ramus)
38 Glandula parotidea
39 M. pterygoideus medialis

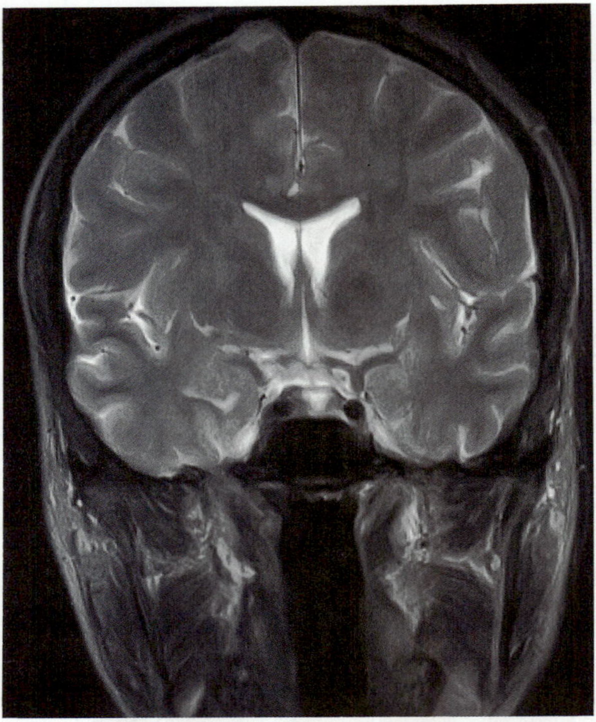

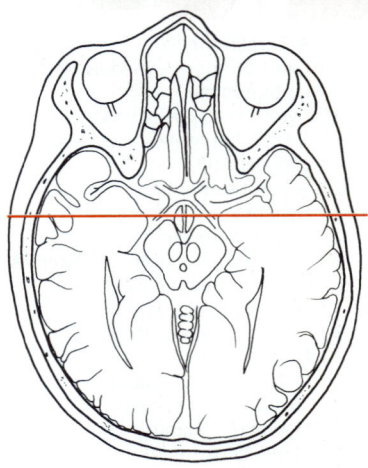

■ Frontallappen
■ Temporallappen

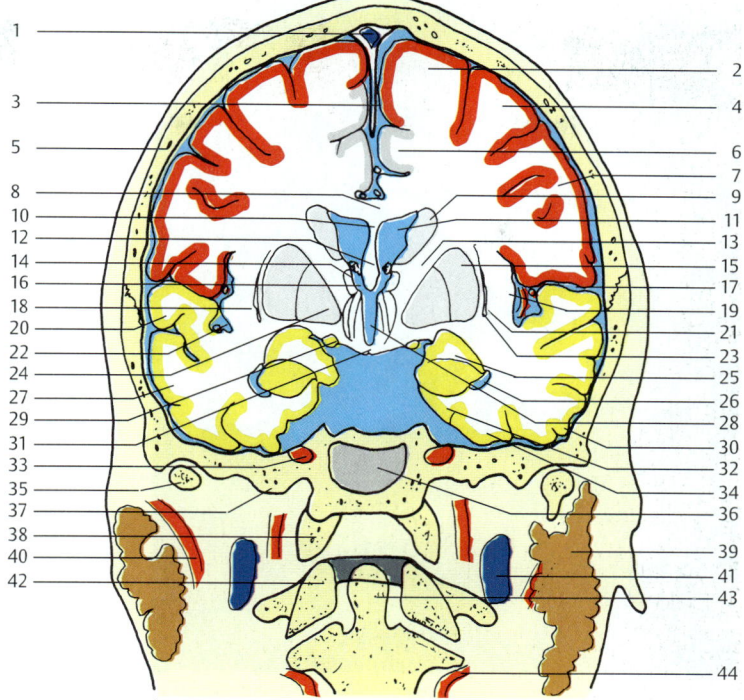

1 Sinus sagittalis superior
2 Gyrus frontalis superior
3 Falx cerebri
4 Gyrus frontalis medius
5 Os parietale
6 Gyrus cinguli
7 Gyrus praecentralis
8 Corpus callosum (Truncus)
9 Nucleus caudatus (Corpus)
10 Septum pellucidum
11 Seitenventrikel
12 Fornix
13 Capsula interna
14 Thalamus (Nuclei anteriores)
15 Putamen
16 Foramen Monroi
   (interventriculare)
17 Sulcus lateralis
18 Capsula extrema
19 Insel
20 Gyrus temporalis superior
21 Claustrum
22 Cisterna insularis (Inselzisterne)

23 Capsula externa
24 Globus pallidus
25 Corpus amygdaloideum
26 Seitenventrikel (Temporalhorn)
27 Gyrus temporalis medius
28 3. Ventrikel
29 Tractus opticus
30 Gyrus temporalis inferior
31 Corpus mammillare
32 Gyrus parahippocampalis
33 A. carotis interna
34 Gyrus occipitotemporalis lateralis
35 Mandibula (Caput)
36 Sinus sphenoidalis
37 Os sphenoidale
38 Condylus occipitalis
39 Glandula parotis
40 A. carotis externa
41 V. jugularis interna
42 Atlas (Massa lateralis)
43 Dens axis
44 A. vertebralis

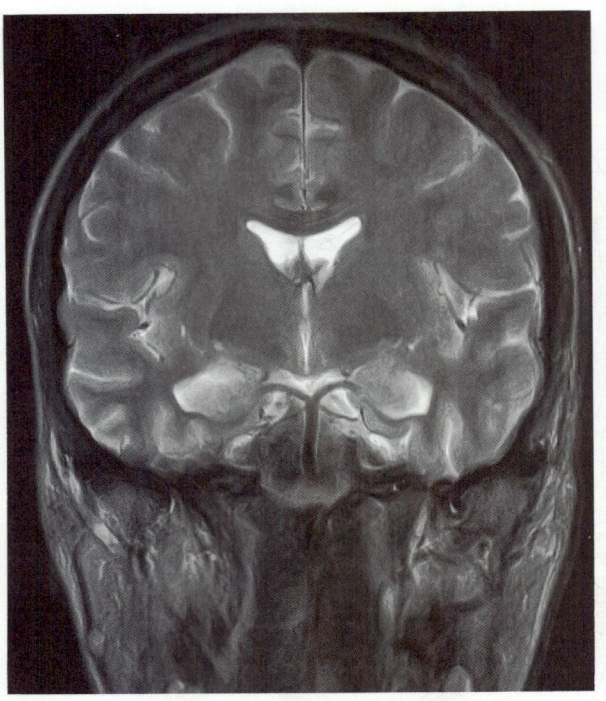

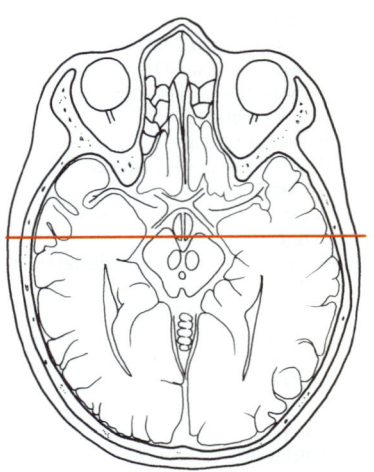

🟥 Frontallappen
🟨 Temporallappen
🟩 Parietallappen
🟧 Pons

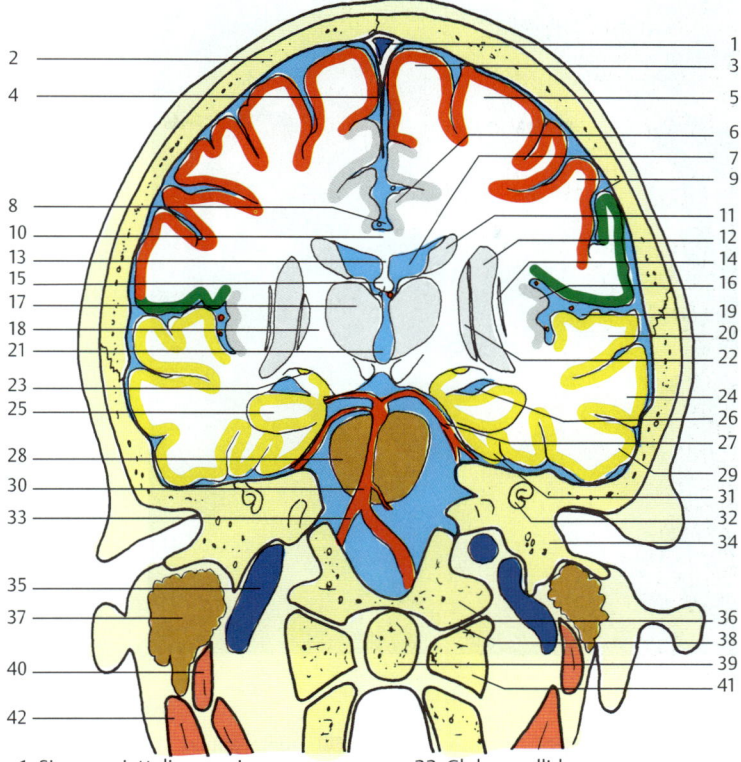

1 Sinus sagiattalis superior
2 Os parietale
3 Gyrus frontalis superior
4 Falx cerebri
5 Gyrus frontalis medius
6 Gyrus cinguli
7 Seitenventrikel
8 A. pericallosa
9 Gyrus praecentralis, Sulcus centralis
10 Corpus callosum (Truncus)
11 Nucleus caudatus (Caput)
12 Putamen
13 Septum pellucidum
14 Claustrum
15 Fornix
16 Insel
17 Thalamus
18 Capsula interna
19 Sulcus lateralis
20 Gyrus temporalis superior
21 3. Ventrikel

22 Globus pallidus
23 Tractus opticus
24 Gyrus temporalis medius
25 Hippocampus
26 Seitenventrikel (Temporalhorn)
27 A. cerebri posterior
28 Pons
29 Gyrus temporalis inferior
30 A. basilaris
31 Gyrus parahippocampalis
32 Cochlea
33 A. vertebralis
34 Os temporale
35 V. jugularis interna
36 Condylus occipitalis
37 Glandula parotis
38 Articulatio atlantooccipitalis
39 Dens axis
40 M. digastricus (Venter posterior)
41 Atlas (Massa lateralis)
42 M. sternocleidomastoideus

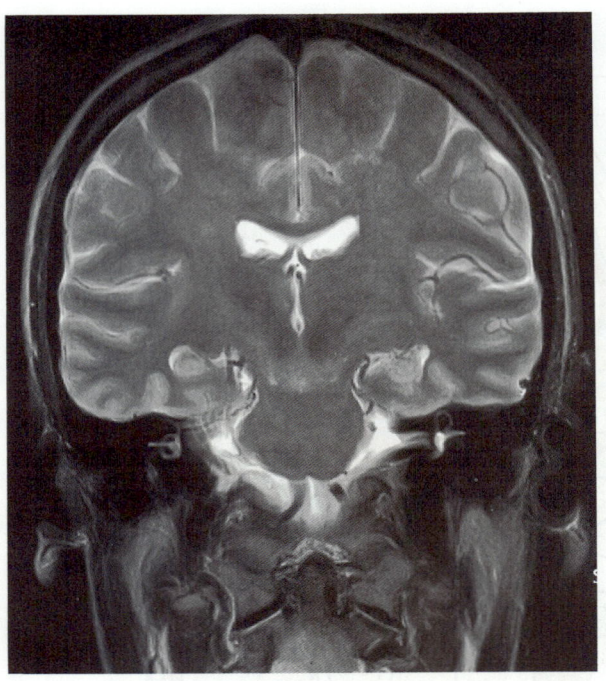

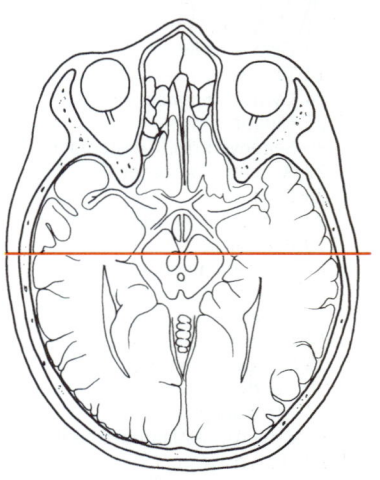

🟥 Frontallappen
🟨 Temporallappen
🟩 Parietallappen
🟢 Mesenzephalon
🟧 Pons
🔴 Medulla oblongata

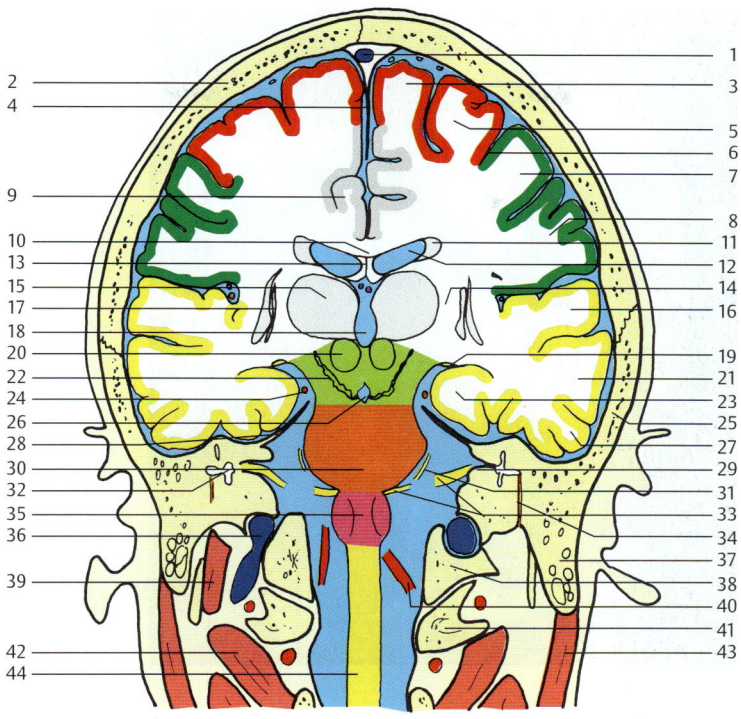

1 Sinus sagittalis superior
2 Os parietale
3 Gyrus frontalis superior
4 Falx cerebri
5 Gyrus praecentralis
6 Sulcus centralis
7 Gyrus postcentralis
8 Gyrus supramarginalis
9 Gyrus cinguli
10 Corpus callosum (Truncus)
11 Nucleus caudatus
12 Seitenventrikel
13 Fornix
14 Capsula interna
15 Thalamus
16 Gyrus temporalis superior
17 Nucleus lentiformis
   (Putamen, Globus pallidus)
18 3. Ventrikel
19 Tractus opticus
20 Nucleus ruber
21 Gyrus temporalis medius
22 Substantia nigra

23 Gyrus parahippocampalis
24 A. cerebri posterior
25 Os temporale
26 Cisterna interpeduncularis
27 Gyrus temporalis inferior
28 Tentorium cerebelli
29 Meatus acusticus internus
30 Pons
31 N. trigeminus
32 Cochlea
33 N. vestibulocochlearis
34 Canalis facialis
35 Medulla oblongata
36 V. jugularis interna
37 Processus mastoideus
38 Condylus occipitalis
39 M. digastricus
40 A. vertebralis
41 Atlas (Massa lateralis)
42 M. obliquus capitis
43 M. sternocleidomastoideus
44 Myelon

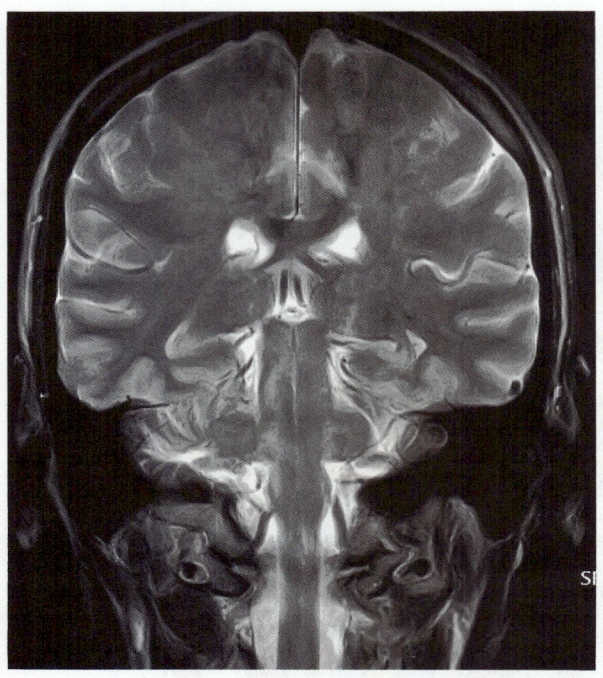

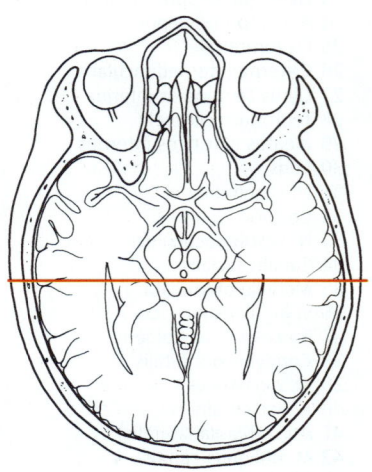

- 🟥 Frontallappen
- 🟨 Temporallappen
- 🟩 Parietallappen
- 🟫 Zerebellum
- 🟩 Mesenzephalon
- 🟧 Pons
- 🟥 Medulla oblongata

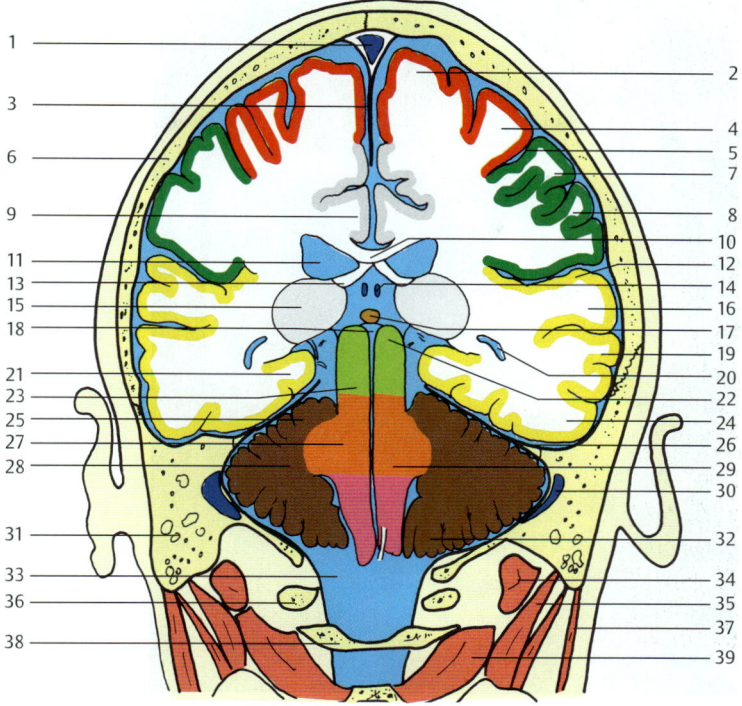

1 Sinus sagittalis superior
2 Gyrus frontalis superior
3 Falx cerebri
4 Gyrus praecentralis
5 Sulcus centralis
6 Os parietale
7 Gyrus postcentralis
8 Gyrus supramarginalis
9 Gyrus cinguli
10 Corpus callosum
11 Seitenventrikel
12 Gyrus temporalis transversus
   (2. Heschl-Querwindung)
13 Fornix
14 V. cerebri interna
15 Thalamus
16 Gyrus temporalis superior
17 Corpus pineale
18 Aquädukt (Eingang)
19 Gyrus temporalis medius

20 Seitenventrikel (Temporalhorn)
21 Gyrus parahippocampalis
22 Colliculus superior (cranialis)
23 Mesencephalon
24 Gyrus temporalis inferior
25 Lobulus cranialis cerebelli
26 Tentorium cerebelli
27 Dach des 4. Ventrikels
28 Pedunculus cerebellaris medius
29 Pons
30 Sinus sigmoideus
31 Processus mastoideus
32 Flocculus
33 Cisterna magna
34 M. obliquus capitis superior
35 M. rectus capitis superior
36 Atlas (Arcus posterius)
37 M. sternocleidomastoideus
38 Axis (Arcus)
39 M. obliquus capitis inferior

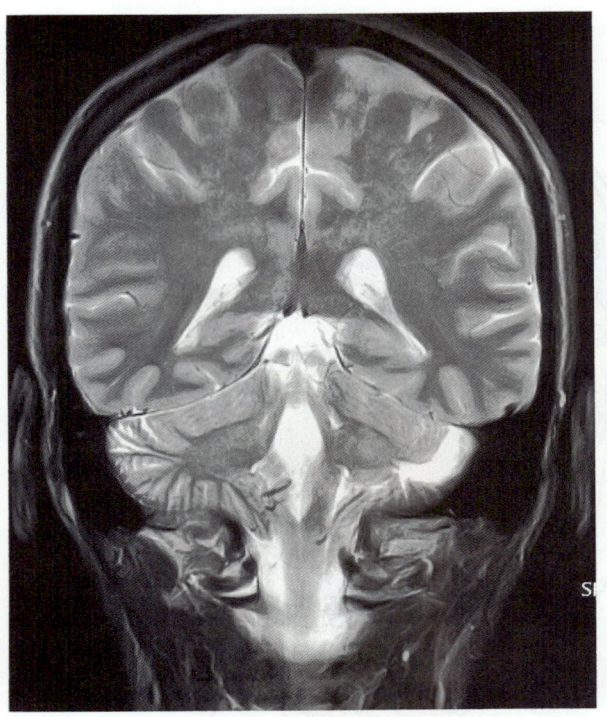

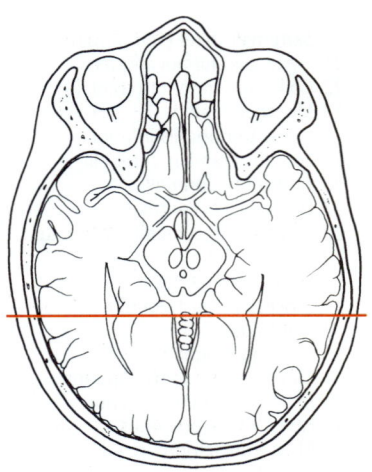

- 🟧 Frontallappen
- 🟨 Temporallappen
- 🟩 Parietallappen
- 🟥 Zerebellum

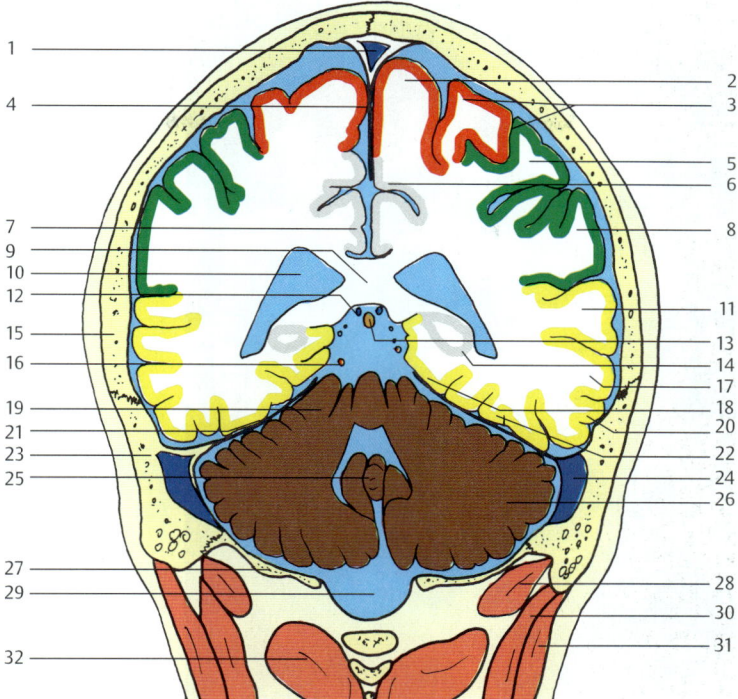

1 Sinus sagittalis superior
2 Gyrus praecentralis
3 Gyrus praecentralis, Sulcus centralis
4 Falx cerebri
5 Gyrus postcentralis
6 Lobulus paracentralis
7 Gyrus cinguli
8 Gyrus supramarginalis
9 Corpus callosum (Splenium)
10 Seitenventrikel (Trigonum)
11 Gyrus temporalis superior
12 V. cerebri interna
13 Epiphyse
14 Hippocampus
15 Os parietale
16 A. cerebelli temporalis medius
17 Gyrus temporalis medius
18 Gyrus occipitotemporalis medialis

19 Lobulus cranialis cerebelli
20 Gyrus temporalis inferior
21 Tentorium cerebilli
22 Gyrus occipitotemporalis
   lateralis
23 Os temporale
24 Sinus sigmoideus
25 Uvula vermis
26 Lobulus caudalis (posterior)
   cerebelli
27 Os occipitale
28 M. obliquus capitis superior
29 Cisterna magna
   (cerebellomedullaris)
30 M. longissimus capitis
31 M. splenius capitis
32 M. obliquus capitis inferior

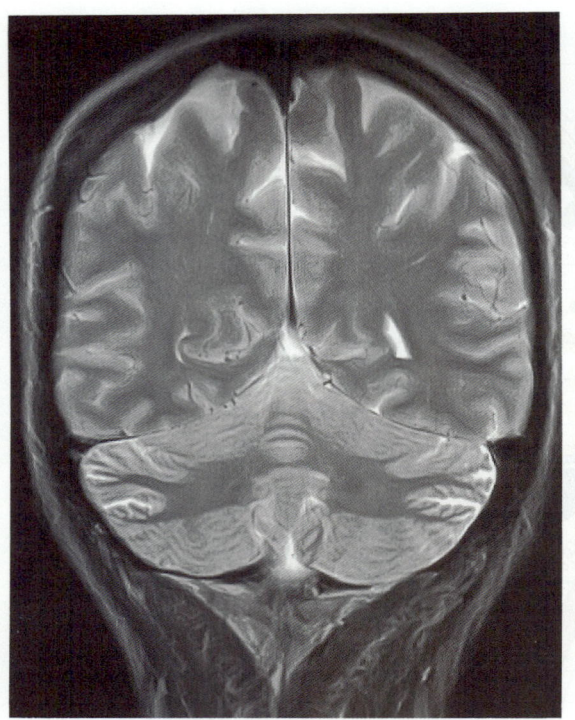

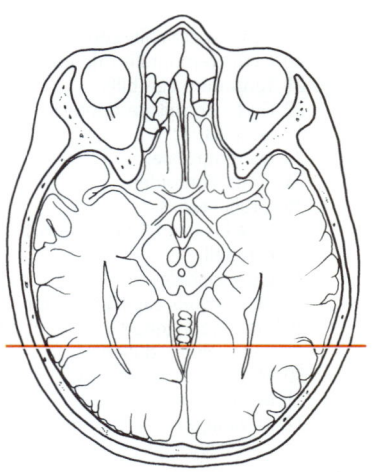

- Frontallappen
- Temporallappen
- Parietallappen
- Zerebellum

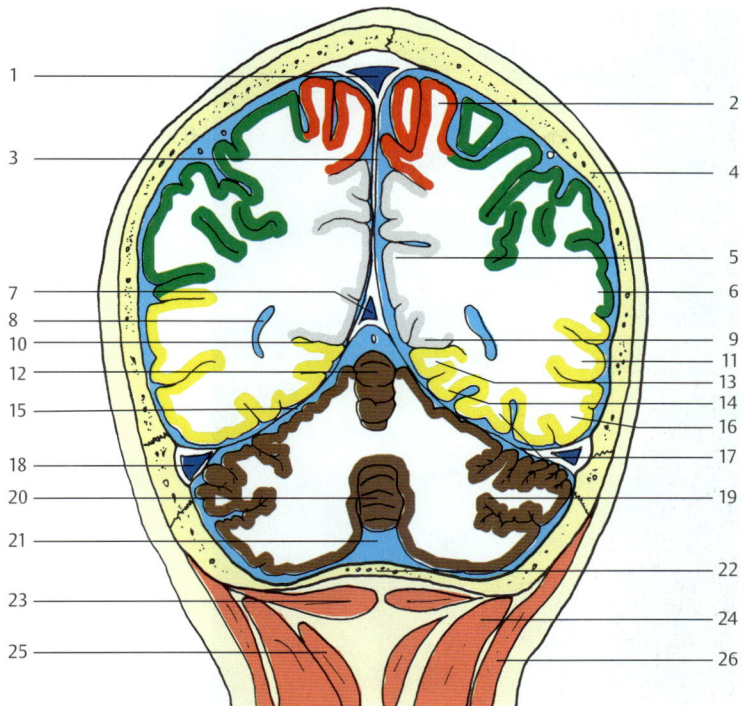

1 Sinus sagittalis superior
2 Gyrus praecentralis
3 Falx cerebri
4 Os parietale
5 Praecuneus
6 Gyrus angularis
7 Sinus rectus
8 Seitenventrikel (Okzipitalhorn)
9 Cuneus
10 Sulcus calcarinus
11 Gyrus temporalis medius
12 Lobulus cranialis cerebelli
13 Area striata
14 Gyrus occipitotemporalis medialis

15 Tentorium cerebelli
16 Gyrus temporalis inferior
17 Gyrus occipitotemporalis
   lateralis
18 Sinus transversus
19 Lobulus caudalis cerebelli
20 Pyramis vermis
21 Cisterna magna
   (cerebellomedullaris)
22 Os occipitale
23 M. rectus capitis posterior minor
24 M. semispinalis capitis
25 M. rectus capitis posterior major
26 M. splenius capitis

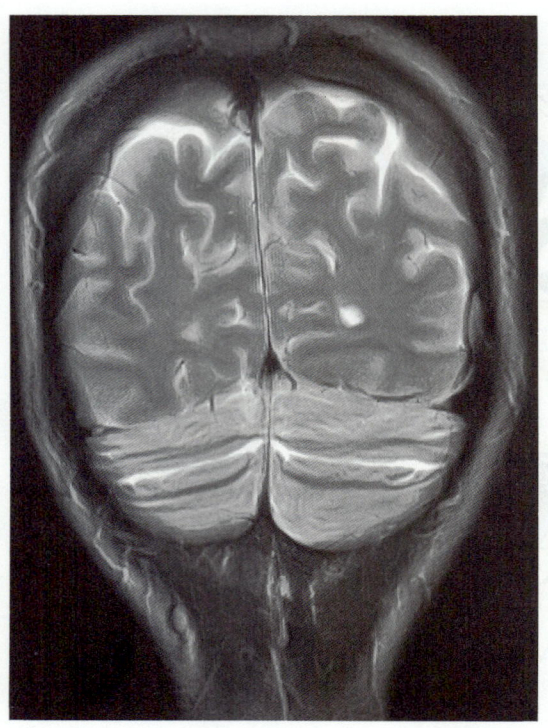

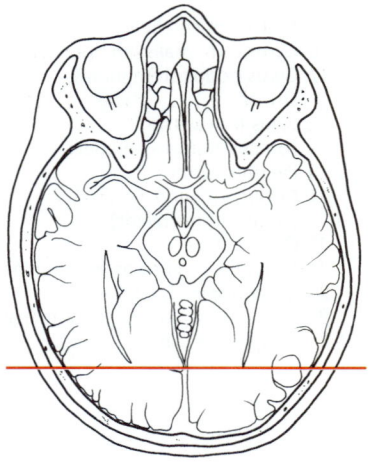

- ▇ Parietallappen
- ▇ Okzipitallappen
- ▇ Zerebellum

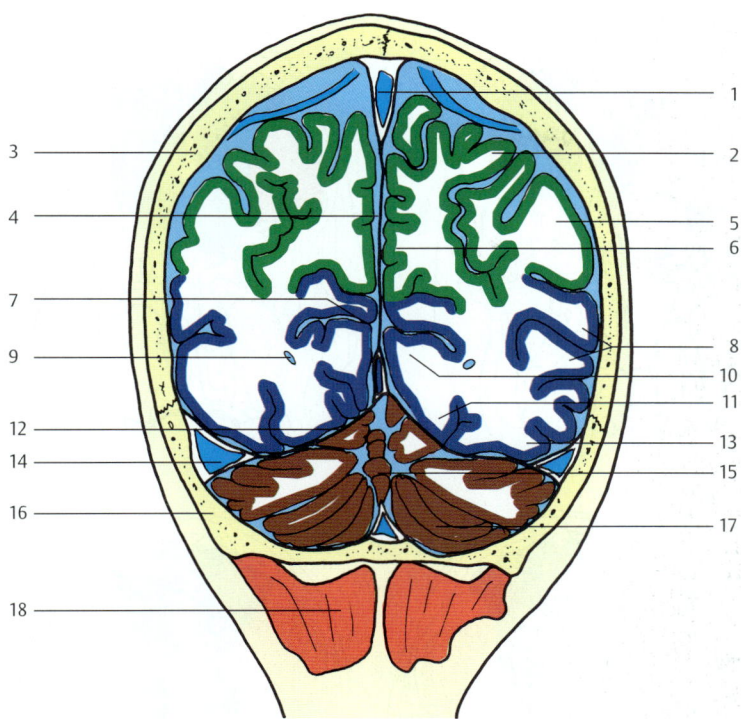

1 Sinus sagittalis superior
2 Lobulus parietalis superior
3 Os parietale
4 Falx cerebri
5 Gyrus angularis
6 Praecuneus
7 Sulcus calcarinus
8 Gyri occipitales
9 Seitenventrikel (Okzipitalhorn)

10 Cuneus
11 Gyrus occipitotemporalis medialis
12 Tentorium cerebelli
13 Gyrus occipitotemporalis lateralis
14 Sinus transversus
15 Vermis
16 Os occipitale
17 Lobulus caudalis cerebelli
18 M. semispinalis capitis

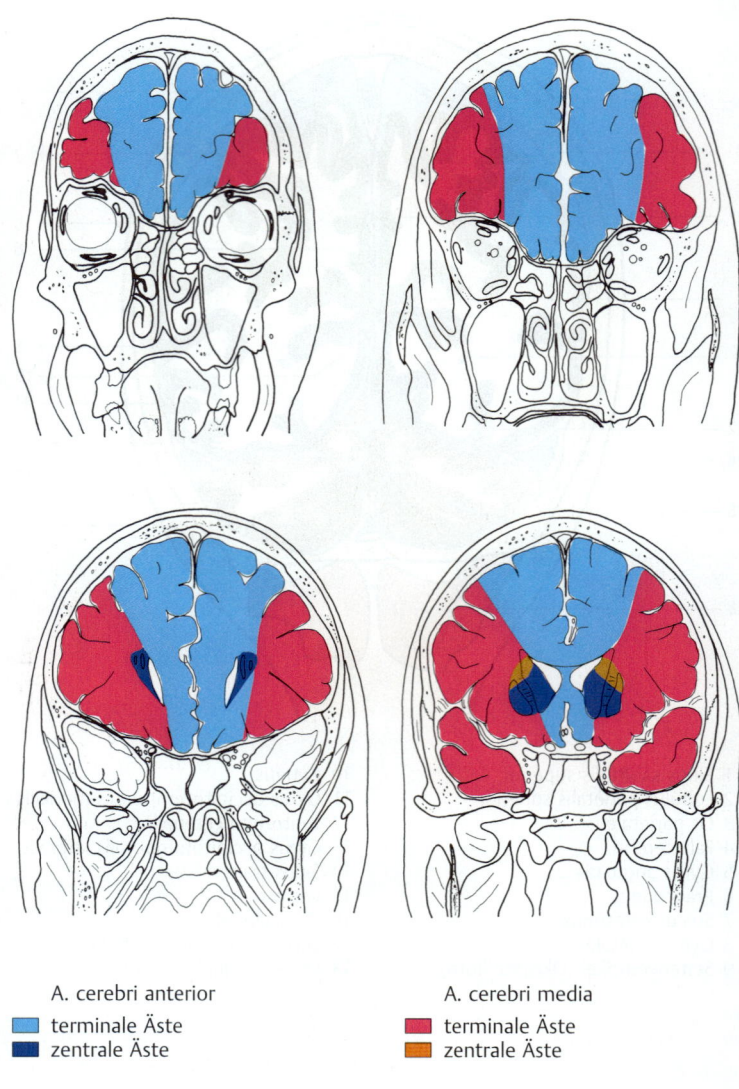

A. cerebri anterior

■ terminale Äste
■ zentrale Äste

A. cerebri media

■ terminale Äste
■ zentrale Äste

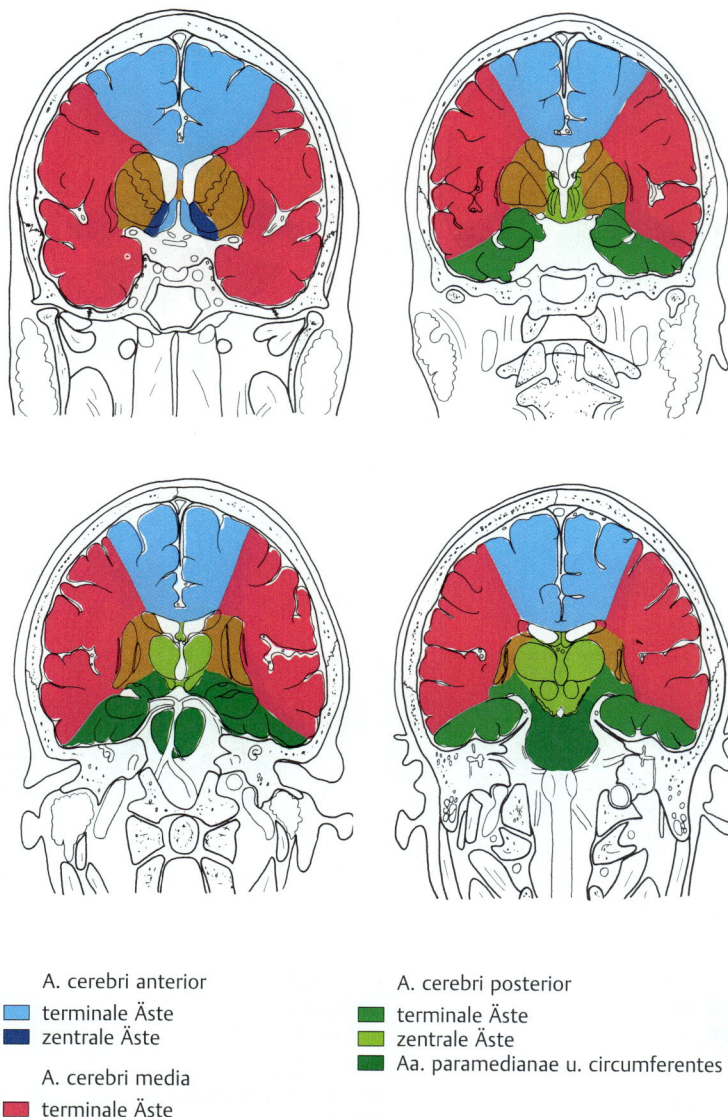

A. cerebri anterior
- terminale Äste
- zentrale Äste

A. cerebri media
- terminale Äste
- zentrale Äste

A. cerebri posterior
- terminale Äste
- zentrale Äste
- Aa. paramedianae u. circumferentes

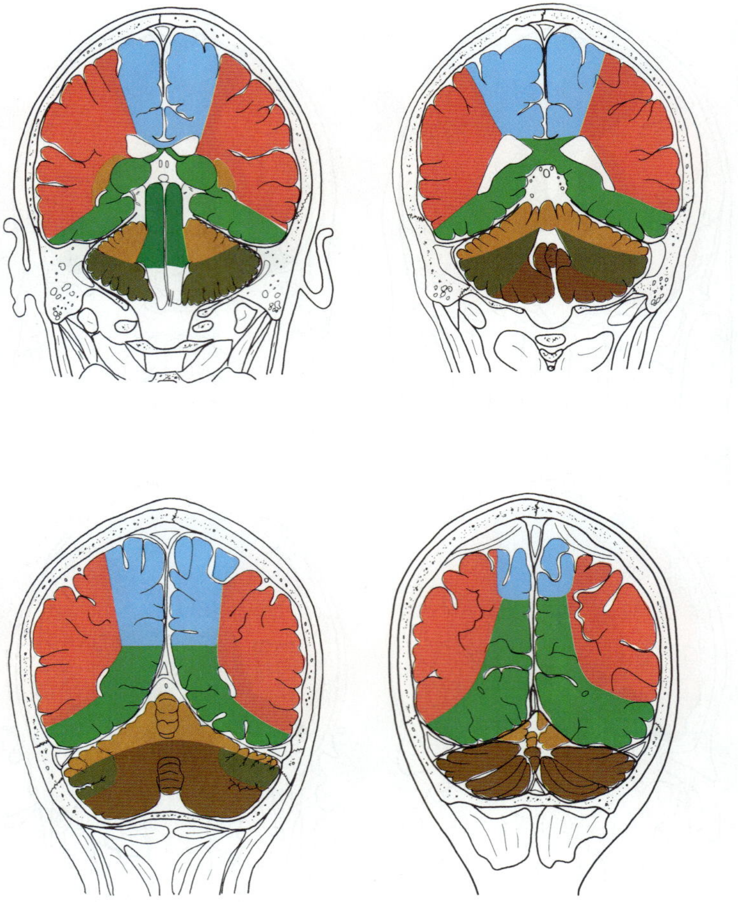

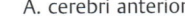

A. cerebri anterior
- █ terminale Äste
- █ zentrale Äste

A. cerebri media
- █ terminale Äste
- █ zentrale Äste

A. cerebri posterior
- █ terminale Äste
- █ zentrale Äste

- █ A. cerebelli superior
- █ A. cerebelli inferior anterior
- █ A. cerebelli inferior posterior
- █ Aa. paramedianae u. circumferentes

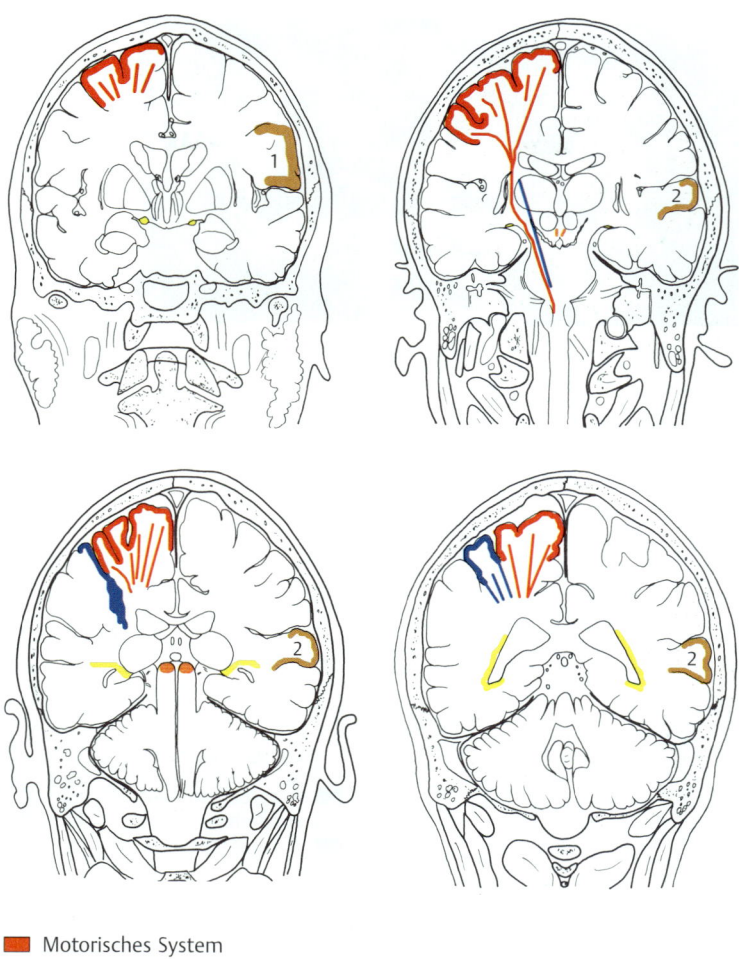

Motorisches System

Sensibles System
Tractus lemniscus medialis
Tractus spinothalamicus
Nucleus mesencephali trigemini

okulomotorischer Kern und Bahnen
Tractus opticus
Sprachzentrum (1 = motorisch, 2 = sensorisch)

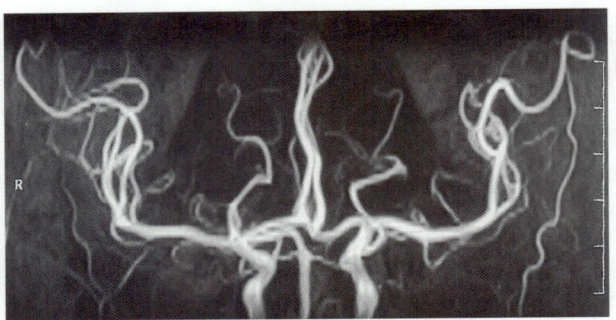

Frontale Sicht

▬ A. cerebri anterior
▬ A. cerebri media
▬ A. cerebri posterior

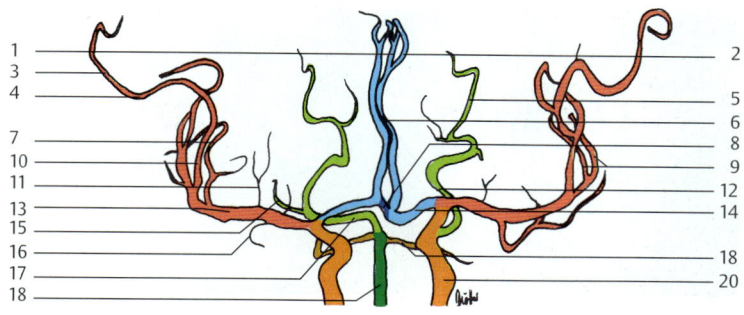

1 A. callosomarginalis
2 A. parietalis superior
3 A. pericallosa
4 A. cerebri media (Pars opercularis)
5 A. parietooccipitalis
6 A. cerebri anterior
   (Pars postcommunicantes)
7 Aa. insulares
8 A. communicans anterior
9 A. temporalis
   (anterior und media)
10 A. cerebri media (Pars insularis)
11 Rr. centrales der A. cerebri media

12 A. cerebri posterior sinistra (aus
   der A. carotis interna, Variante)
13 A. cerebri media
   (Pars sphenoidalis)
14 A. cerebri anterior
   (Pars praecommunicantes)
15 A. temporooccipitalis
16 A. temporalis (polaris)
17 A. cerebri posterior dextra
18 A. cerebelli superior
19 A. basilaris
20 A. carotis interna

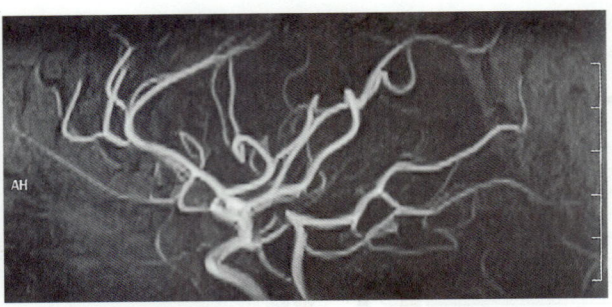

Seitliche Sicht

▢ A. cerebri anterior
▢ A. cerebri media
▢ A. cerebri posterior

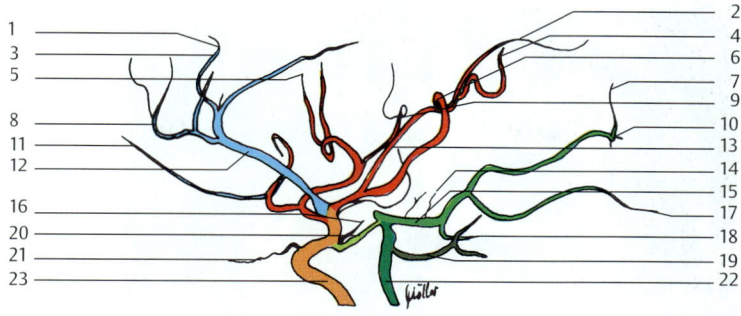

1 A. callosomarginalis
2 A. parietalis
3 A. pericallosa
4 A. gyri angularis
5 A. sulci praecentralis (praerolandica)
6 A. cerebri media (pars opercularis)
7 A. parietooccipitalis
8 A. frontopolaris
9 A. sulci centralis (rolandica)
10 A. calcarea
11 A. frontobasalis
12 A. cerebri media (Segment 2)

13 A. cerebri anterior (Segment 2)
14 Aa. centrales
15 A. cerebri posterior
16 A. choroidea anterior
17 A. temporooccipitalis
18 A. temporalis posterior
19 A. cerebelli superior
20 A. communicans posterior
21 A. ophthalmica
22 A. basilaris
23 A. carotis interna

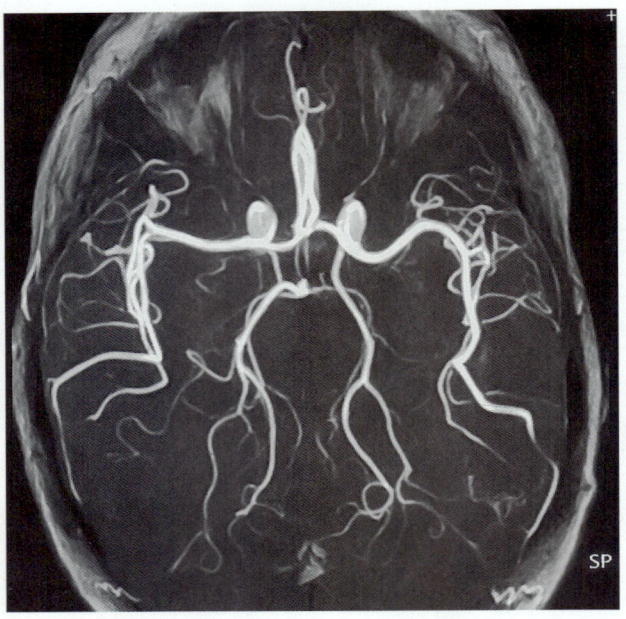

Craniale Sicht

🟦 A. cerebri anterior
🟥 A. cerebri media
🟩 A. cerebri posterior

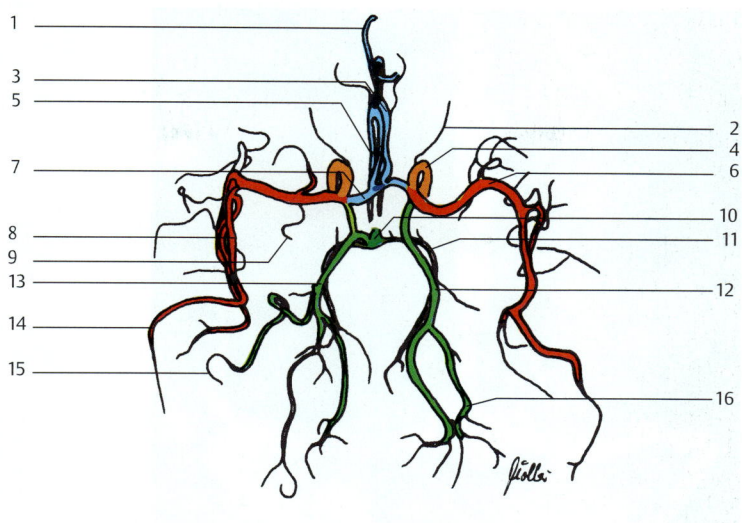

1 R. frontalis der A. cerebri anterior
2 R. orbitalis
3 A. cerebri anterior
  (Pars postcommunicantes)
4 A. carotis interna
5 A. communicans anterior
6 A. cerebri media (Pars sphenoidalis)
7 A. cerebri anterior
  (Pars praecommunicantes)
8 A. cerebri media (Pars insularis)

9 A. choroidea anterior
10 A. basilaris
11 A. cerebelli superior
12 A. cerebri posterior sinistra (aus
   der A. carotis interna, Variante)
13 A. cerebri posterior dextra
14 A. cerebri media
   (Pars opercularis)
15 A. temporalis
16 A. parietooccipitalis

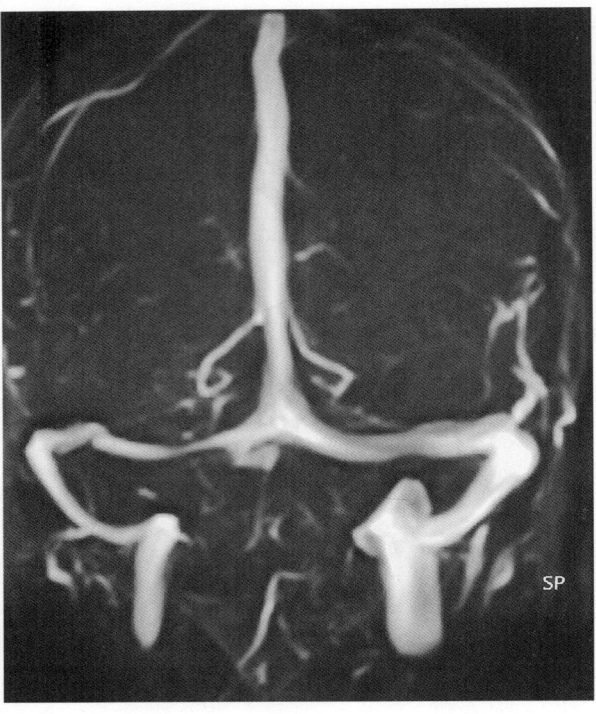

Frontale Sicht

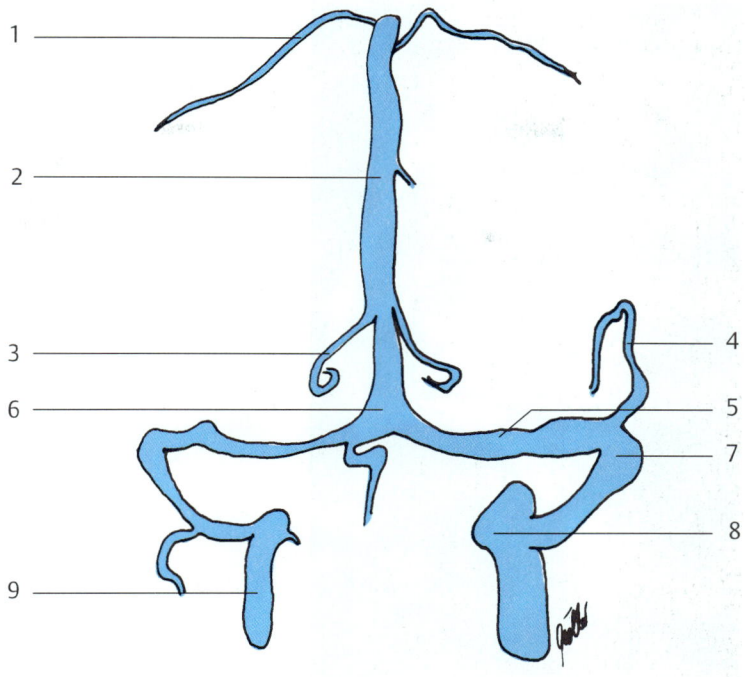

1 V. parietalis (Rolandi-Vene)
2 Sinus sagittalis superior
3 V. basalis
4 Sinus sphenoparietalis
5 Sinus transversus

6 Confluens sinuum
7 Sinus sigmoideus
8 Bulbus venae jugularis
9 V. jugularis interna

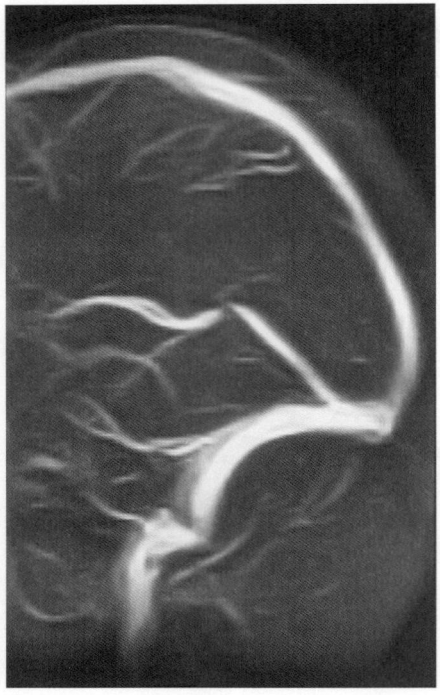

Seitliche Sicht

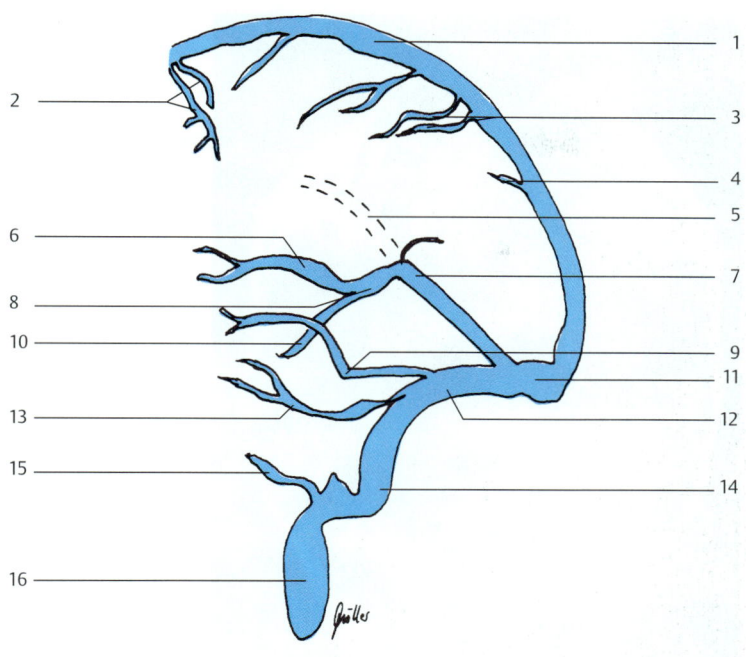

1 Sinus sagittalis superior
2 Vv. praecentrales
3 V. parietalis
4 Vv. occipitales
5 Sinus sagittalis inferior (nicht gefüllt)
6 V. cerebri interna
7 Sinus rectus
8 V. cerebri magna
9 V. anastomotica inferior
  (Labbé-Vene)
10 V. basalis
11 Confluens sinuum
12 Sinus transversus
13 Sinus petrosus superior
14 Sinus sigmoideus
15 Sinus petrosus inferior
16 V. jugularis interna

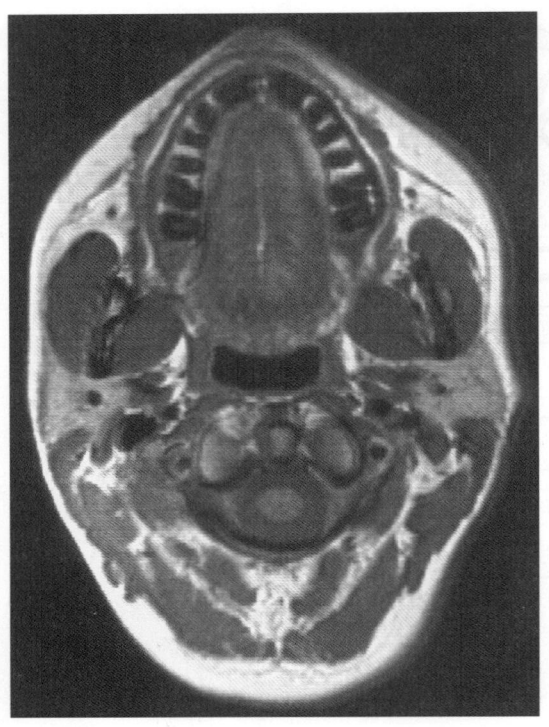

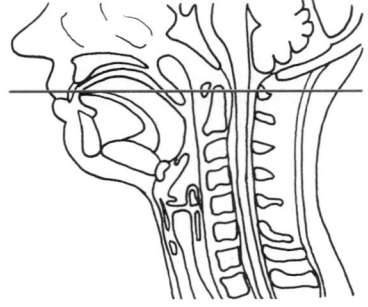

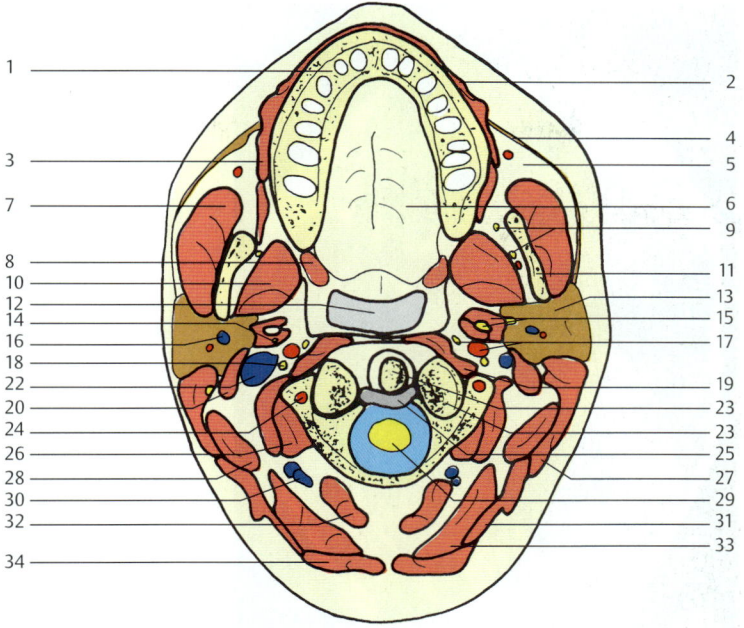

1   Maxilla (Processus alveolaris)
2   M. orbicularis oris
3   M. depressor anguli oris
4   Ductus parotideus
5   Fossa retromolaris
6   Palatum durum
7   M. masseter
8   Tonsilla palatina,
    M. constrictor pharyngis superior
9   N. alveolaris inferior
    und N. lingualis
10 M. pterygoideus medialis
11 Mandibula
12 Nasopharynx
13 Glandula parotis
14 N. XI
15 Processus styloideus und
    Mm. styloidei
16 V. retromandibularis
17 A. carotis interna und N. XII

18 Nn. IX und X
19 M. longus capitis
20 V. jugularis interna
21 Dens axis
22 M. digastricus
    (Venter posterior)
23 Atlas (Massa lateralis)
24 A. vertebralis
25 Lig. cruciforme atlantis
26 M. obliquus capitis
    (superior und inferior)
27 M. sternocleidomastoideus
28 M. longissimus capitis
29 Medulla spinalis
30 V. cervicalis profunda
31 M. splenius capitis
32 M. rectus capitis
    posterior major
33 M. semispinalis capitis
34 M. trapezius

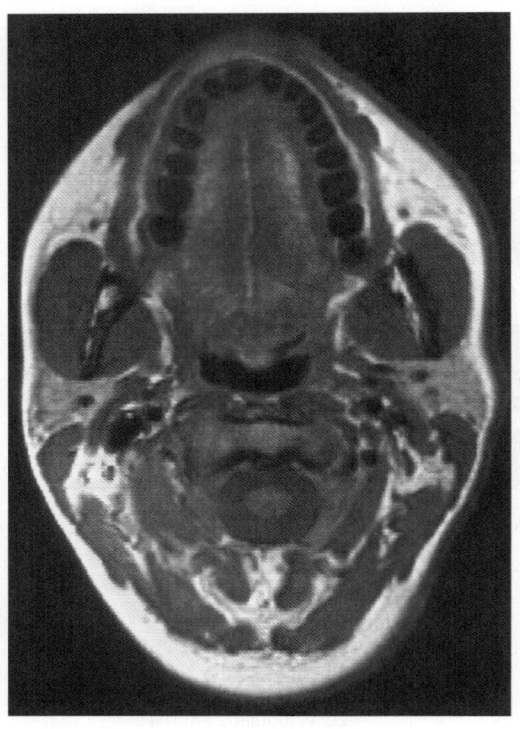

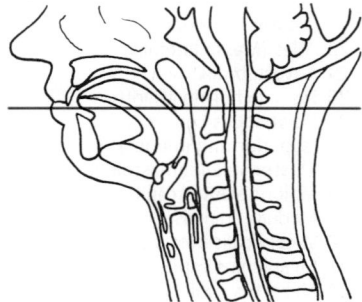

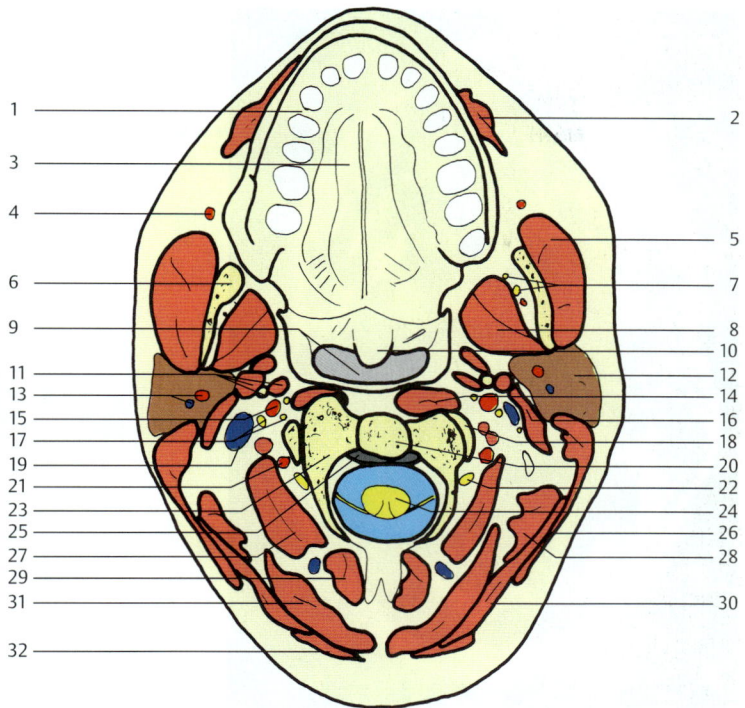

1 Maxilla (Processus alveolaris)
2 M. zygomaticus major
3 Palatum durum
4 A. facialis
5 M. masseter
6 Mandibula (Ramus)
7 N. lingualis und
  N. alveolaris inferior
8 M. pterygoideus medialis
9 Nasopharynx
10 Uvula und Palatum molle
11 Processus styloideus und
   Mm. styloidei
12 Glandula parotis
13 A. temporalis superficialis
   und V. retromandibularis
14 M. capitis longus
15 A. carotis interna

16 M. digastricus (Venter posterior)
17 Nn. X und XII
18 Atlas (Arcus inferior)
19 V. jugularis interna
20 Dens axis
21 A. vertebralis
22 N. spinalis C2 (hintere Wurzel)
23 Axis (Corpus)
24 Medulla spinalis
25 Lig. transversum
26 M. sternocleidomastoideus
27 M. obliquus inferior
28 M. longissimus capitis
29 M. rectus capitis
   posterior major
30 M. splenius capitis
31 M. semispinalis capitis
32 M. trapezius

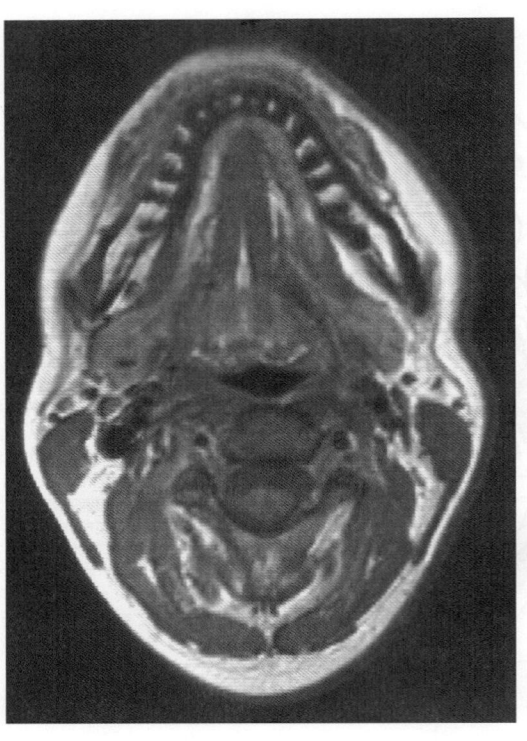

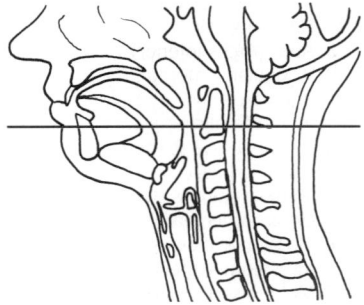

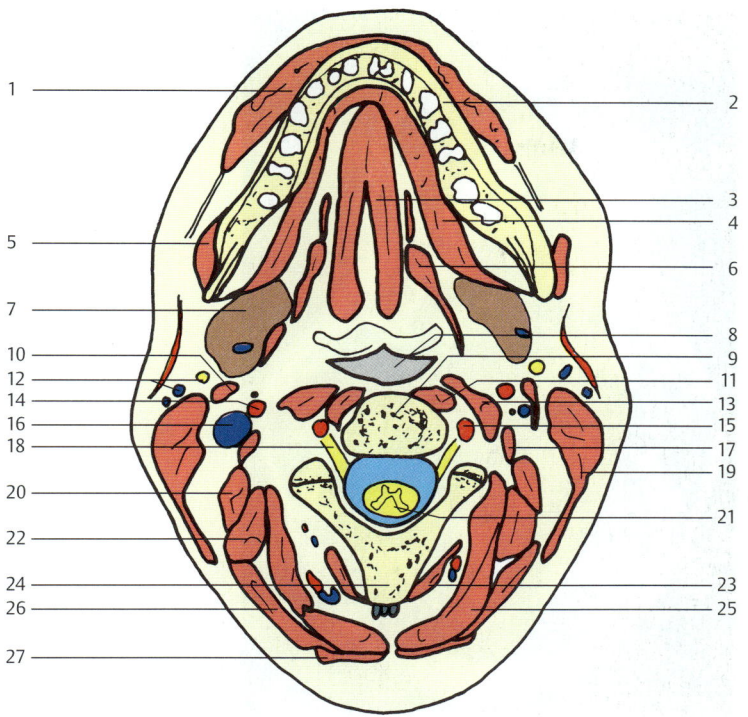

1 M. depressor anguli oris
2 Mandibula (Corpus)
3 M. genioglossus
4 M. mylohyoideus
5 M. masseter
6 M. hyoglossus
7 Glandula submandibularis
8 Oropharynx
9 Axis (Corpus)
10 M. digastricus (Venter posterior)
11 M. longus colli
12 V. retromandibularis und
    N. auriculotemporalis (Ast)
13 M. longus capitis

14 A. carotis interna
15 A. vertebralis
16 V. jugularis interna
17 M. splenius cervicis
18 Nervenwurzel von C3
19 M. sternocleidomastoideus
20 M. levator scapulae
21 Myelon (cervical)
22 M. longissimus cervicis
23 M. obliquus inferior
24 Processus spinosus
25 M. semispinalis capitis
26 M. splenius capitis
27 M. trapezius

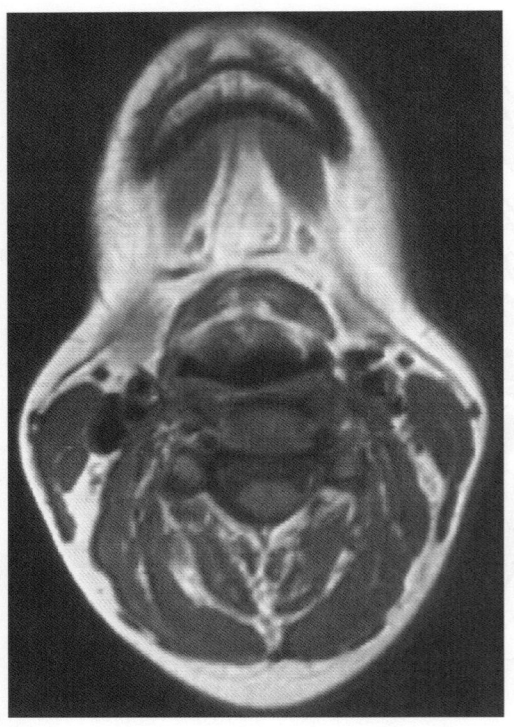

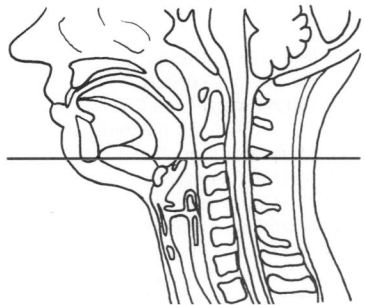

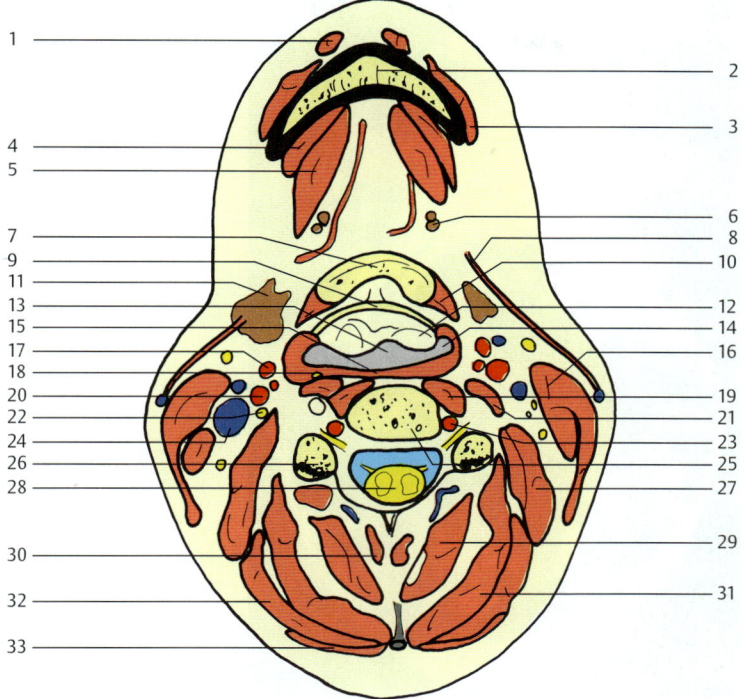

1 M. mentalis
2 Mandibula
3 M. depressor anguli oris
4 M. mylohyoideus
5 M. geniohyoideus
6 Glandula sublingualis
7 Os hyoideum
8 Platysma
9 Epiglottis
10 M. infrahyoidei
11 Glandula submandibularis
12 Plica aryepiglottica
13 Larynx
14 Recessus piriformis
15 M. constrictor pharyngis inferior
   und Retropharyngealraum
16 M. sternocleidomastoideus
17 A. carotis externa

18 Truncus sympathicus
19 M. longus colli
20 A. carotis interna
21 M. scalenus anterior
22 N. X
23 A. vertebralis
24 V. jugularis interna
25 Halswirbelkörper 4
26 Facettengelenk C3/4
27 M. levator scapulae und
   M. longissimus capitis
28 Myelon (cervical)
29 M. semispinalis cervicis
30 Mm. multifidi
31 M. semispinalis capitis
32 M. splenius capitis
33 M. trapezius

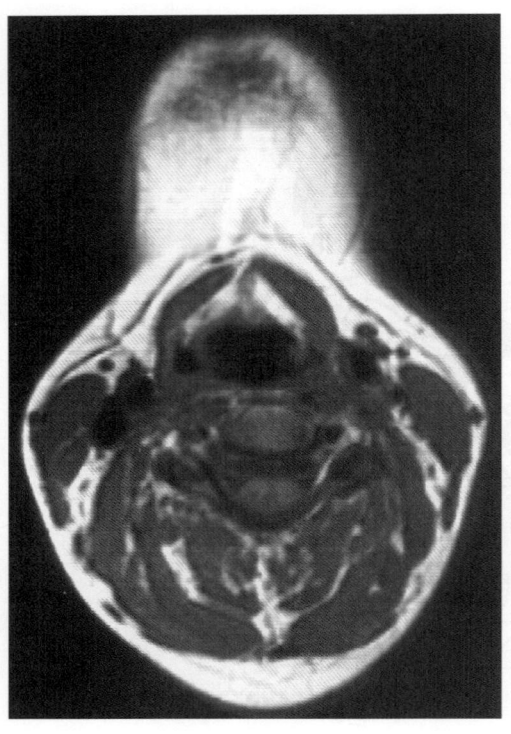

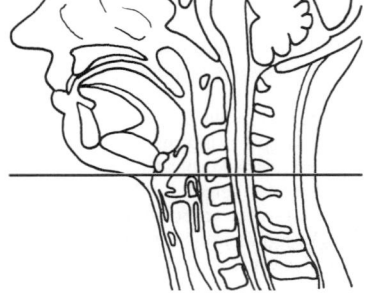

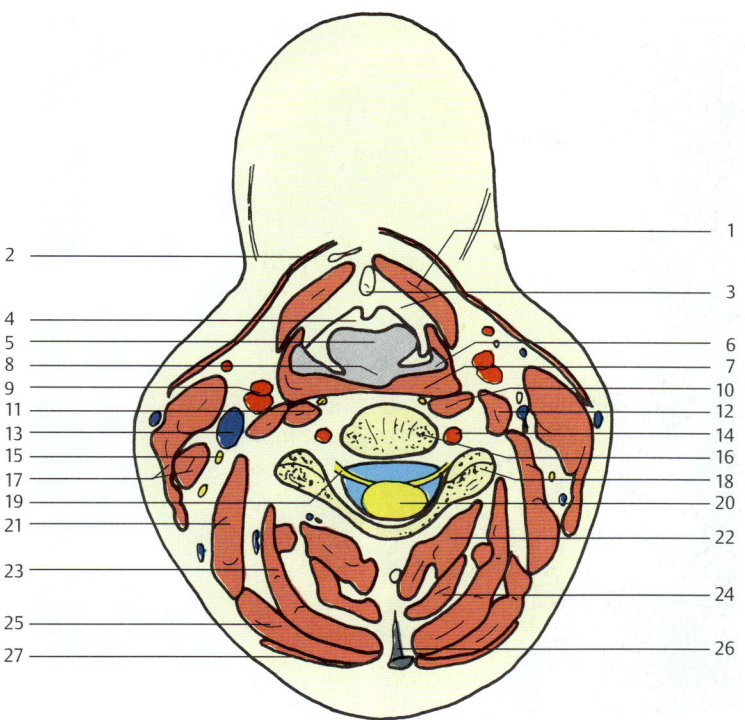

1 Mm. infrahyoidei (M. sternohyoideus, M. sternothyroideus)
2 Platysma
3 Membrana thyroidea und
  präepiglottischer Raum
4 Epiglottis
5 Larynx
6 Recessus piriformis
7 M. constrictor pharyngis inferior
8 Hypopharynx
9 A. carotis (Bifurcation)
10 M. longus colli
11 Truncus sympathicus
12 M. scalenus anterior
13 V. jugularis interna

14 A. vertebralis
15 N. X
16 Halswirbelkörper 4
17 M. sternocleidomastoideus
18 Facettengelenk C4/C5
19 N. spinalis
20 Myelon (Cervikal)
21 M. levator scapulae
22 Mm. multifidi
23 M. semispinalis capitis
24 M. semispinalis cervicis
25 M. splenius capitis
26 Lig. nuchae
27 M. trapezius

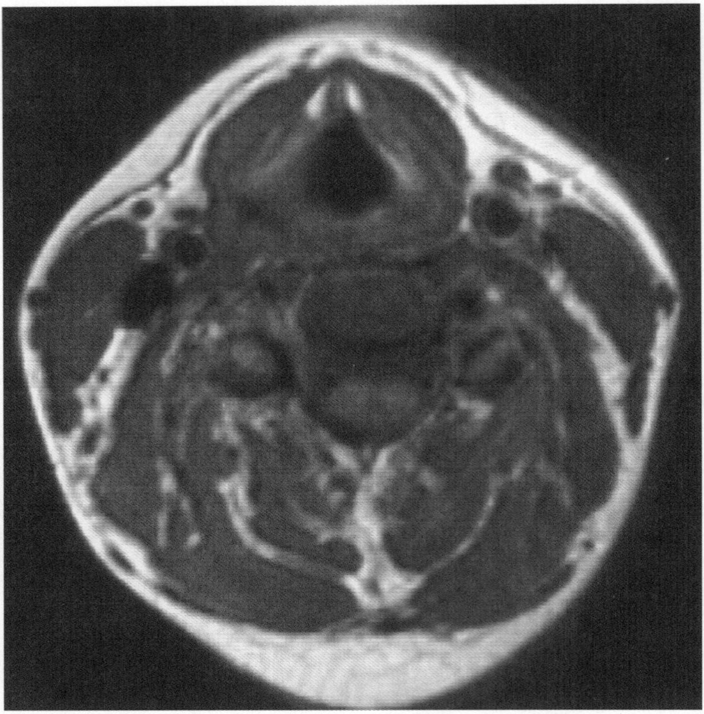

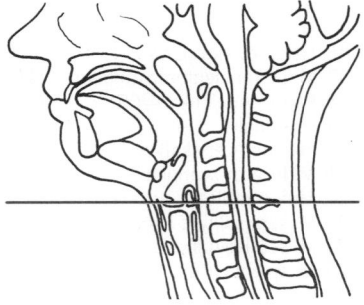

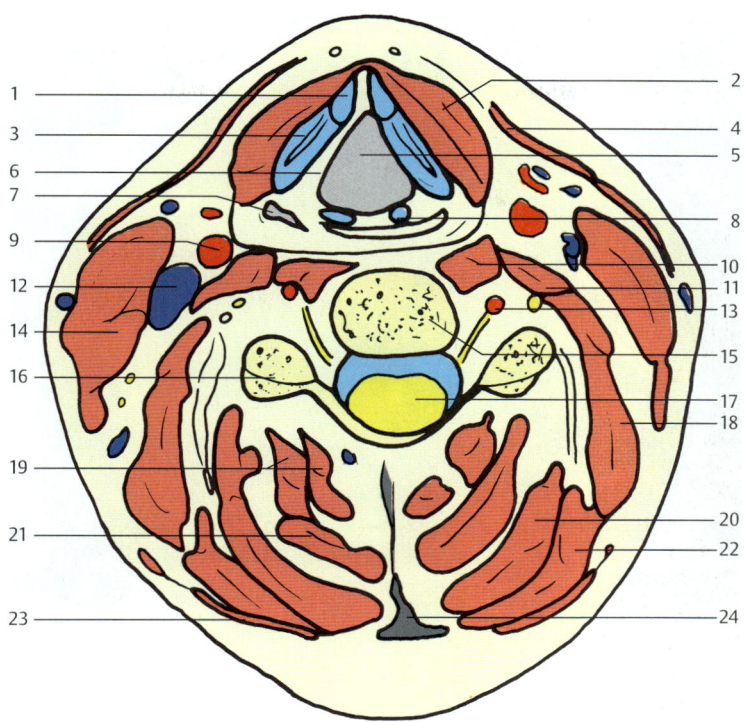

1 Schildknorpel (Cartilago
   thyroidea, Lamina)
2 Mm. infrahyoidei
   (Mm. sterno-, omo-, thyroideus)
3 Schildknorpel
   (Cartilago thyroidea)
4 Platysma
5 Larynx (Vestibulum)
6 Plica vestibularis
7 Recessus piriformis
8 Cartilago arytaenoidea
9 A. carotis communis
10 M. scalenus anterior
11 M. longus colli

12 V. jugularis
13 A. vertebralis
14 M. sternocleidomastoideus
15 Halswirbelkörper 5
16 Facettengelenke C5/C6
17 Myelon (spinal)
18 M. levator scapulae
19 Mm. multifidi
20 M. semispinalis capitis
21 M. semispinalis cervicis
22 M. splenius capitis
23 M. trapezius
24 Lig. nuchae

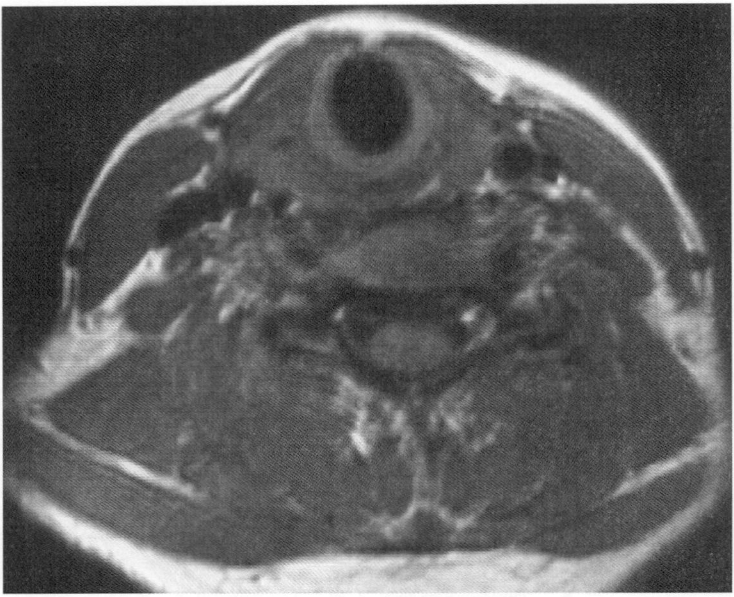

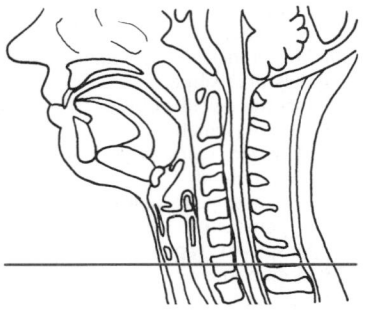

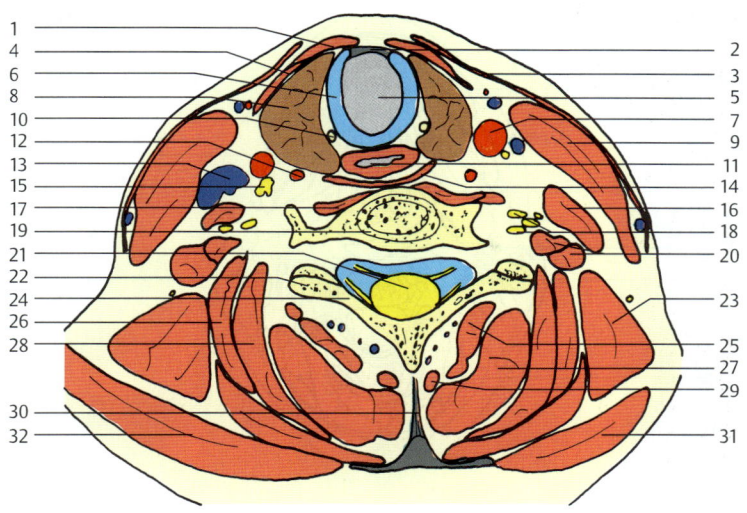

1 M. sternohyoideus
2 Lig. cricothyroideum
3 Platysma
4 M. sternothyroideus
5 Cavum infraglotticum
6 Cartilago cricoidea
7 A. carotis communis
8 Glandula thyroidea
9 M. sternocleidomastoideus
10 Cartilago thyroidea, Cornu inferior
11 Pars laryngea pharyngis
12 A. vertebralis
13 V. jugularis interna
14 M. constrictor pharyngis inferior
15 N. vagus
16 M. scalenus anterior
17 M. longus colli

18 Plexus brachialis
19 Halswirbelkörper 7
20 Mm. scalenus medius
   und posterior
21 Myelon (cervical)
22 Facettengelenk
23 M. levator scapulae
24 Bogen des 7. Halswirbelkörpers
25 Mm. multifidi
26 M. iliocostalis cervicis
27 M. semispinalis
28 M. longissimus
29 M. spinalis
30 Lig. nuchae
31 M. splenius cervicis und capitis
32 M. trapezius

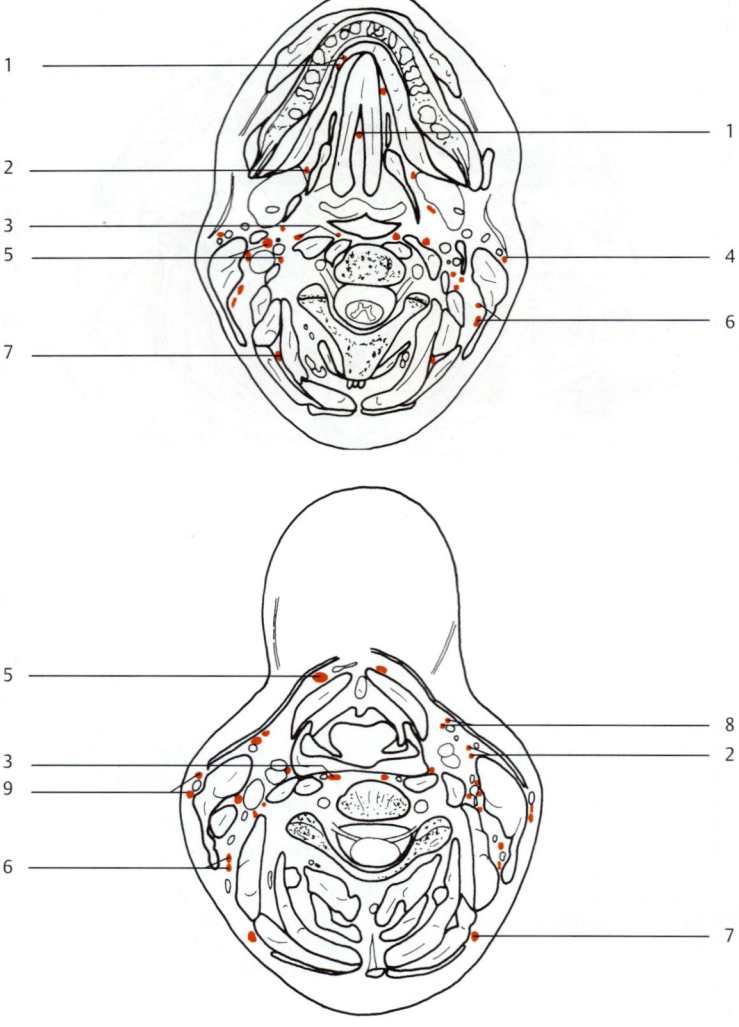

1 Submentale Lymphknoten
2 Submandibuläre Lymphknoten
3 Retropharyngeale Lymphknoten
4 Präaurikuläre Lymphknoten
5 Obere Jugularisgruppe

6 Tiefe zervikale Lymphknoten
7 Nuchale Lymphknoten
8 Anteriore jugulare Lymphknoten
9 Oberflächliche zervikale
  Lymphknoten

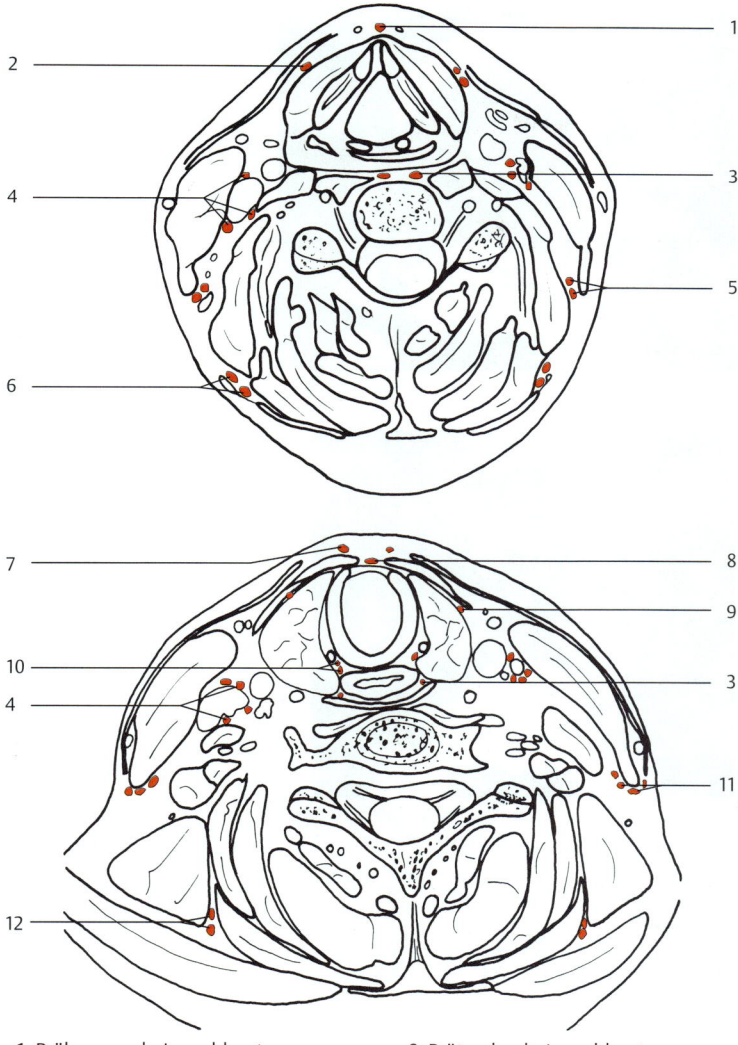

1 Prälaryngeale Lymphknoten
2 Anteriore jugulare Lymphknoten
3 Retropharyngeale Lymphknoten
4 Untere Jugularisgruppe
5 Tiefe zervikale Lymphknoten
6 Nuchale Lymphknoten
7 Anteriore zervikale Lymphknoten

8 Prätracheale Lymphknoten
9 Thyroidale Lymphknoten
10 Prätracheale Lymphknoten
11 Supraklavikuläre Lymphknoten
12 Superfiziale zervikale
   Lymphknoten

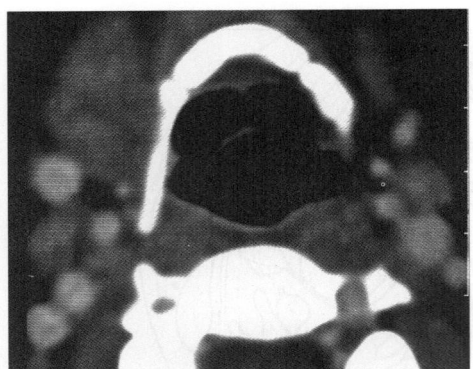

1

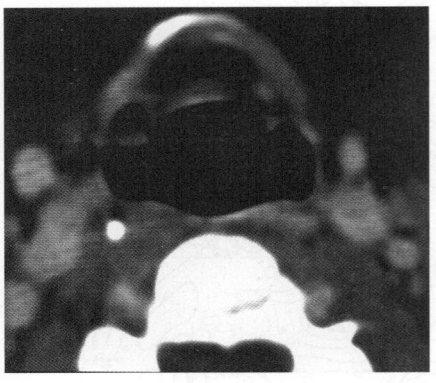

2

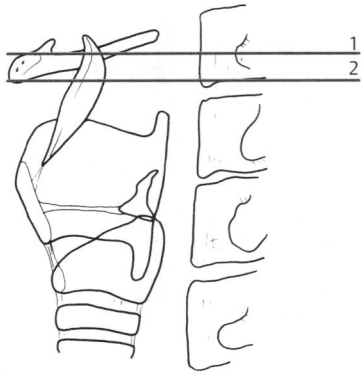

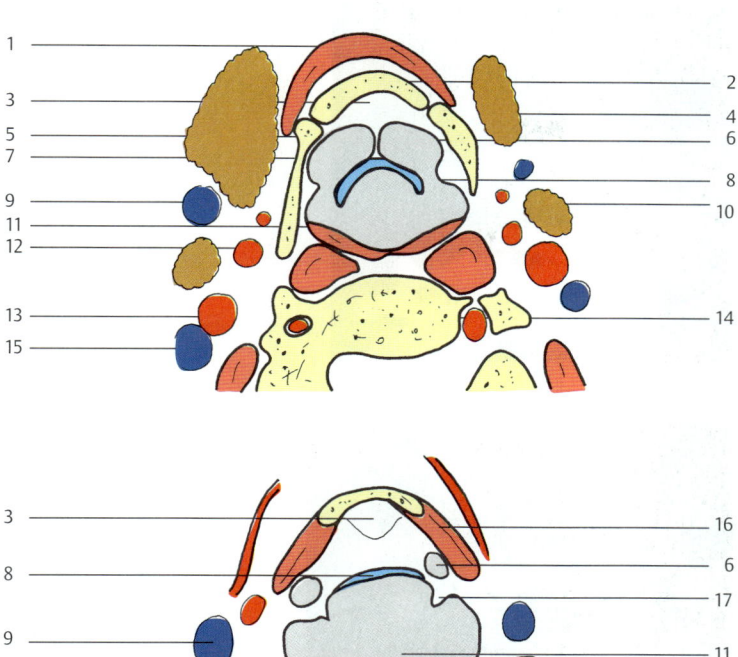

1 Suprahyoidale Muskulatur
  (Mm. mylo- und geniohyoideus,
  M. hyoglossus)
2 Os hyoideum (Corpus)
3 Präepiglottischer Raum
4 Glandula submandibularis
5 Plica glossoepiglottica
6 Vallecula epiglottica
7 Os hyoideum (Cornu majus)
8 Epiglottis
9 V. jugularis anterior
10 Glandula parotidea

11 Hypopharynx
12 A. carotis externa
13 A. carotis interna
14 Halswirbelkörper 3
15 V. jugularis interna
16 Infrahyoidale Muskulatur (Mm.
   sternohyoideus, sternothyroideus)
17 Plica pharyngoepiglottica
18 M. constrictor pharyngis inferior
19 Carotisbifurkation
20 M. longus colli
21 A. vertebralis

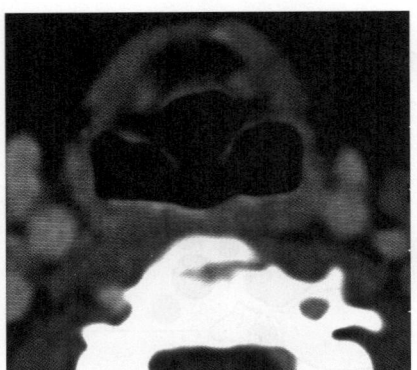

3

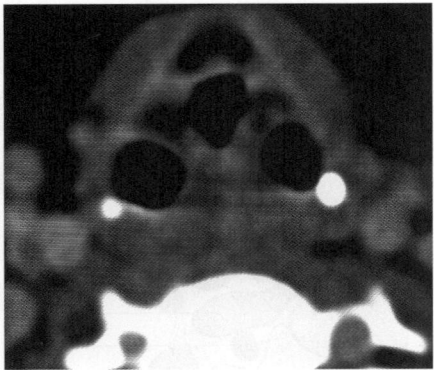

4

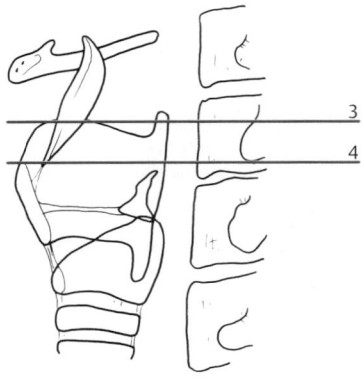

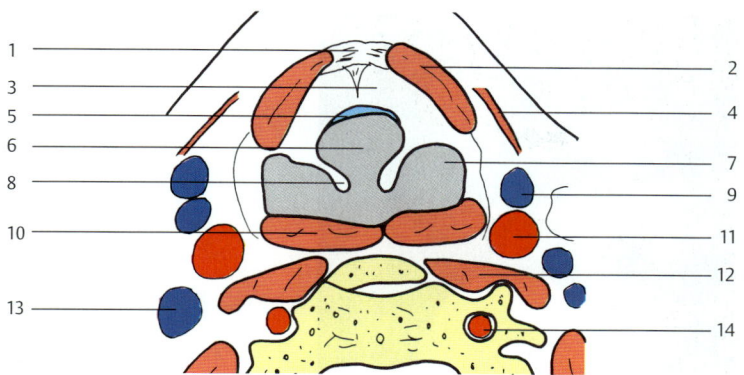

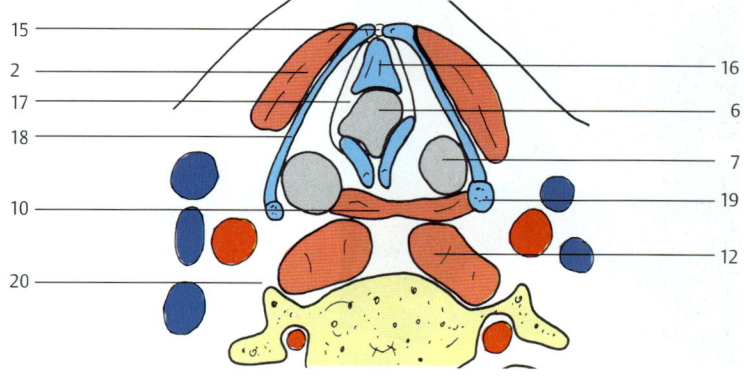

1 Membrana thyrohyoidea
2 Infrahyoidale Muskulatur (Mm.
   sterno-, omo- und thyrohyoideus)
3 Präepiglottischer Raum
4 Platysma
5 Epiglottis
6 Larynx
7 Recessus piriformis
8 Plica ary-epiglottica
9 V. jugularis anterior
10 M. constrictor pharyngis inferior

11 A. carotis communis
12 M. longus colli
13 V. jugularis interna
14 A. vertebralis
15 Incisura thyroidea superior
16 Petiolus epiglottidis
17 Plicae vestibulares
18 Cartilago thyroidea (Lamina)
19 Cartilago thyroidea
   (Cornu superior)
20 Halswirbelkörper 4

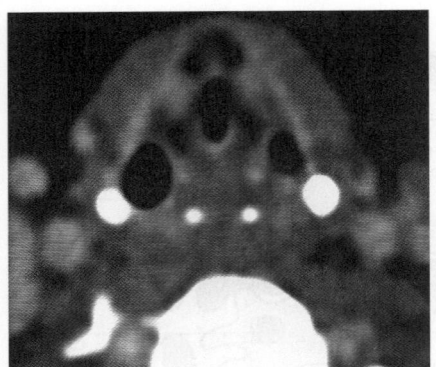

5

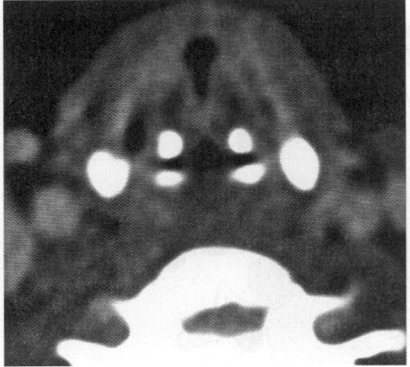

6

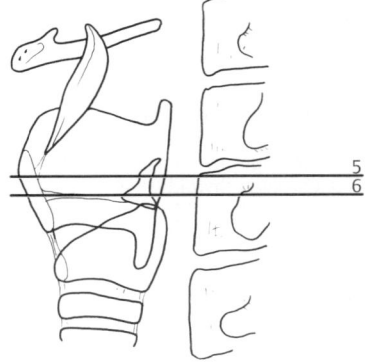

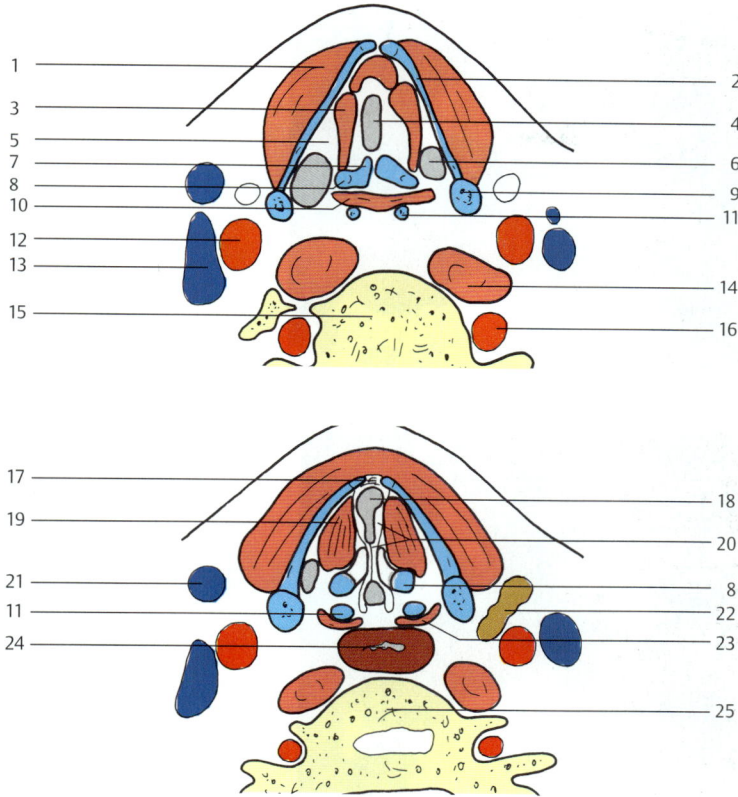

1 Infrahyoidale Muskulatur (Mm. sterno-, omo- und thyrohyoideus)
2 Cartilago thyroidea
3 M. thyroarytaenoideus
4 Larynx (Vestibulum)
5 Paralaryngealraum
6 Recessus piriformis
7 Cartilago arytaenoidea (Processus vocalis)
8 Cartilago arytaenoidea (Corpus)
9 Cartilago thyroidea (Cornu superior)
10 M. arytaenoideus transversus
11 Cartilago cricoidea

12 A. carotis communis
13 V. jugularis interna
14 M. longus colli
15 Halswirbelkörper 4
16 A. vertebralis
17 Prominentia laryngea
18 Rima glottidis
19 M. vocalis
20 Stimmband (Plica vocalis)
21 V. jugularis anterior
22 Glandula thyroidea
23 M. arytaenoideus obliquus
24 Ösophagus
25 Halswirbelkörper 5

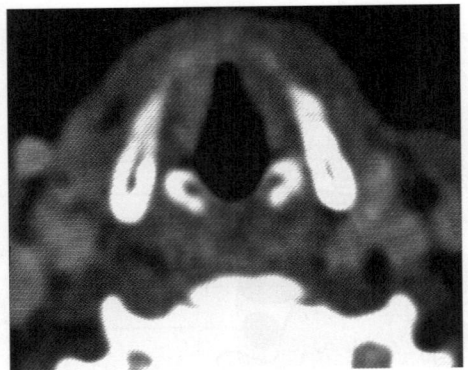

7

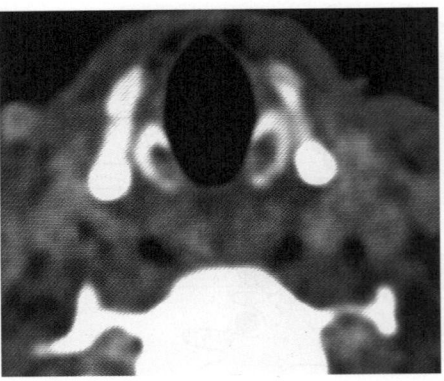

8

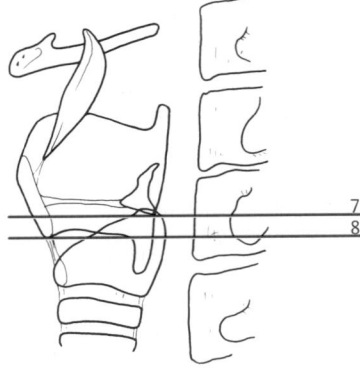

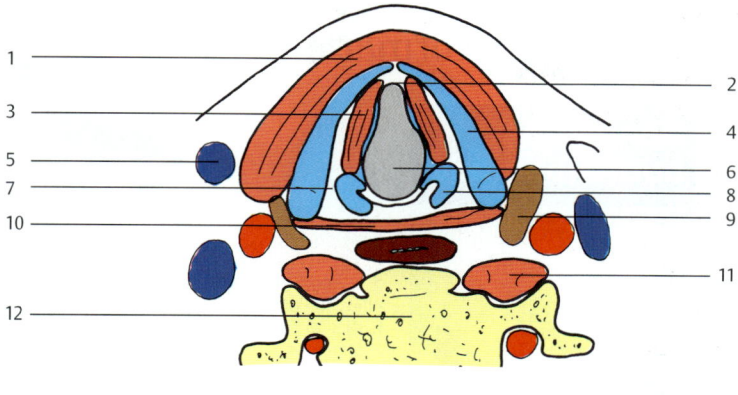

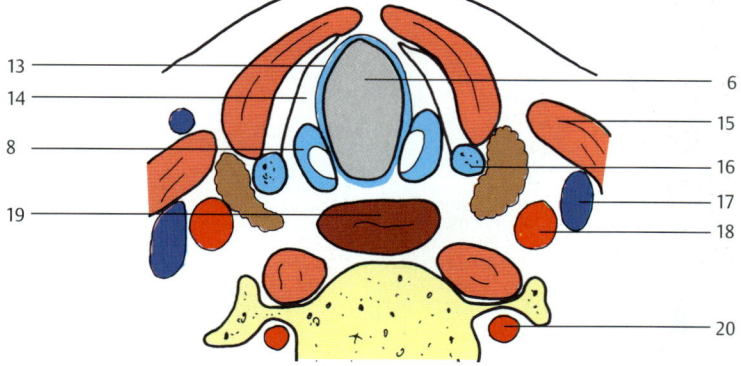

1 Infrahyoidale Muskulatur
  (Mm. sterno- und omohyoideus,
  sternothyroideus)
2 Comissura anterior laryngis
3 M. vocalis
4 Cartilago thyroidea
5 V. jugularis anterior
6 Subglottischer Raum
7 Articulatio cricothyroidea
8 Cartilago cricoidea (Lamina)
9 Glandula thyroidea
10 M. constrictor pharyngis inferior

11 M. longus colli
12 Halswirbelkörper 6
13 Conus elasticus
14 Paralaryngealraum
15 M. sternocleidomastoideus
16 Cartilago thyroidea
   (Cornu inferior)
17 V. jugularis interna
18 A. carotis communis
19 Ösophagus
20 A. vertebralis

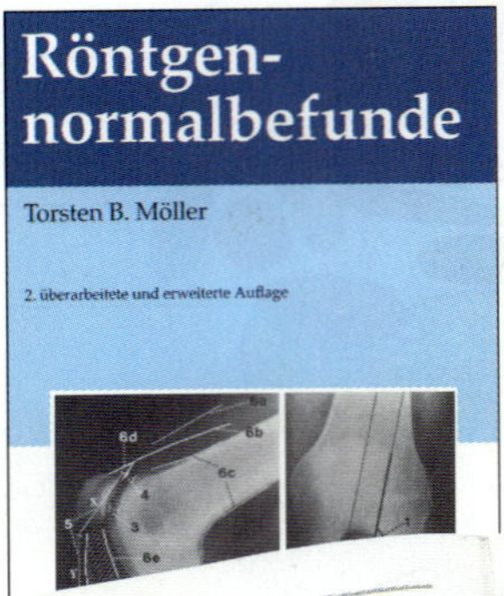

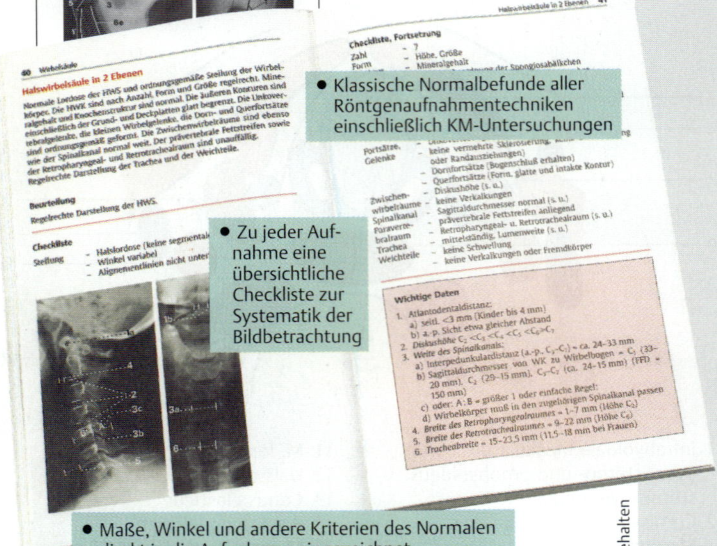

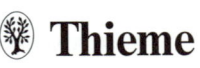

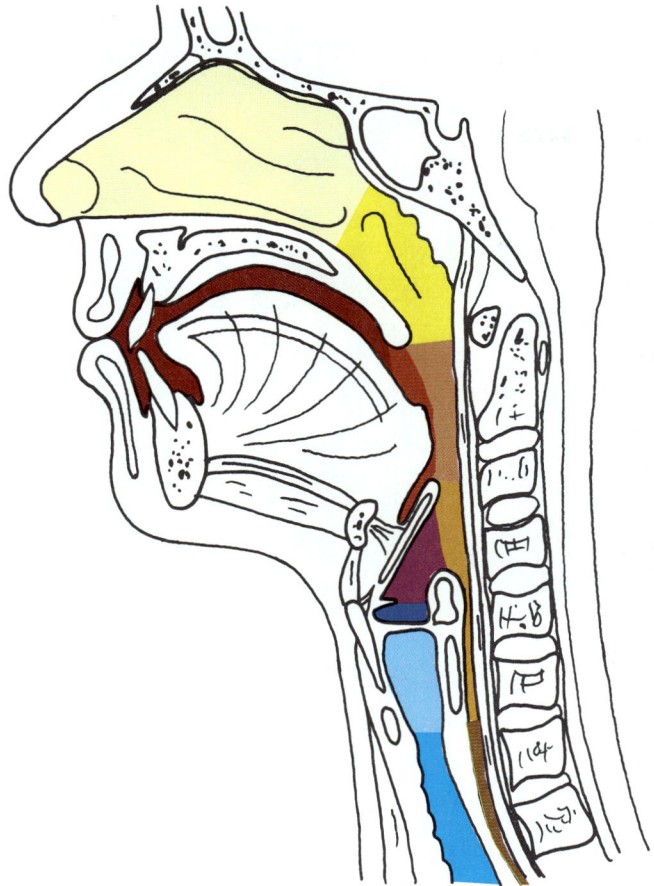

Vestibulum nasi
(Nasenhaupthöhle)
Pars nasalis pharyngis
(Nasopharynx)
Cavitas oris propria (Mundhöhle)
Isthmus faucium
Pars oralis pharyngis
(Oropharynx)

Pars laryngea pharyngis
Oesophagus
Vestibulum laryngis
Ventriculus laryngis
Cavum infraglottica
Trachea

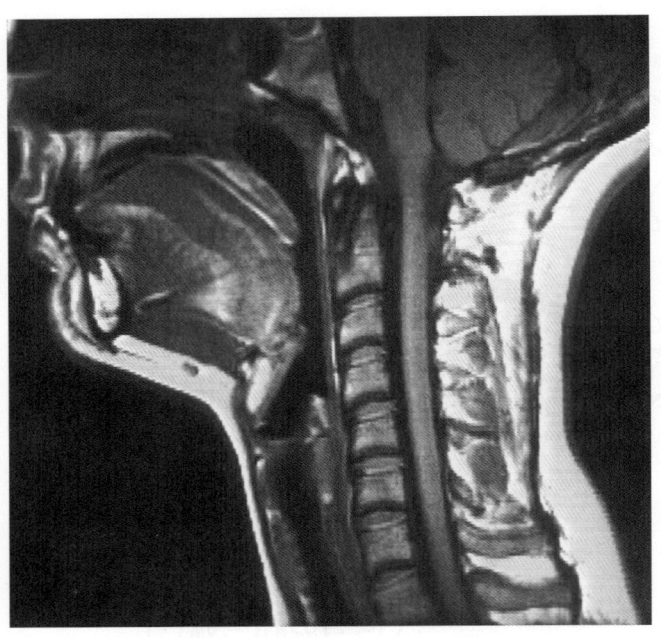

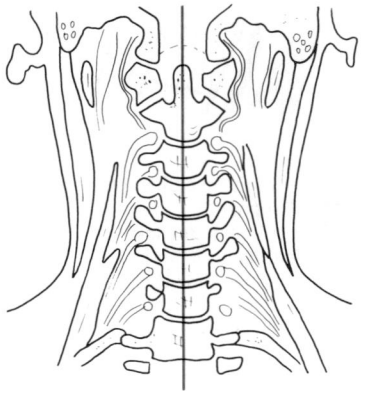

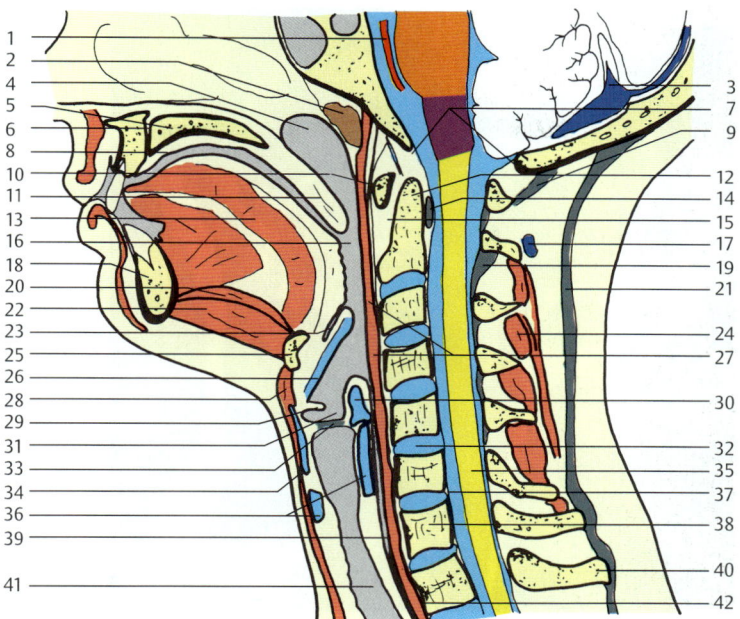

1 A. basilaris
2 Rachenmandel
3 Confluens sinuum
4 Nasopharynx
5 Palatum durum
6 Fossa incisiva
7 Foramen magnum
8 Palatum molle
9 Membrana atlantooccipitalis
  posterior
10 Atlas (Vorderer Bogen)
11 Uvula
12 Dens axis
13 M. genioglossus
14 Lig. transversum atlantis
15 Retropharyngealraum
16 Oropharynx
17 Tiefe okzipitale Venen
18 Mandibula
19 Ligg. flav
20 M. geniohyoideus
21 Lig. nuchae

22 M. mylohyoideus
23 Vallecula epiglottica
24 M. interspinalis
25 Os hyoideum
26 Epiglottis
27 M. constrictor pharyngis medius
28 M. sternohyoideus und
   sternothyroideus
29 Vestibularfalte
30 M. arytaenoideus
31 Larynx (Ventrikel)
32 Zwischenwirbelraum
33 Stimmband
34 Schildknorpel
35 Medulla spinalis
36 Cartilago cricoidea
37 Hinteres Längsband
38 Halswirbelkörper 7
39 Ösophagus
40 Dornfortsatz C7
41 Trachea
42 Vorderes Längsband

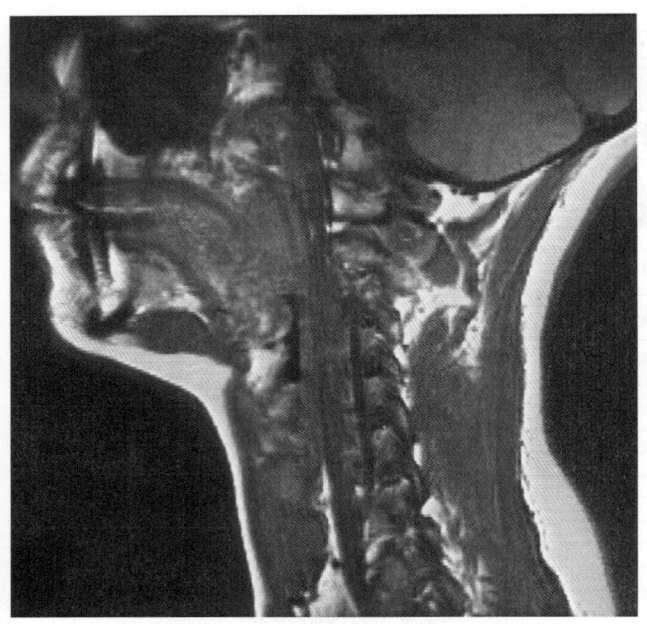

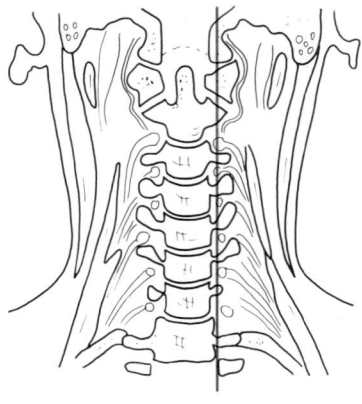

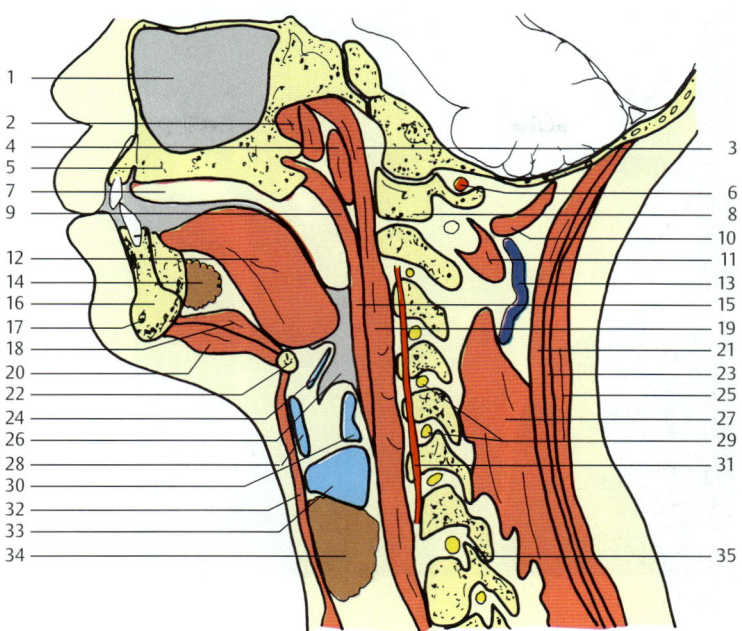

1 Sinus maxillaris
2 M. pterygoideus medialis
3 M. longus capitis
4 M. levator veli palatini
5 Maxilla
6 A. vertebralis
7 Palatum molle
8 Atlas
9 Mm. buccinator und constrictor
   pharyngis superior
10 M. rectus capitis posterior
   (major und minor)
11 M. obliquus inferior
12 M. genioglossus
13 V. cervicalis profunda
14 Glandula sublingualis
15 M. constrictor pharyngis medius
16 Mandibula
17 A. alveolaris inferior

18 M. mylohyoideus
19 M. longus colli
20 M. digastricus (Venter anterior)
21 M. semispinalis capitis
22 Os hyoideum
23 M. splenius capitis
24 Epiglottis
25 M. trapezius
26 Larynx
27 M. semispinalis cervicis
28 Cartilago thyroidea
   (Schildknorpel)
29 Nervenwurzeln
30 Cartilago arytaenoidea
31 A. vertebralis
32 Mm. sterno-, thyrohyoideus
33 Cartilago cricoidea
34 Glandula thyroidea
35 Facettengelenk

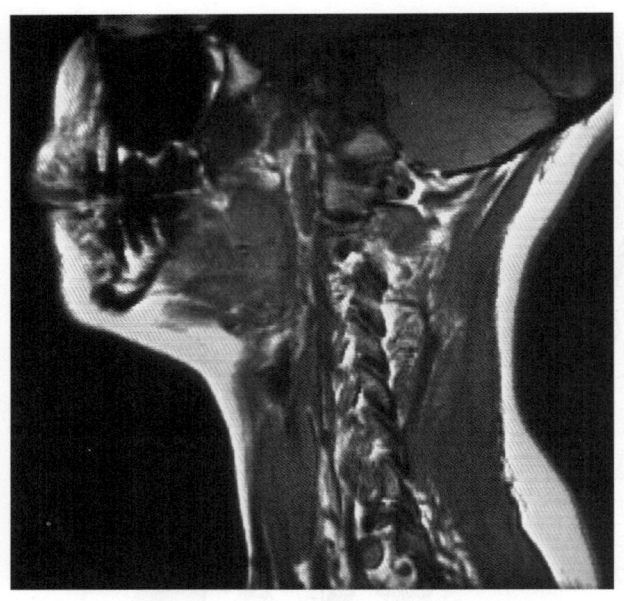

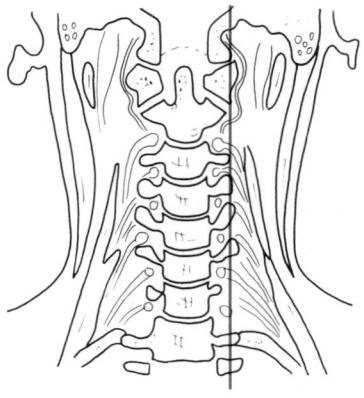

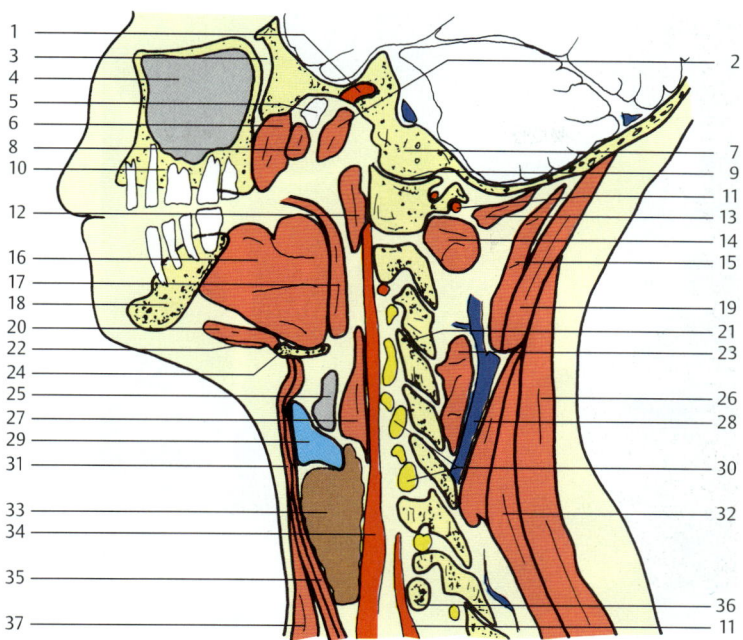

1 A. carotis interna
2 M. levator veli palatini
3 Fossa pterygopalatina
4 Sinus maxillaris
5 Tuba auditiva
6 M. pterygoideus medialis
7 Condylus occipitalis
8 M. tensor veli palatini
9 Articulatio atlantooccipitalis
10 Maxilla
11 A. vertebralis
12 M. longus capitis
13 M. rectus capitis posterior major
14 M. obliquus capitis inferior
15 M. semispinalis capitis
16 Zunge
17 Mm. buccinator und constrictor
   pharyngis superior
18 Mandibula
19 M. splenius capitis

20 M. mylohyoideus
21 Facettengelenk
22 M. digastricus (Venter anterior)
23 Mm. multifidi
24 Os hyoideum
25 Sinus piriformis
26 M. trapezius
27 M. constrictor pharyngis inferior
28 V. cervicalis profunda
29 Cartilago thyroidea
   (Schildknorpel)
30 Nervenwurzeln
31 M. sternohyoideus
32 M. semispinalis cervicis
33 Glandula thyroidea
34 A. carotis communis
35 M. sternothyroideus
36 Erste Rippe
37 M. sternocleidomastoideus

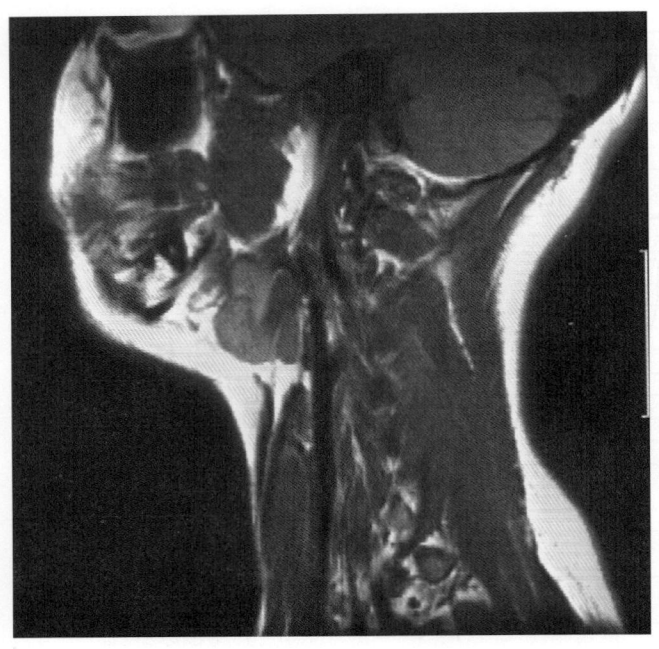

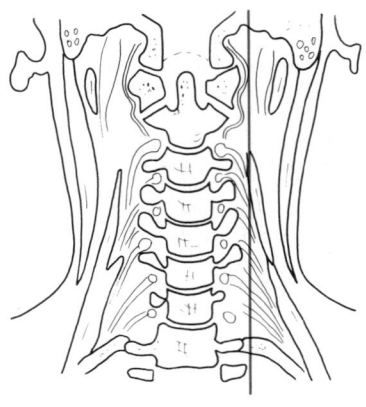

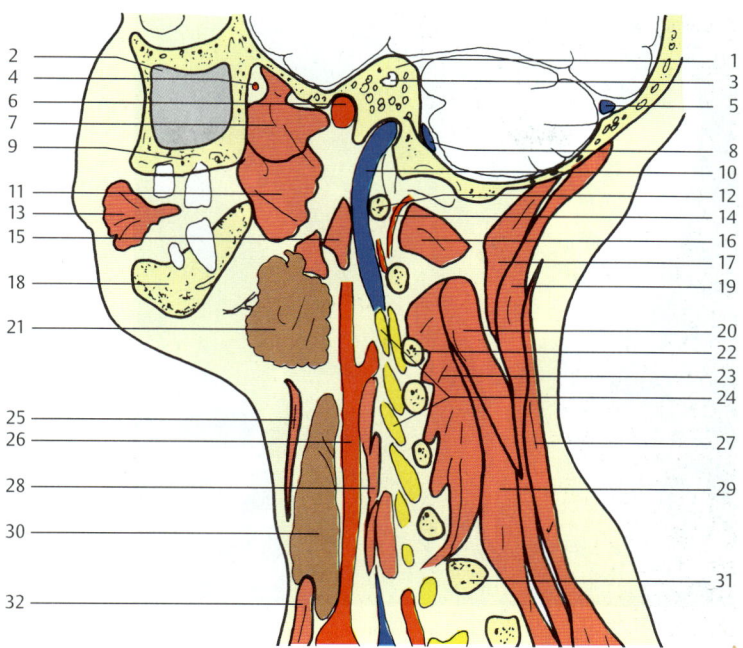

1 Felsenbein
2 Sinus maxillaris
3 Cochlea
4 A. maxillaris
5 Sinus transversus
6 A. carotis interna
7 M. pterygoideus lateralis
8 Sinus sigmoideus
9 Maxilla
10 V. jugularis interna
11 M. pterygoideus medialis
12 Atlas (Querfortsatz)
13 M. buccinator
14 A. vertebralis
15 M. stylopharyngeus
16 M. obliquus capitis inferior

17 M. semispinalis capitis
18 Mandibula
19 M. splenius capitis
20 M. semispinalis cervicis
21 Glandula submandibularis
22 Processus transversus
23 Mm. multifidi
24 Zervikaler Nervenplexus
25 Platysma
26 A. carotis communis
27 M. trapezius
28 M. longus colli
29 M. splenius cervicis
30 Glandula thyroidea
31 Rippe
32 M. sternocleidomastoideus

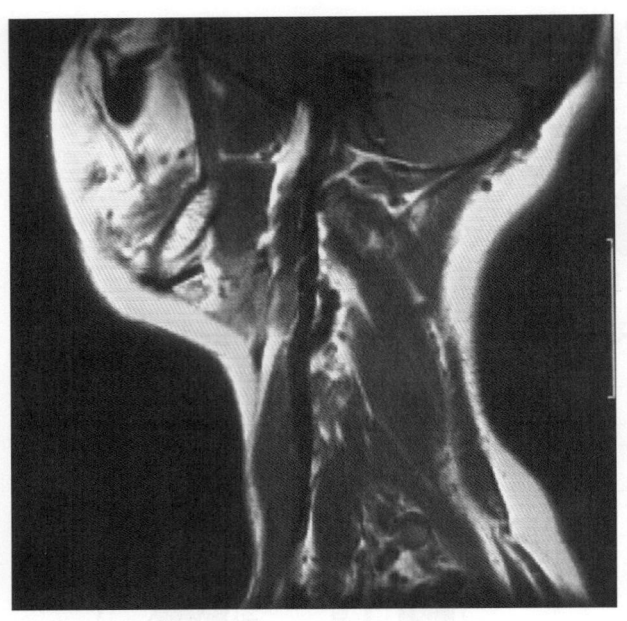

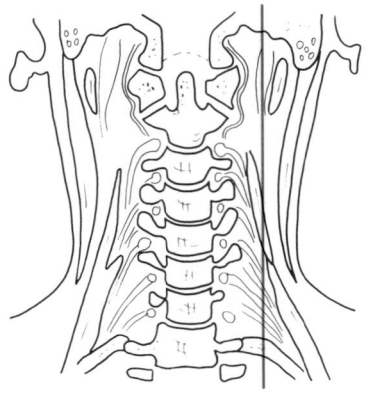

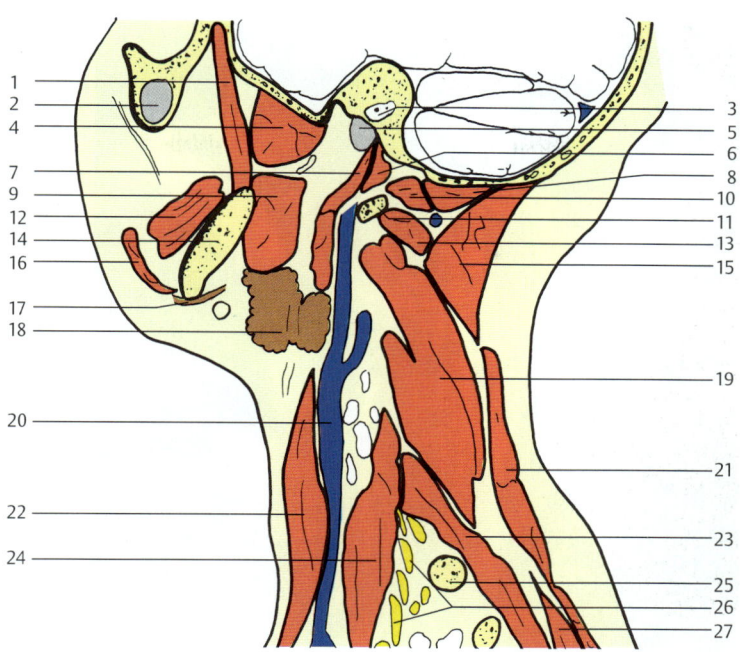

1 M. temporalis (Sehne)
2 Sinus maxillaris (Oberkieferhöhle)
3 Antrum mastoideum
4 M. pterygoideus lateralis
5 Meatus acusticus externus
6 M. rectus capitis lateralis
7 M. stylopharyngeus
8 M. rectus capitis posterior major
9 M. pterygoideus medialis
10 M. obliquus capitis superior
11 Atlas (Querfortsatz)
12 M. buccinator
13 M. obliquus capitis inferior
14 Mandibula

15 M. splenius capitis
16 M. orbicularis oris
17 Ductus parotideus
18 Glandula submandibularis
19 Mm. multifidi
20 V. jugularis
21 M. trapezius
22 M. sternocleidomastoideus
23 M. longissimus capitis
24 M. scalenus anterior
25 Erste Rippe
26 Zervikaler Nervenplexus
27 M. levator scapulae

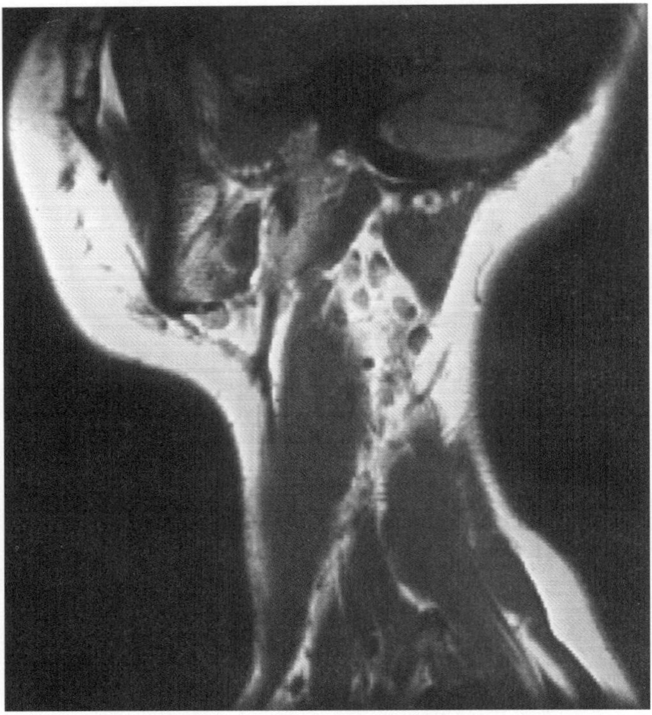

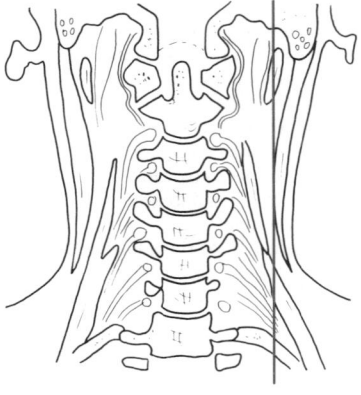

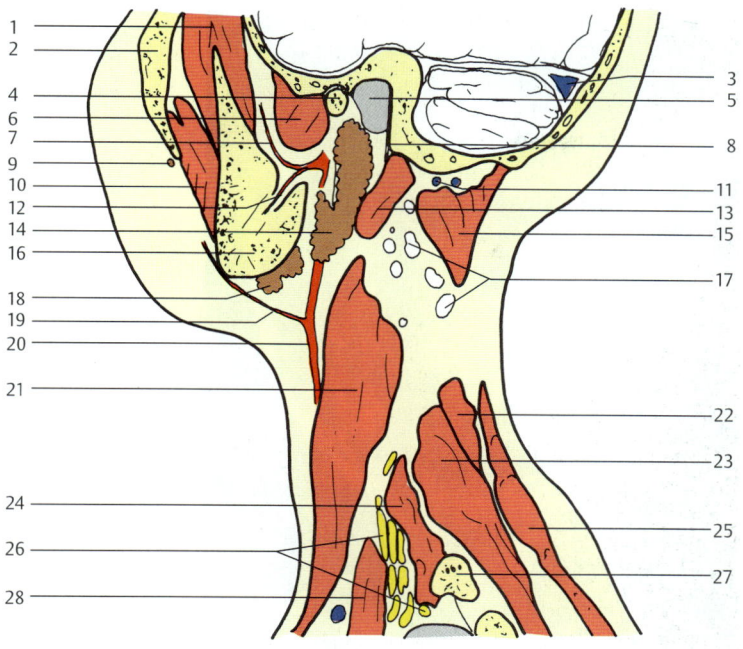

1 M. temporalis
2 Os zygomaticum
3 Sinus transversus
4 Articulatio temporomandibularis
5 Meatus acusticus externus
6 M. pterygoideus lateralis
7 A. maxillaris
8 N. facialis
9 Ductus parotideus
10 M. masseter
11 Vv. suboccipitales
12 A. alveolaris inferior
13 M. digastricus (venter posterior)
14 Glandula parotidea

15 M. splenius capitis
16 Mandibula
17 Lymphknoten
18 Glandula submandibularis
19 A. facialis
20 A. carotis externa
21 M. sternocleidomastoideus
22 M. longissimus capitis
23 M. levator scapulae
24 M. scalenus medius
25 M. trapezius
26 Wurzeln des Plexus brachialis
27 Erste Rippe
28 M. scalenus anterior

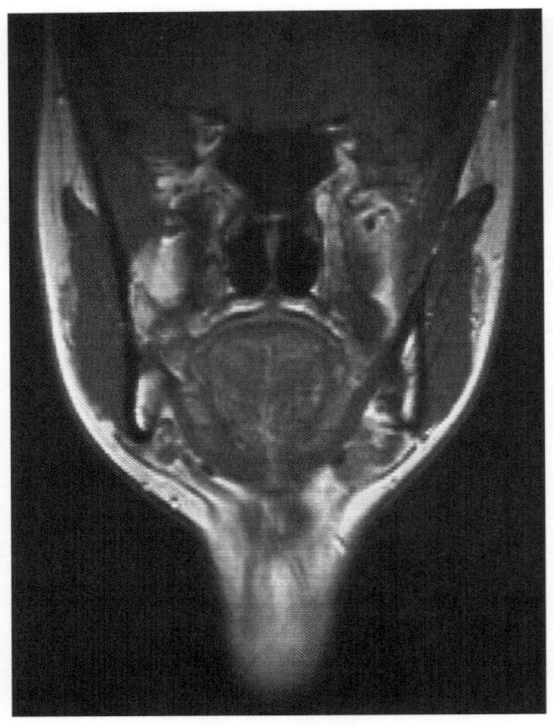

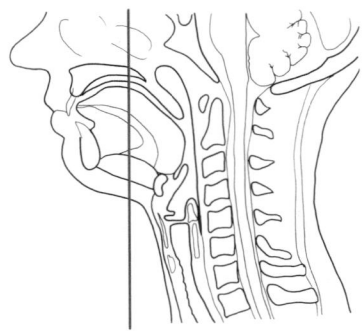

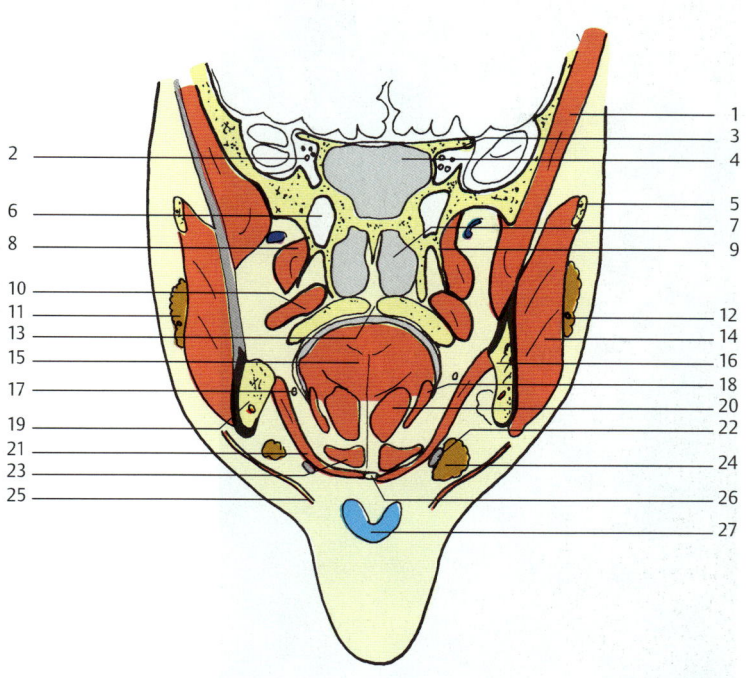

1 M. temporalis
2 Fissura orbitalis superior
(mit Nn. opticus, trochlearis,
oculomotorius, ophthalmicus,
abducens)
3 Os sphenoidale
4 Sinus sphenoidalis
5 Arcus zygomaticus
6 Fossa pterygopalatina
7 Nasenhöhle
8 M. pterygoideus lateralis
9 Processus pterygoideus
10 M. pterygoideus medialis
11 Glandula parotidea
12 Ductus parotideus
13 Palatum molle

14 M. masseter
15 Zunge
16 Mandibula (Ramus)
17 N. lingualis
18 M. hyoglossus
19 Canalis mandibulae (mit A., N.
und V. alveolaris inferior)
20 M. genioglossus
21 M. mylohyoideus
22 M. digastricus (Sehne)
23 M. geniohyoideus
24 Glandula submandibularis
25 Platysma
26 Os hyoideum
27 Cartilago thyroidea

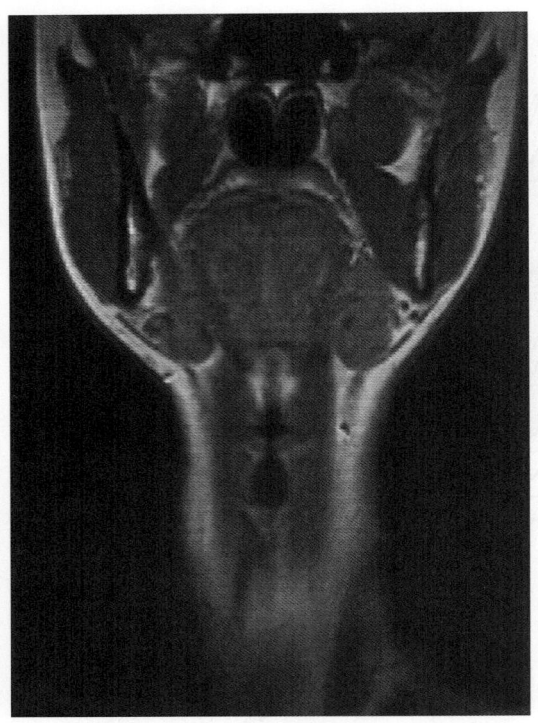

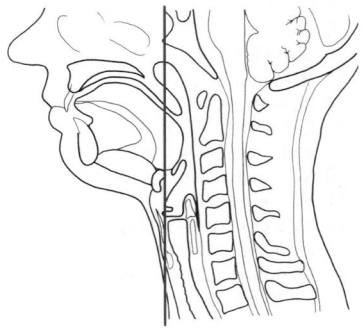

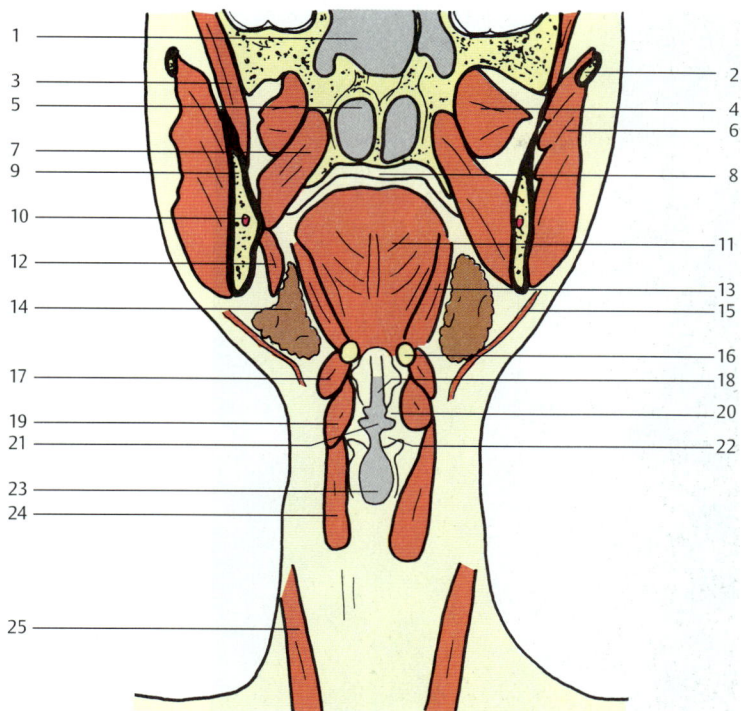

1 Sinus sphenoidalis
2 Arcus zygomaticus
3 M. temporalis
4 M. pterygoideus lateralis
5 Nasenhöhle
6 M. masseter
7 M. pterygoideus medialis
8 Palatum molle
9 Mandibula (Ramus)
10 Canalis mandibulae
11 Zunge
12 M. mylohyoideus
13 M. hyoglossus

14 Glandula submandibularis
15 Platysma
16 Os hyoideum
17 M. omohyoideus
18 Präepiglottischer Raum
19 M. thyrohyoideus
20 Lig. vestibulare
21 Ventriculus laryngis
22 Lig. vocale
23 Cavum infraglotticum
24 M. sternohyoideus
25 M. sternocleidomastoideus

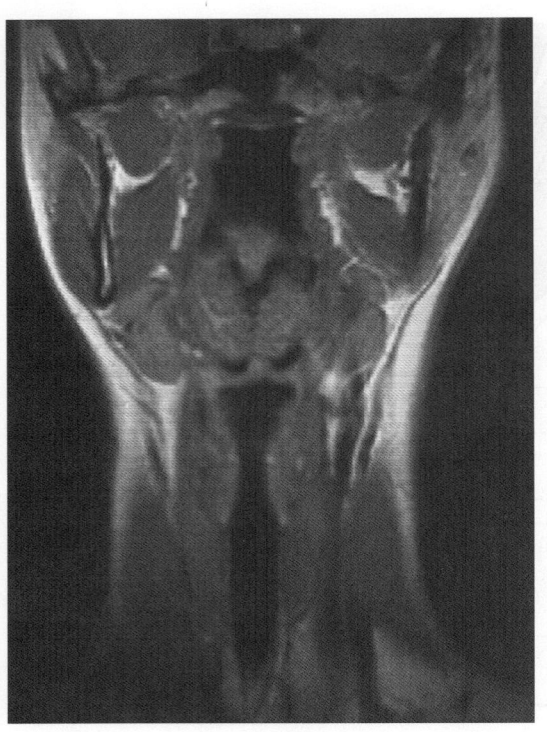

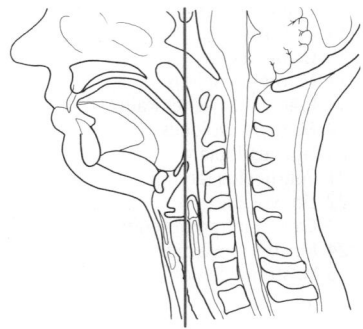

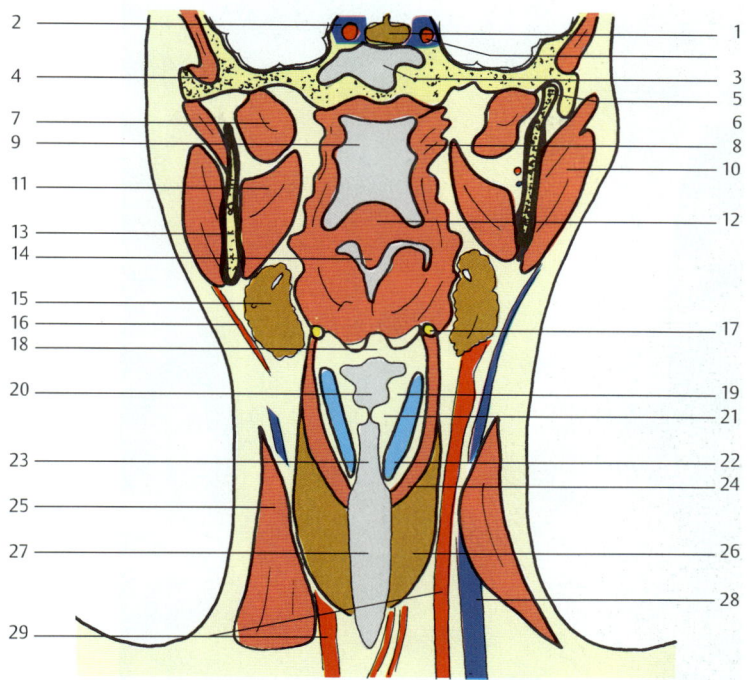

1 Hypophyse
2 Sinus cavernosus
3 A. carotis interna
4 M. temporalis
5 Sinus sphenoidalis
6 Mandibula (Caput)
7 M. pterygoideus lateralis
8 Pharyngealmuskulatur
9 Pharynx (Pars nasalis)
10 M. masseter
11 M. pterygoideus medialis
12 Palatum molle
13 Mandibula (Ramus)
14 Uvula
15 Glandula submandibularis

16 Platysma
17 Os hyoideum (Cornu majus)
18 Epiglottis
19 Plica vestibularis
20 Vestibulum laryngis
21 Plica vocalis
22 Cartilago hyoidea
23 Cavum laryngis
24 Mm. omo-, sterno-, thyrohyoideus
25 M. sternocleidomastoideus
26 Glandula thyroidea
27 Trachea
28 V. jugularis
29 A. carotis communis

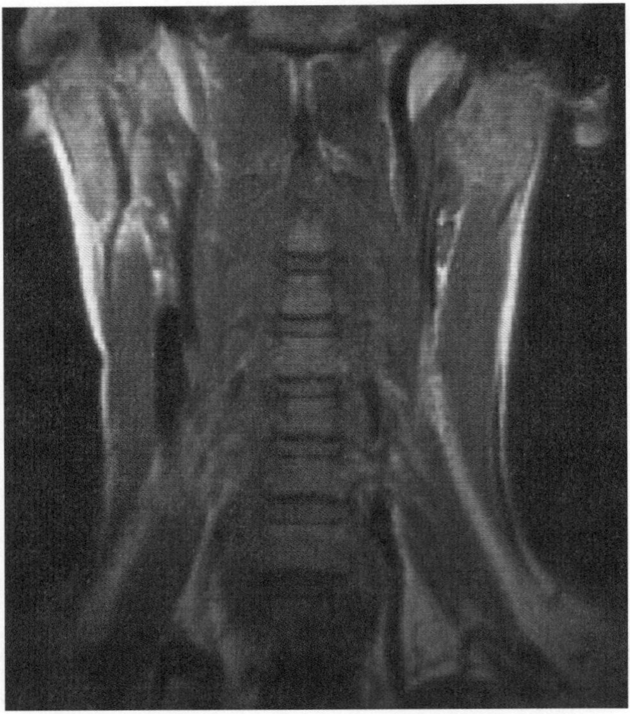

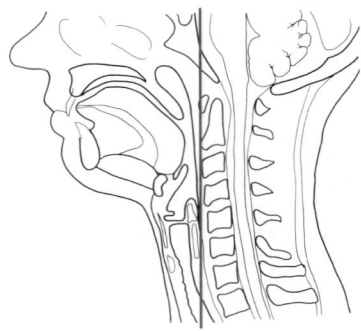

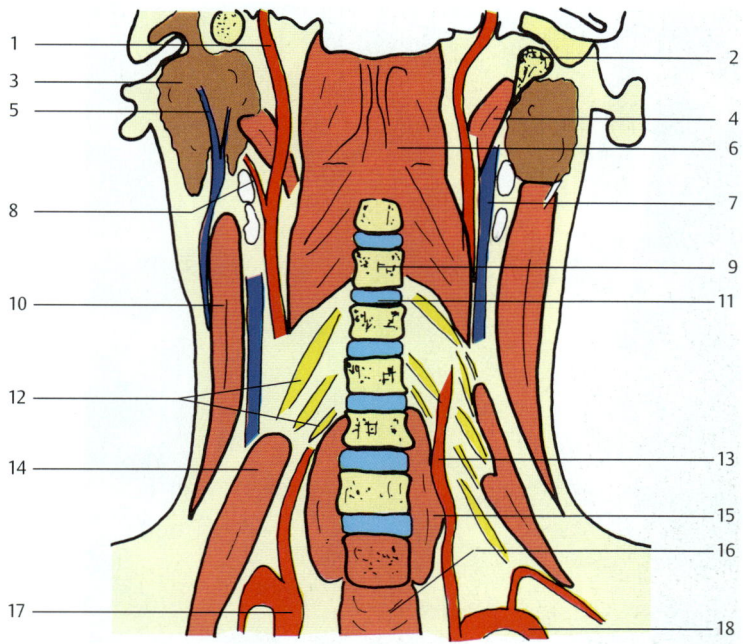

1 A. carotis interna
2 Mandibula (Caput)
3 Glandula parotidea
4 M. pterygoideus lateralis
5 V. retromandibularis
6 M. constrictor pharyngis und
  M. longus capitis
7 V. jugularis interna
8 A. carotis externa
9 Halswirbelkörper

10 M. sternocleidomastoideus
11 Bandscheibe
12 Plexus cervicalis
13 A. vertebralis
14 M. scalenus anterior
15 M. longissimus cervicis
16 Ösophagus
17 Truncus brachiocephalicus
18 A. subclavia

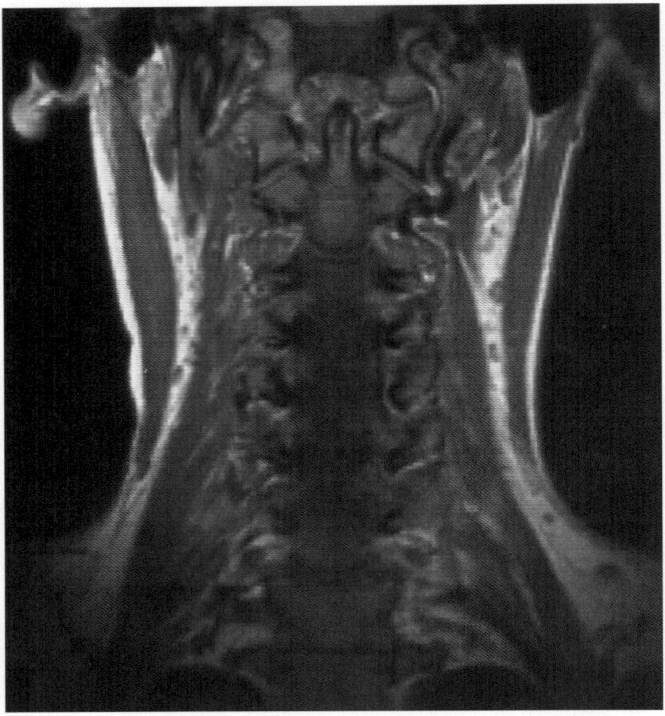

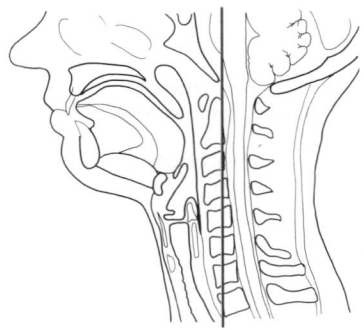

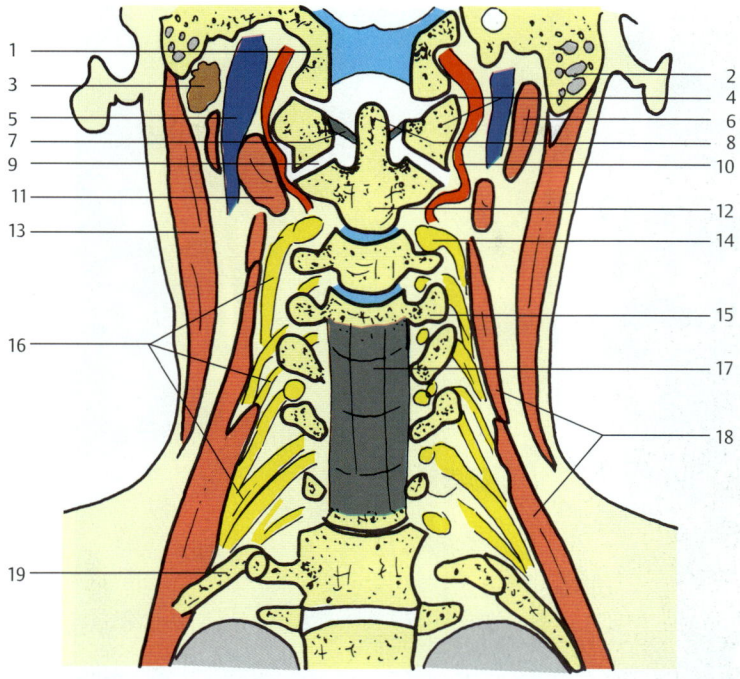

1 Condylus occipitalis
2 Processus mastoideus
3 Glandula parotidea
4 Atlas (Massa lateralis) und
  Articulatio atlantooccipitalis
5 V. jugularis
6 M. digastricus
7 Ligg. alaria
8 Dens axis
9 Articulatio atlantoaxialis
10 A. vertebralis
11 M. obliquus inferior

12 Axis
13 M. sternocleidomastoideus
14 Nervenwurzel C3
15 Processus transversus C4
16 Plexus cervicalis
   mit Nervenwurzeln
17 Lig. longitudinale posterius
   (und Halswirbelkörper)
18 Mm. scalenus medius
   und posterior
19 Erste Rippe

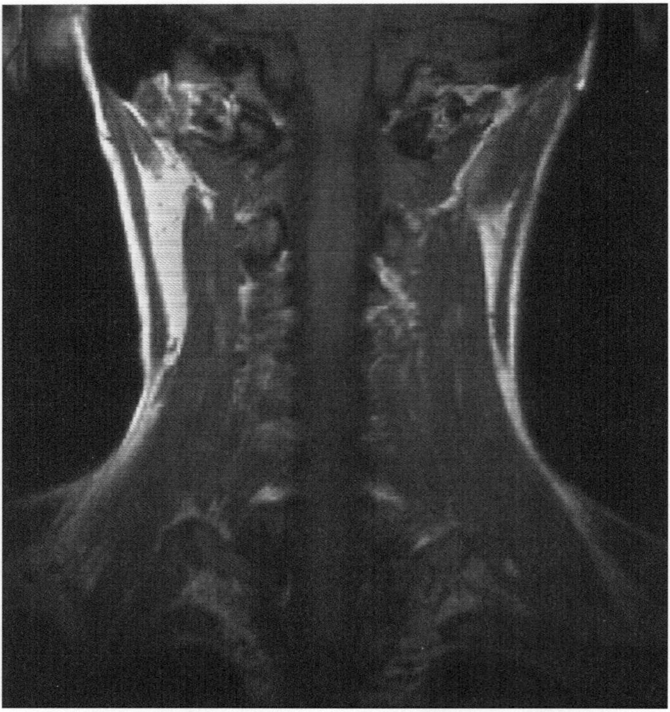

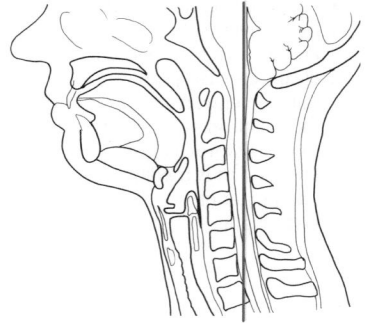

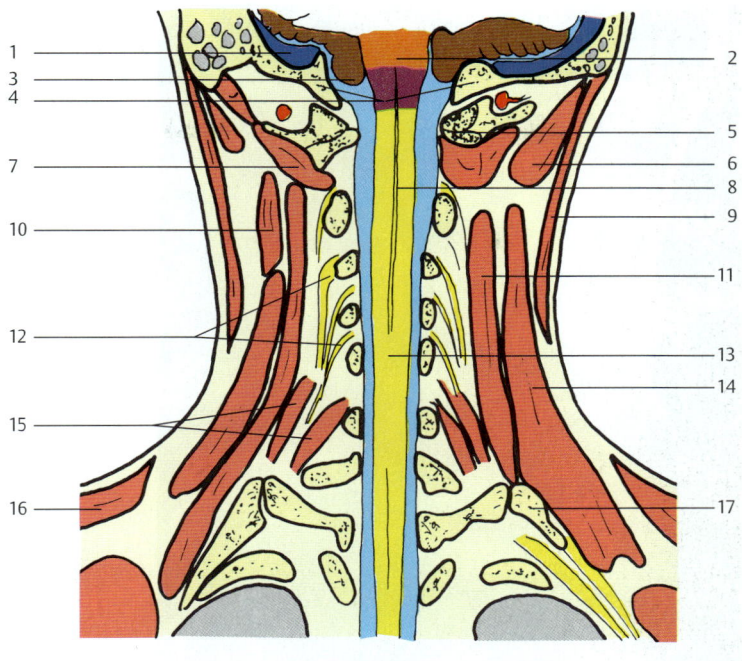

1 Sinus sigmoideus
2 Medulla oblongata
3 Processus mastoideus
4 Foramen magnum
5 Atlas
6 M. splenius cervicis
7 M. obliquus inferior
8 Fissura mediana (Canalis centralis)
9 M. sternocleidomastoideus

10 M. longissimus capitis
11 M. semispinalis cervicis
12 Plexus cervicalis
13 Myelon
14 M. levator scapulae
15 Mm. multifidi
16 M. trapezius
17 Erste Rippe

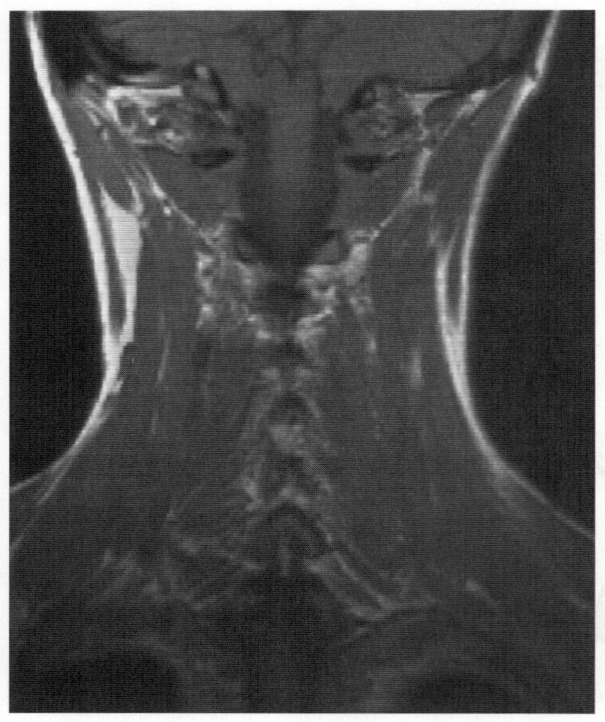

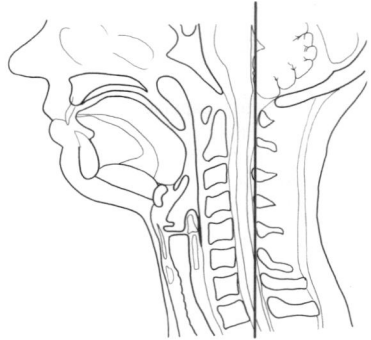

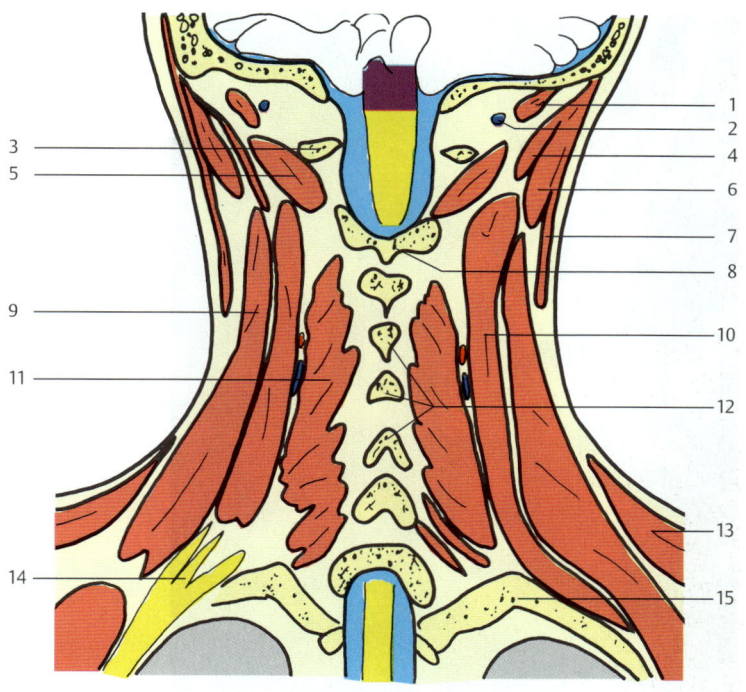

1 M. obliquus capitis superior
2 V. cervicalis profunda
3 Processus transversus
  (Halswirbelkörper 1)
4 M. longissimus capitis
5 M. obliquus inferior
6 M. splenius capitis
7 M. sternocleidomastoideus
8 Processus spinosus axis

9 M. levator scapulae
10 M. semispinalis
11 Mm. multifidi
12 Dornfortsätze
   (Halswirbelkörper 4-6)
13 M. trapezius
14 Plexus cervicalis
15 Rippe

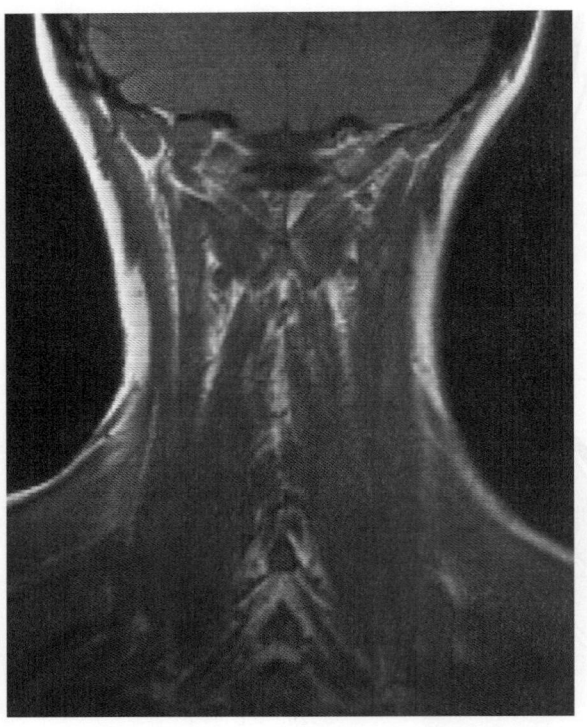

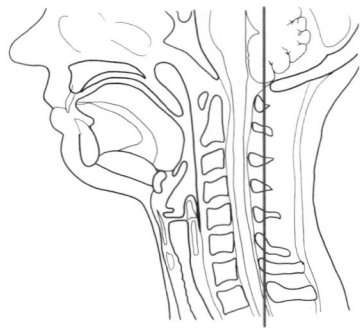

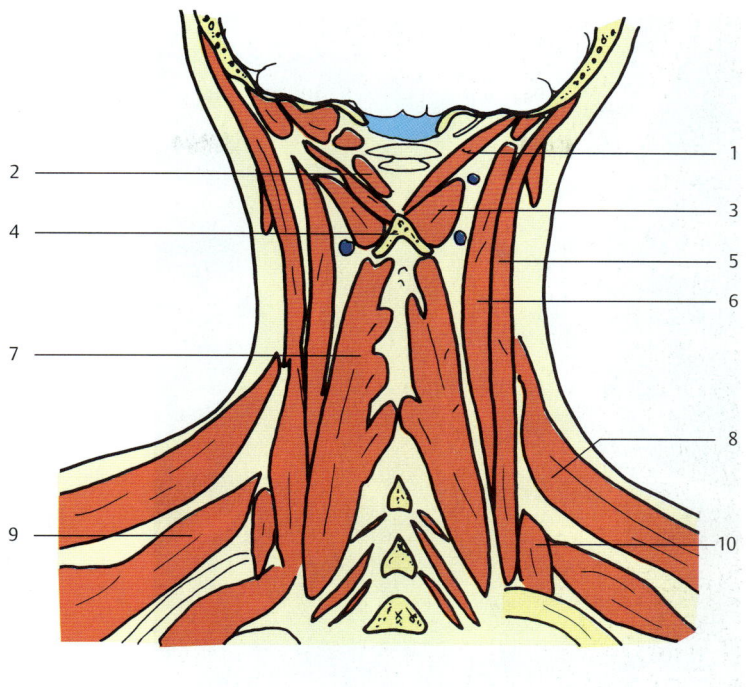

1 M. rectus capitis posterior major
2 M. rectus capitis posterior minor
3 M. obliquus capitis inferior
4 Processus spinosus axis
5 M. splenius capitis

6 M. semispinalis capitis
7 Mm. multifidi
8 M. trapezius
9 M. levator scapulae
10 M. rhomboideus

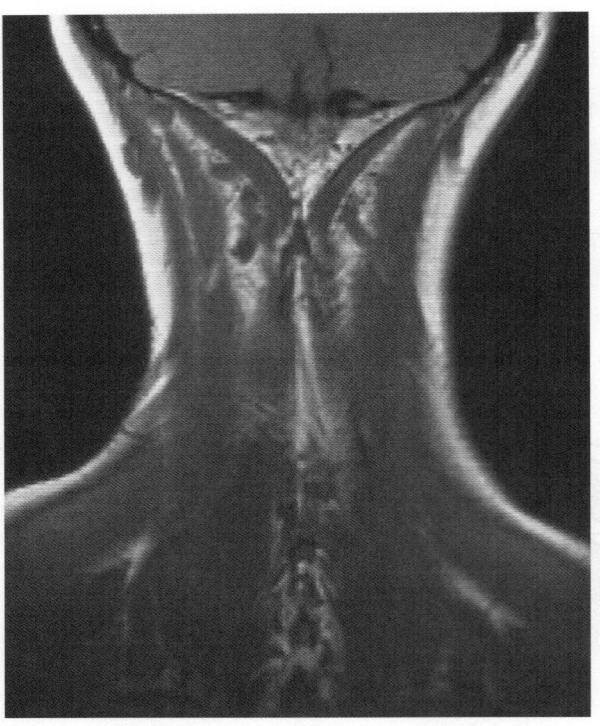

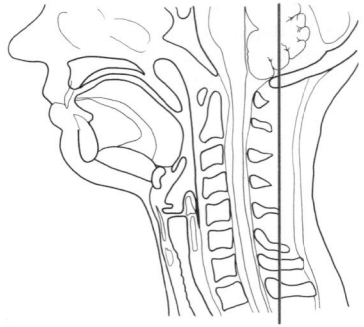

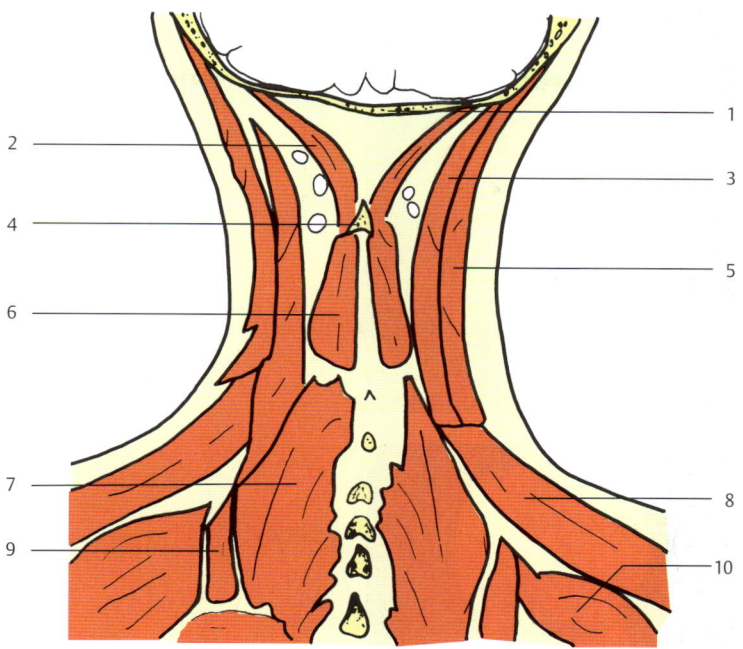

1 Os occipitale
2 M. rectus capitis posterior major
3 M. semispinalis capitis
4 Processus spinosus axis
5 M. splenius capitis

6 M. semispinalis cervicis
7 Mm. multifidi
8 M. trapezius
9 M. rhomboideus
10 M. levator scapulae

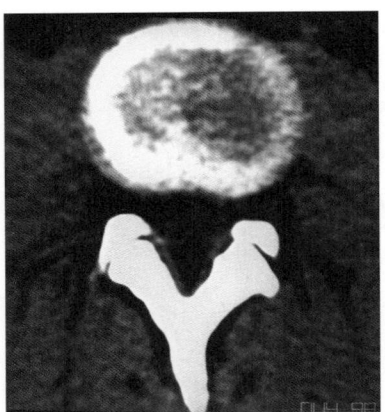

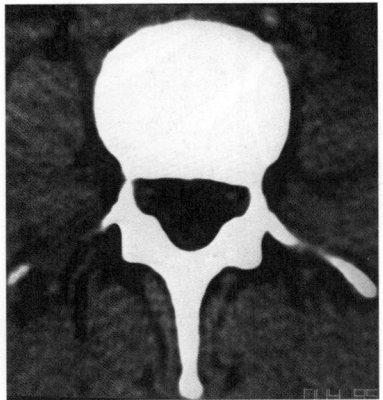

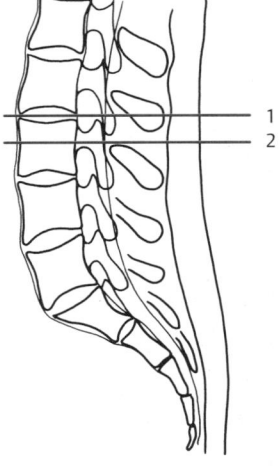

1
2

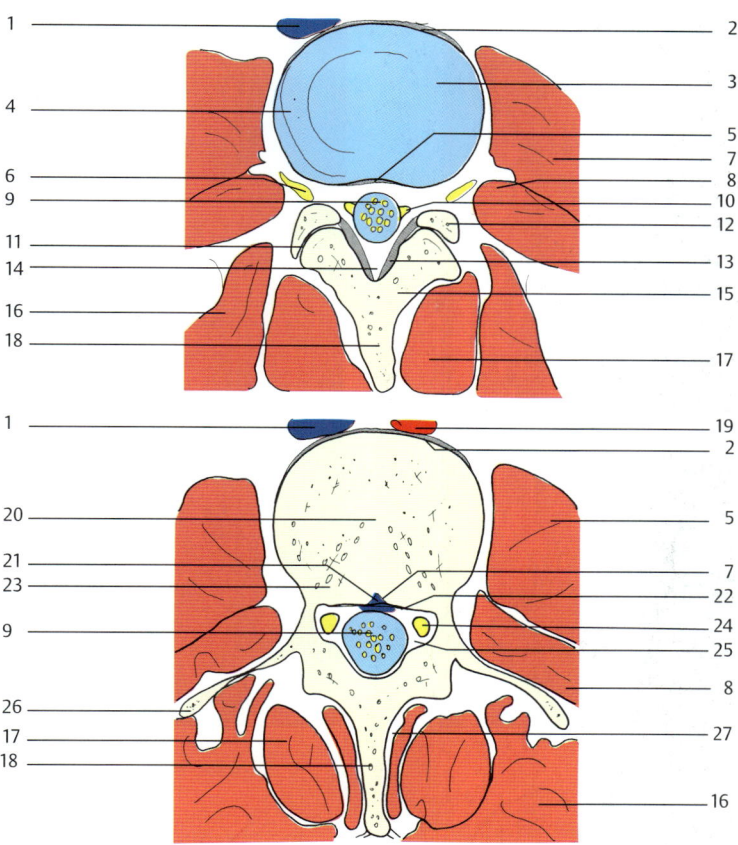

1 V. cava inferior
2 Lig. longitudinale anterius
3 Discus intervertebralis (L2/L3)
4 Anulus fibrosus
5 Lig. longitudinale posterius
6 N. spinalis (L2)
7 M. psoas
8 M. quadratus lumborum
9 Cauda equina (im Duralsack)
10 N. spinalis L3 (aus dem Duralsack
   abgehend)
11 Facettengelenk L2/L3
   (Junctura zygapophysealis)
12 Oberer Gelenkfortsatz
   (Processus articularis superior L3)
13 Ligg. flava
14 Epidurales Fett
   (retrospinales Fettdreieck)

15 Unterer Gelenkfortsatz
   (Processus articularis inferior L2)
16 M. erector spinae
17 Mm. multifidi
18 Processus spinosus
19 Aorta (Bifurkation)
20 Lendenwirbelkörper (LWK 3)
21 Vv. basivertebrales
22 Plexus venosus vertebralis
   internus
23 Pediculus arcus
24 Nervenwurzel
25 Duralsack
26 Processus transversus
   (Querfortsatz)
27 Paraspinales Fett

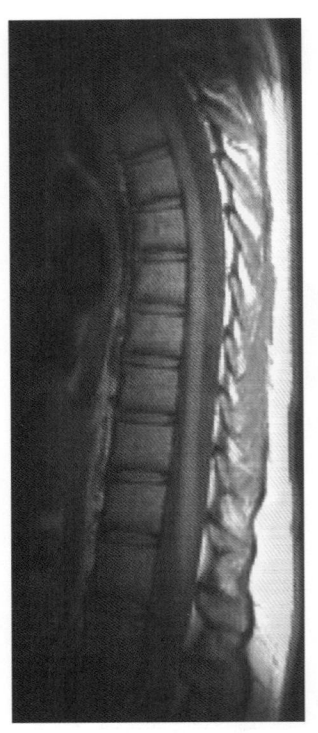
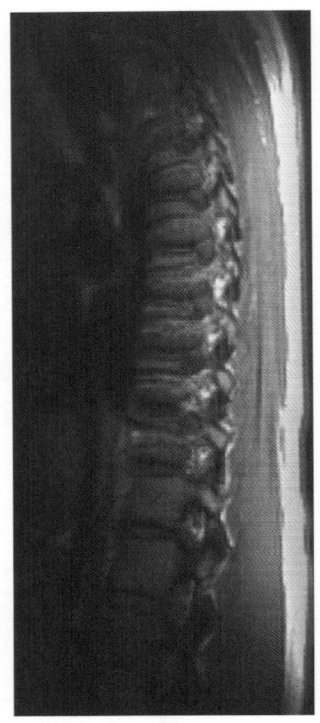
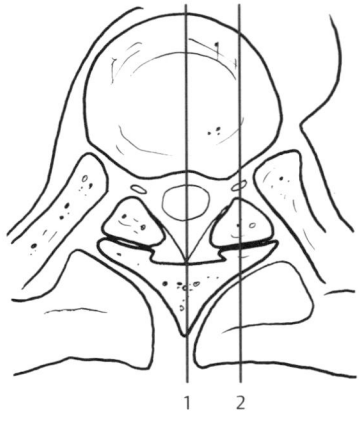

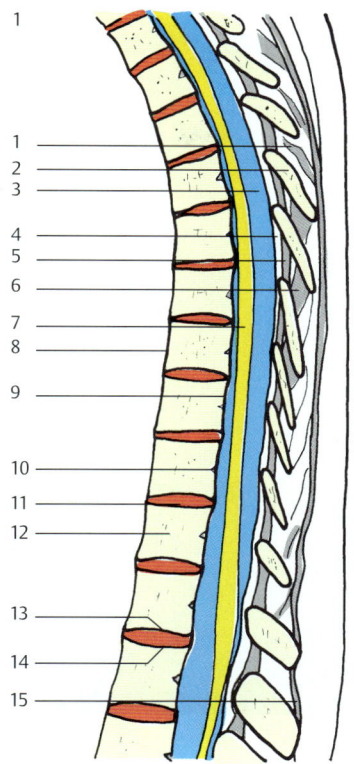

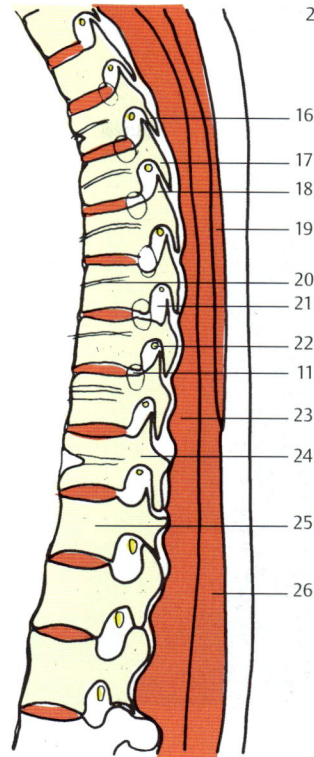

1 Ligg. supraspinalia
2 Processus spinosus
3 Liquor (postmedullärer
Thekalraum)
4 Epidurales Fett
5 Ligg. flava
6 Ligg. interspinalia
7 Myelon
8 Lig. longitudinale anterius
9 Lig. longitudinale posterius
10 Vv. basivertebrales
11 Intervertebralraum
12 Brustwirbelkörper
13 Grundplatte
14 Deckplatte
15 Fascia thoracolumbalis

16 Kleine Wirbelgelenke
(Facettengelenke,
Junctura zygapophysealis)
17 Oberer Gelenkfortsatz
(Processus articularis superior)
18 Unterer Gelenkfortsatz
(Processus articularis inferior)
19 M. trapezius
20 Thorakalgefäß
21 Neuroforamen
(Foramen intervertebrale)
22 Nervenwurzel
23 Mm. multifidi
24 Pediculus
25 Wirbelkörper
26 M. erector spinae

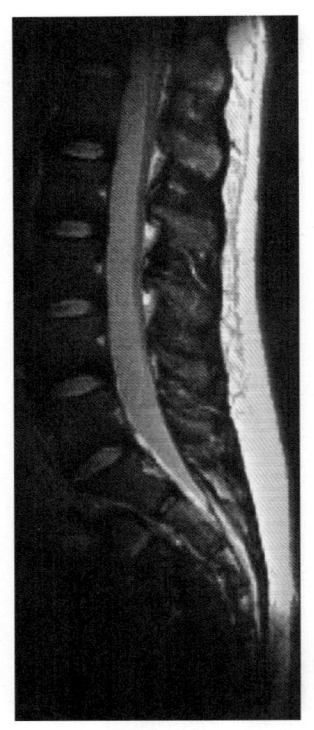
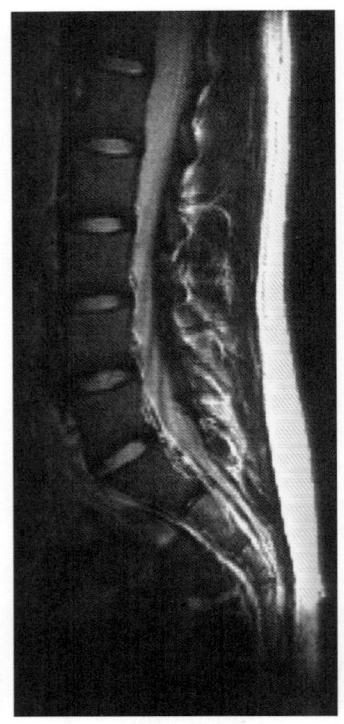

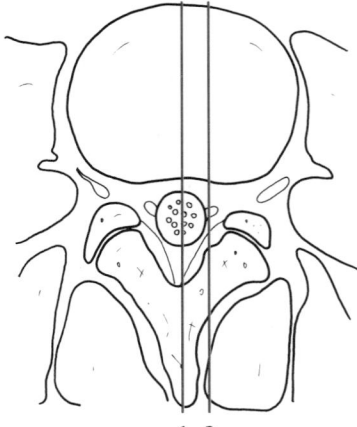

1   2

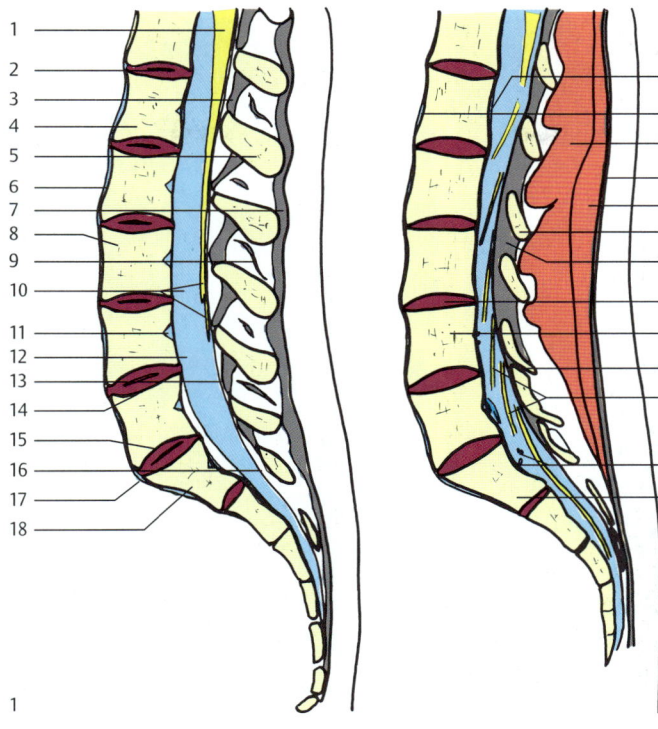

1

2

1 Conus medullaris
2 Bandscheibe (mit „intranuclear
   cleft": MR-Zeichen der adulten
   Bandscheibe)
3 Ligg. flava
4 Lig. longitudinale posterius
5 Processus spinosus (L1)
6 Lig. longitudinale anterius
7 Ligg. supraspinalia
8 Lendenwirbelkörper (LWK3)
9 Ligg. interspinalia
   (mit Bursa interspinalis)
10 Cauda equina
11 Vv. basivertebrales
12 Thekalraum
13 Dura

14 Deckplatte
15 Grundplatte
16 Epidurales Fettgewebe
17 Promontorium
18 Os sacrale 1
19 Mm. multifidi
20 Fascia lumbosacralis
21 M. erector spinae
22 Arcus vertebrae
23 Lendenwirbelkörper (LWK4)
24 Facettengelenk
   (Junctura zygapophysealis)
25 Nervenwurzeln
26 Plexus venosus vertebralis
   internus

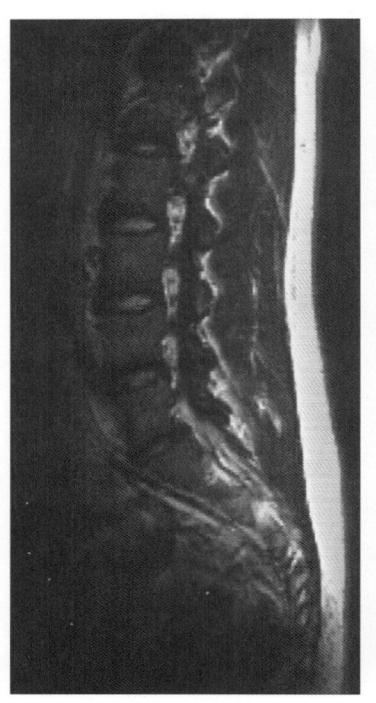
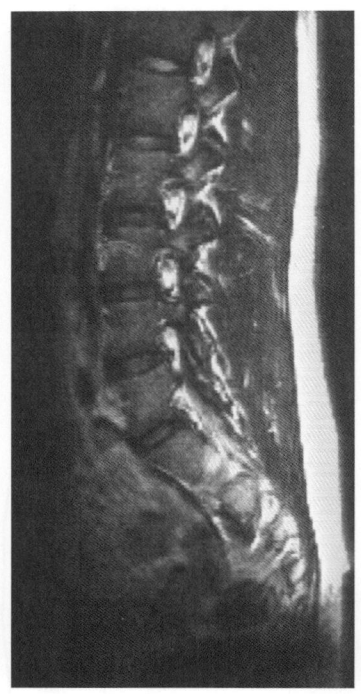

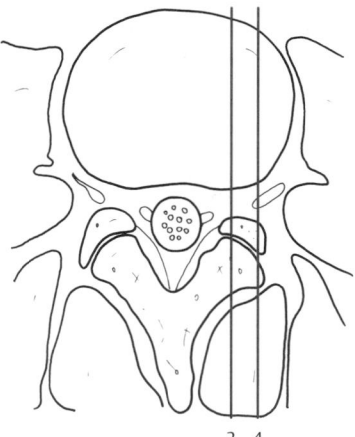

3 4

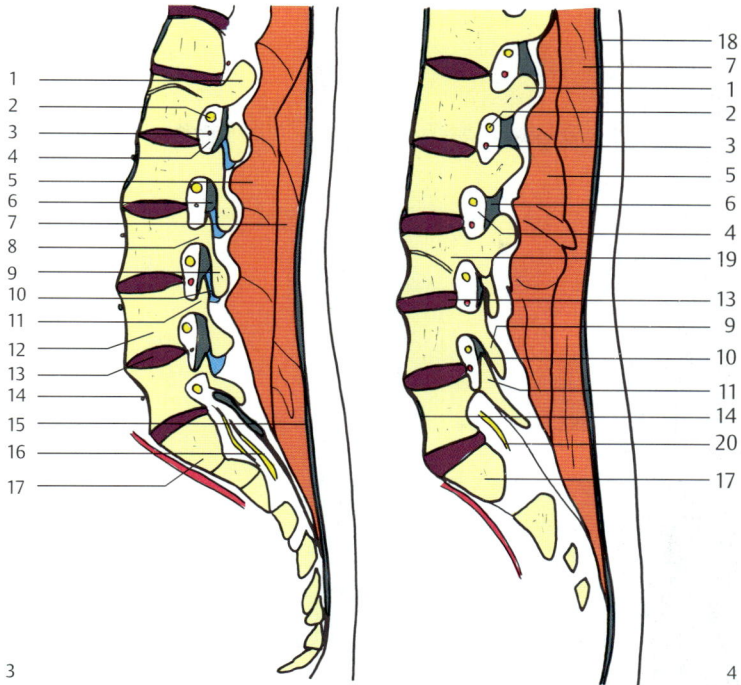

3   4

1 Processus mamillaris
2 N. spinalis L1
3 Spinaler Ast der Segmentarterie
4 Neuroforamen
5 M. multifidus
6 Lig. flavum
7 M. erector spinae
8 Pediculus arcus (L3)
9 Unterer Gelenkfortsatz
  (Processus articularis inferior)
10 Facettengelenk
  (Junctura zygapophysealis)
11 Oberer Gelenkfortsatz
  (Processus articularis superior)

12 Lendenwirbelkörper (LWK 4)
13 Bandscheibe
  (Discus intervertebralis)
14 Lig. longitudinale anterius
15 Lig. lumbodorsalis
16 Sakrale Nervenwurzeln
17 Os sacrale 1
18 Fascia lumbodorsalis
  (thoracolumbalis)
19 Lendenwirbelkörper (LWK 3)
20 N. spinalis L5

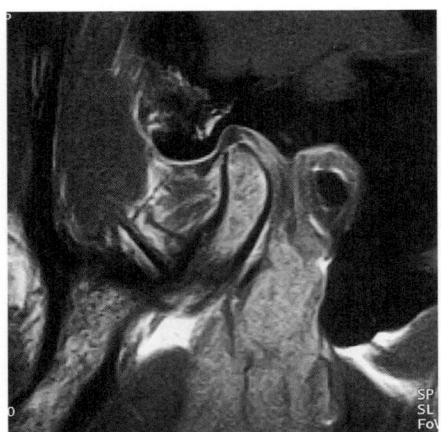

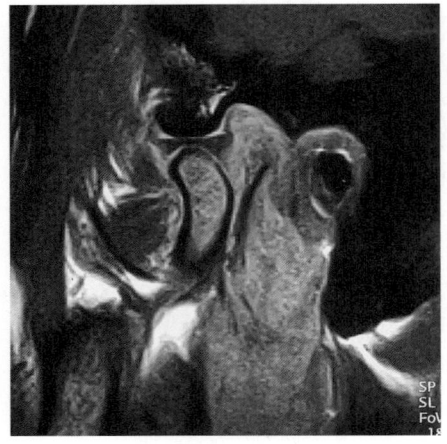

cranial

ventral [ ] dorsal

caudal

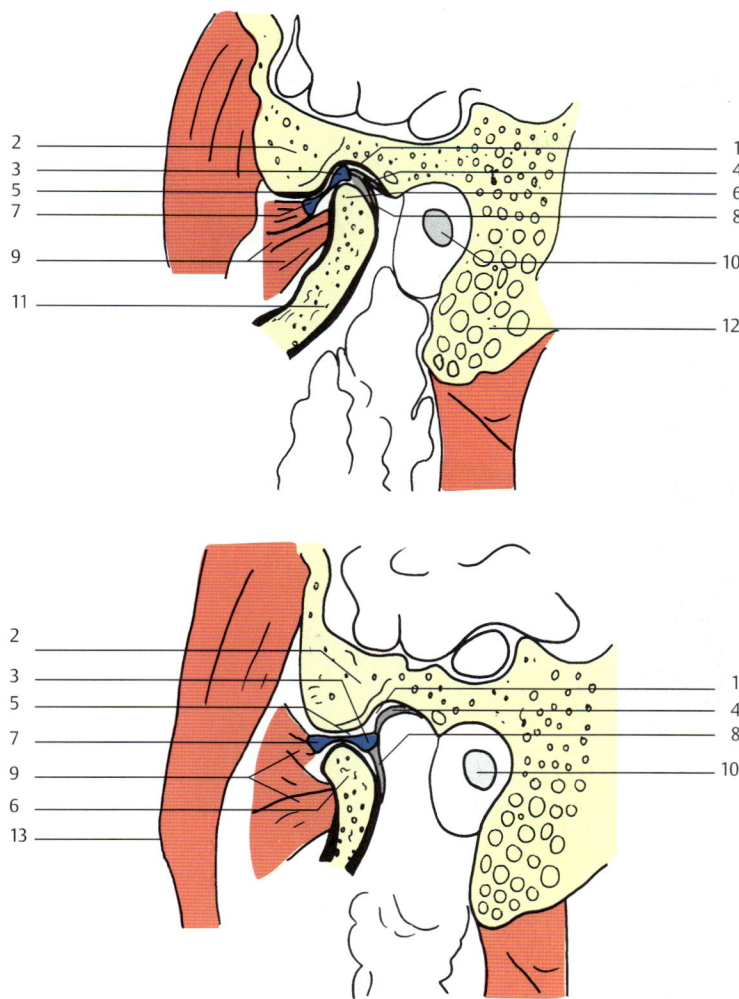

1 Fossa articularis
2 Tuberculum articulare
3 Hinteres Band (Discus articularis)
4 Obere retrodiskale Lamina
   der bilaminären Zone
5 Intermediäre Zone
   (Discus articularis)
6 Kieferköpfchen

7 Vorderes Band (Discus articularis)
8 Hintere retrodiskale Lamina der
   bilaminären Zone
9 M. pterygoideus lateralis
10 Meatus acusticus externus
11 Collum mandibulae
12 Mastoid
13 M. temporalis

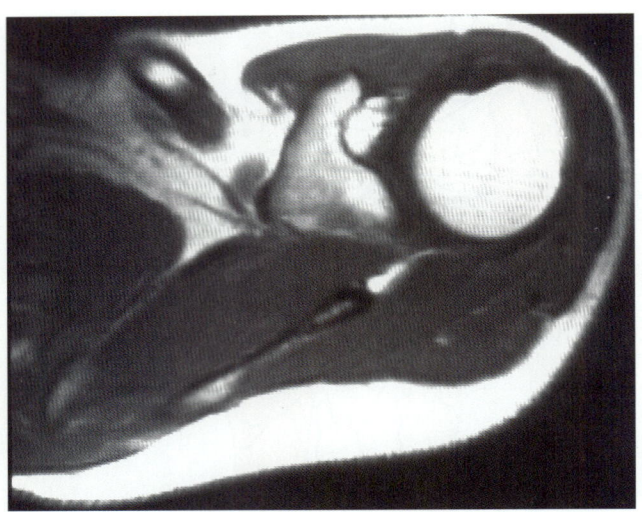

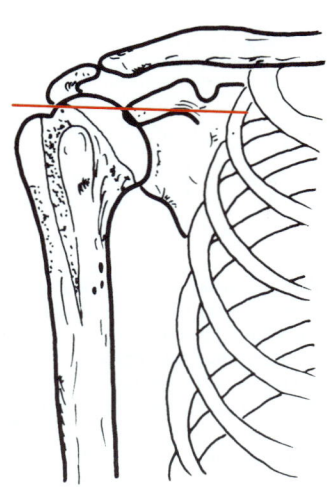

ventral

medial   lateral

dorsal

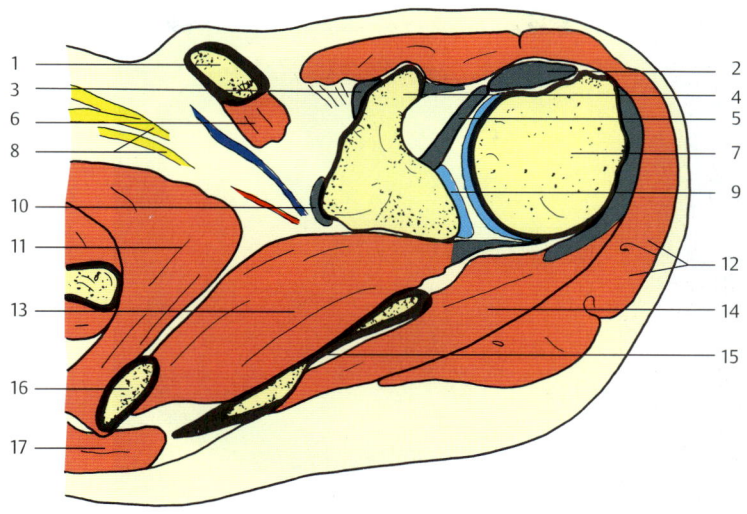

1 Clavicula
2 M. supraspinatus (Sehne)
3 M. pectoralis minor (Sehne)
4 Processus coracoideus
5 M. biceps (Caput longum, Sehne)
6 M. subclavius
7 Caput humeri
8 Plexus brachialis
9 Gelenkpfanne

10 Lig. coracoclaviculare
11 M. serratus anterior
12 M. deltoideus
13 M. supraspinatus
14 M. infraspinatus
15 Spina scapulae
16 Rippe
17 M. trapezius

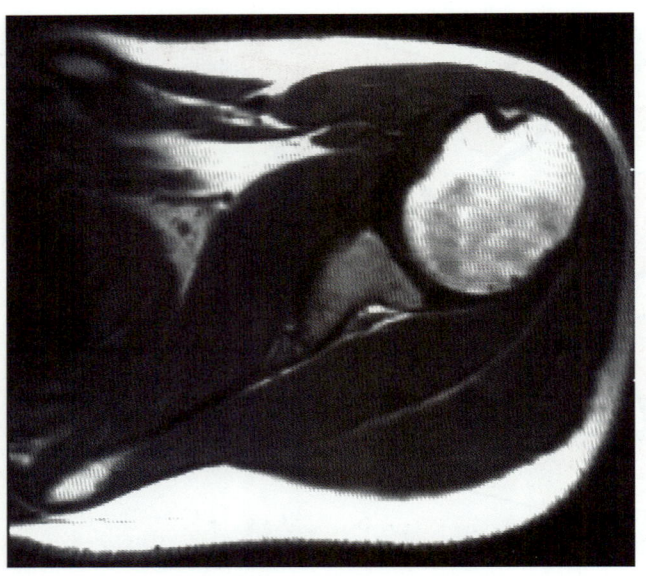

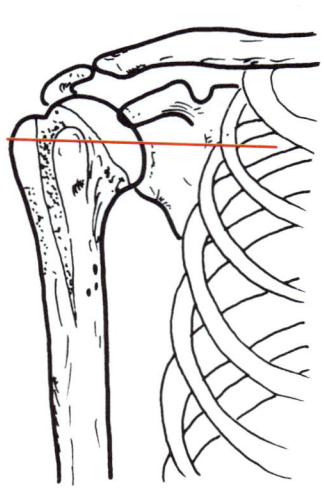

ventral

medial ☐ lateral

dorsal

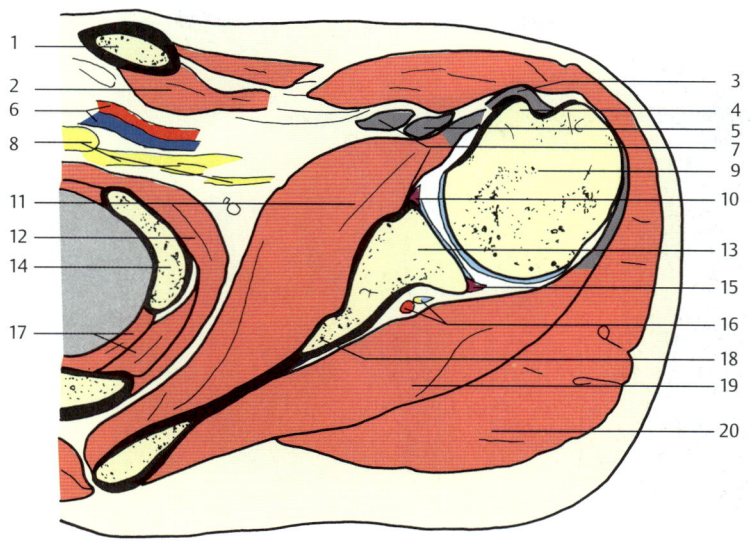

1 Clavicula
2 M. subclavius
3 M. biceps brachii
  (Caput longum, Sehne)
4 Tuberculum minus
5 M. biceps brachii (Caput breve)
6 A. und V. axillaris
7 M. coracobrachialis
8 Plexus brachialis
9 Caput humeri
10 Labrum glenoidale anterius

11 M. subscapularis
12 M. serratus anterior
13 Gelenkpfanne
14 Rippe
15 Labrum glenoidale posterius
16 A., V. und N. suprascapularis
17 Mm. intercostales
18 Scapula
19 M. teres minor
20 M. deltoideus

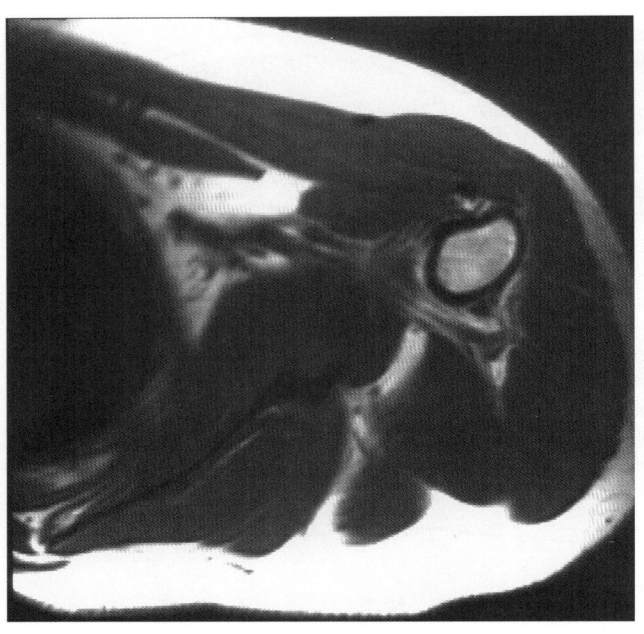

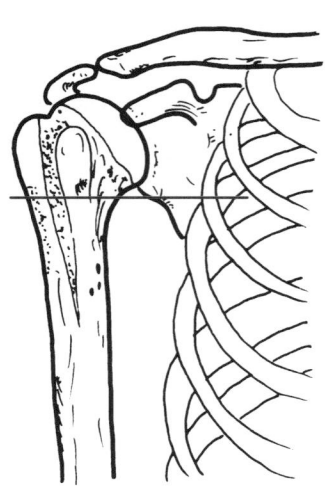

ventral

medial ▢ lateral

dorsal

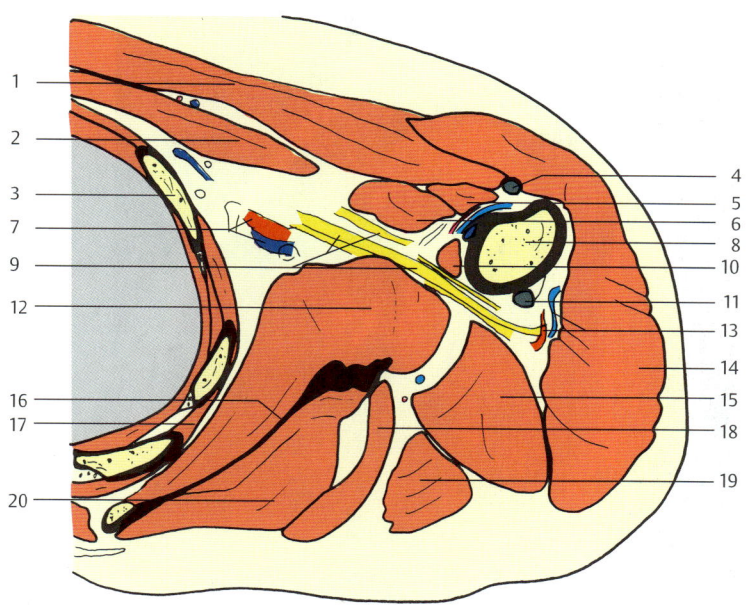

1 M. pectoralis major
2 M. pectoralis minor
3 Rippe
4 M. biceps brachii (Caput longum)
5 M. biceps brachii (Caput breve)
6 M. coracobrachialis
7 A. und V. axillaris
8 Humerus
9 Plexus brachialis
10 M. subscapularis
11 M. triceps brachii (Caput laterale)

12 M. subscapularis
13 A. und V. circumflexa
   humeri posterior
14 M. deltoideus
15 M. triceps brachii (Caput longum)
16 Scapula
17 M. serratus anterior
18 M. teres major
19 M. latissimus dorsi
20 M. infraspinatus

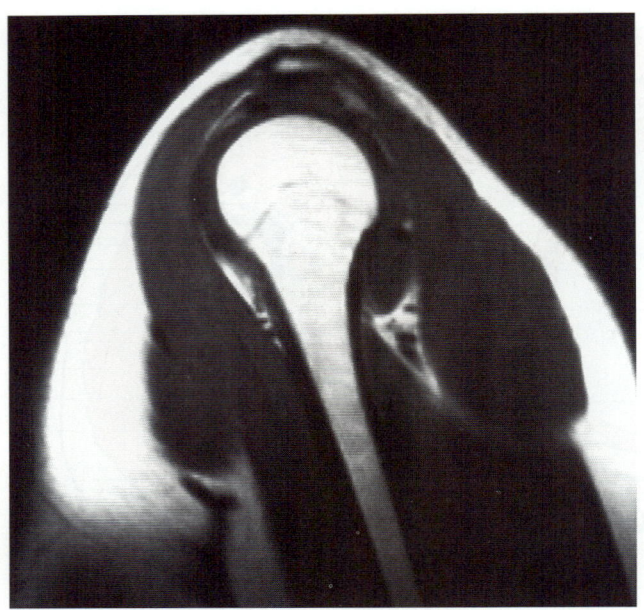

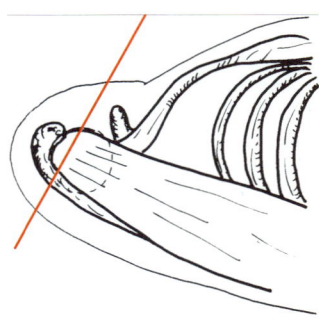

proximal

ventral ⬜ dorsal

distal

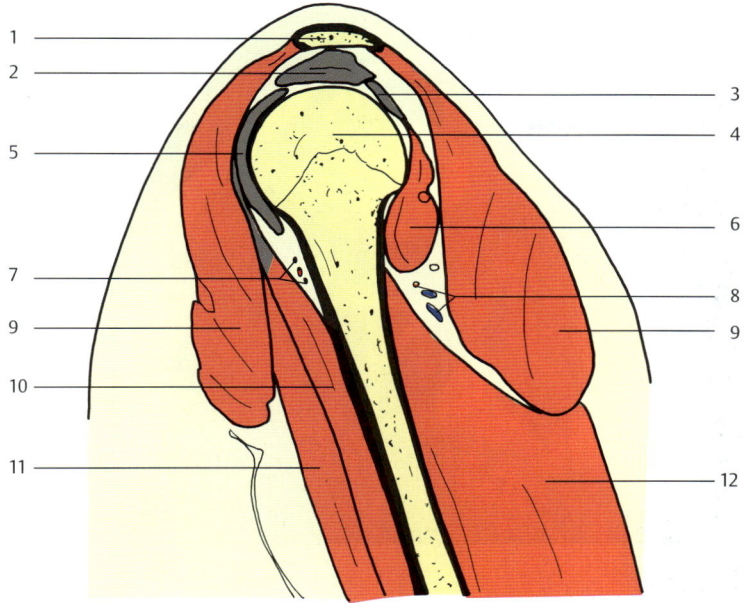

1 Acromion
2 M. supraspinatus (Sehne)
3 M. infraspinatus (Sehne)
4 Caput humeri
5 M. biceps brachii
  (Caput longum, Sehne)
6 M. teres minor

7 A. und V. circumflexa
  humeri anterior
8 A. und V. circumflexa
  humeri posterior
9 M. deltoideus
10 M. coracobrachialis
11 M. biceps brachii (Caput breve)
12 M. triceps

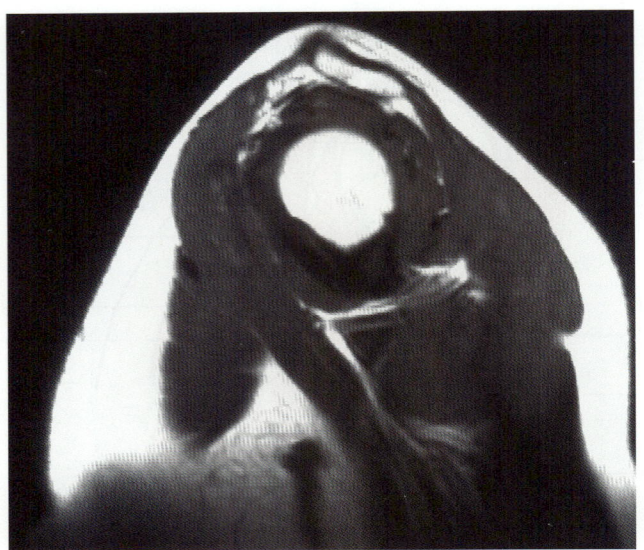

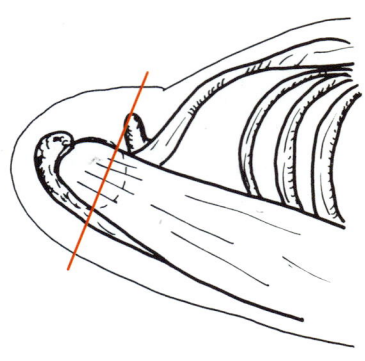

proximal

ventral ☐ dorsal

distal

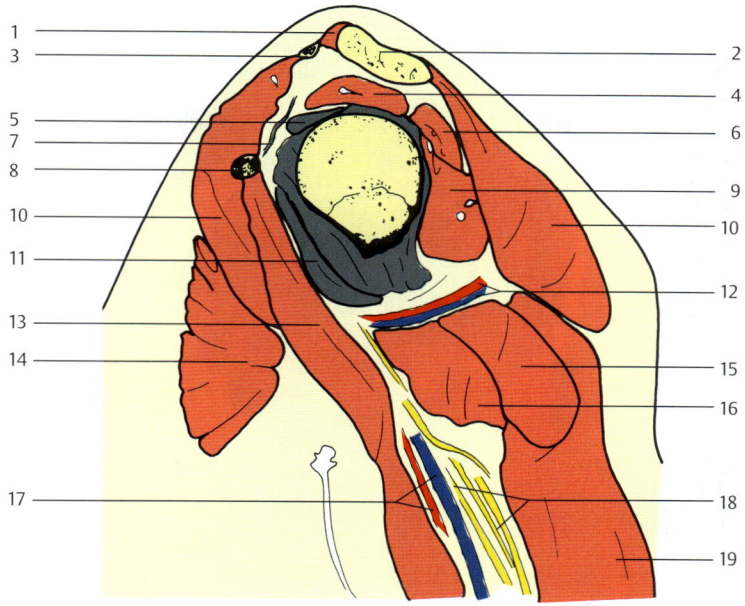

1 M. trapezius
2 Scapula
3 Clavicula
4 M. supraspinatus
5 M. biceps brachii
   (Caput longum, Sehne)
6 M. infraspinatus
7 Lig. coraco-acromiale
8 Processus coracoideus
9 M. teres minor
10 M. deltoideus

11 M. subscapularis
12 A. und V. circumflexa
   humeri posterior
13 M. coracobrachialis
14 M. pectoralis major
15 M. teres major
16 M. latissimus dorsi
17 A. und V. brachialis
18 Plexus brachialis
19 M. triceps brachii

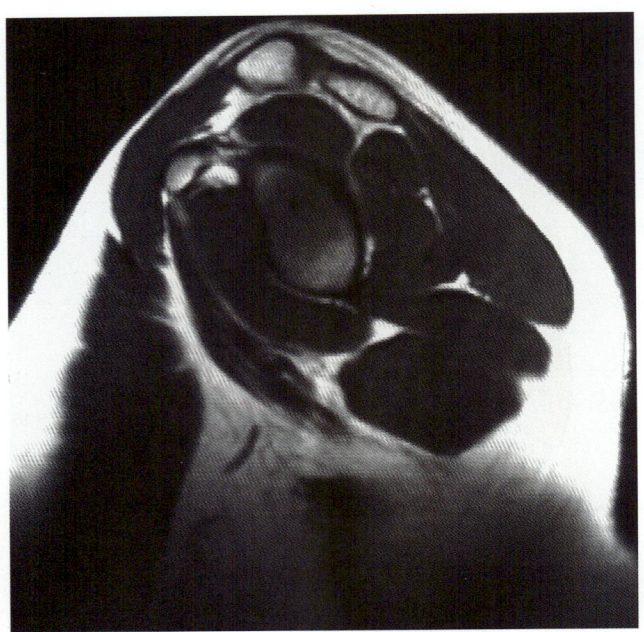

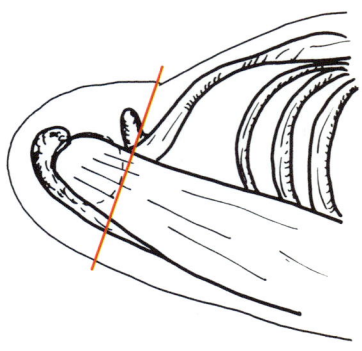

proximal

ventral ☐ dorsal

distal

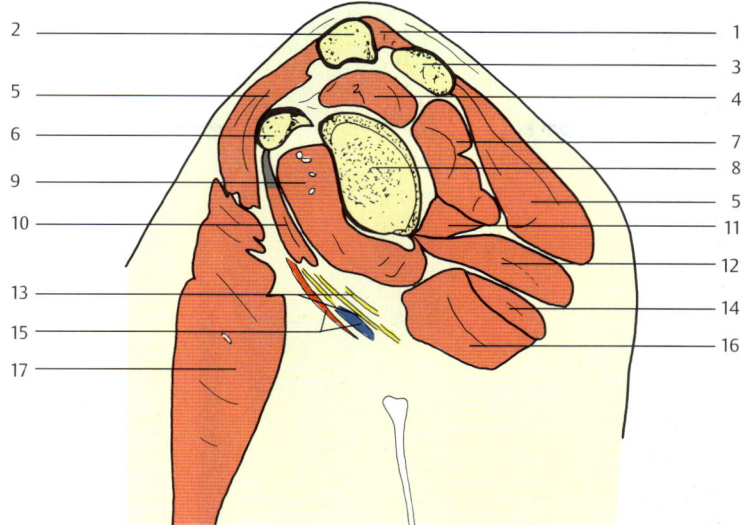

1 M. trapezius
2 Clavicula
3 Spina scapulae
4 M. supraspinatus
5 M. deltoideus
6 Processus coracoideus
7 M. infraspinatus
8 Cavitas glenoidalis (Gelenkpfanne)
9 M. subscapularis

10 M. coracobrachialis
11 M. teres minor
12 M. triceps brachii
13 Plexus brachialis
14 M. teres major
15 A. und V. axillaris
16 M. latissimus dorsi
17 M. pectoralis major

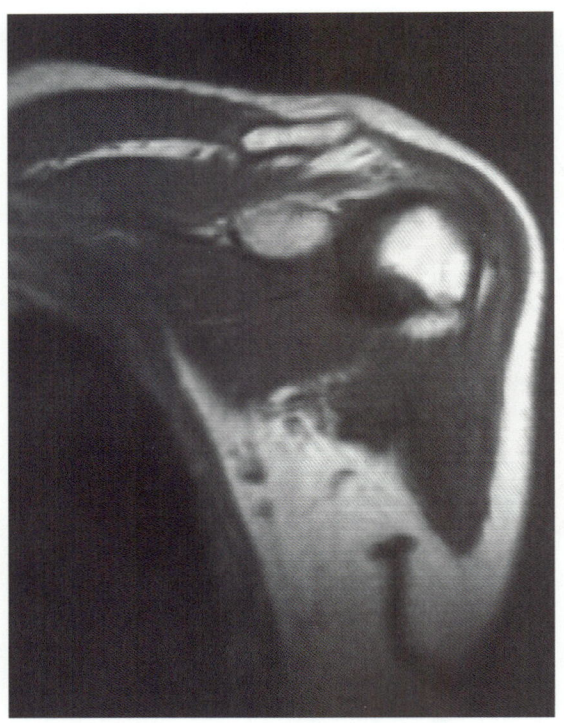

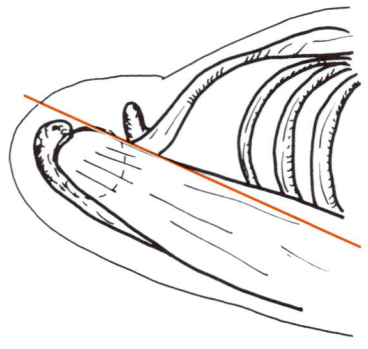

proximal

medial   lateral

distal

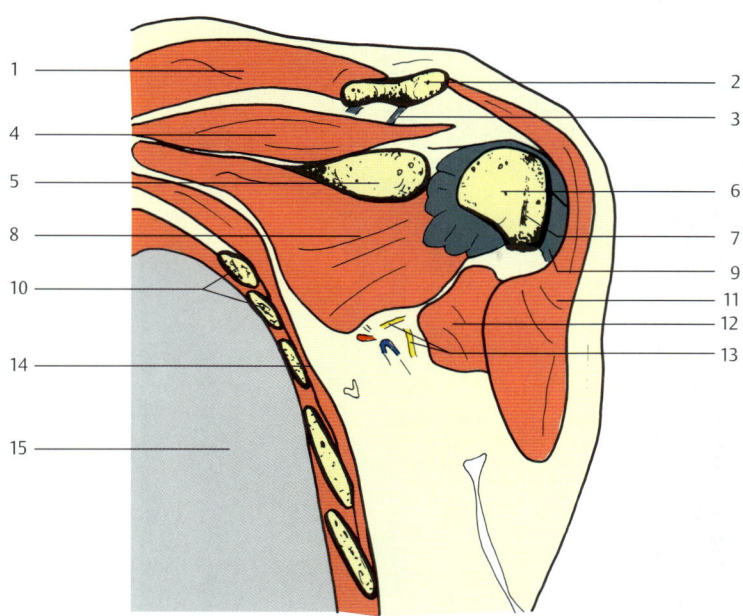

1 M. trapezius
2 Clavicula
3 Lig. coracoclaviculare
4 M. supraspinatus
5 Processus coracoideus
6 Caput humeri
7 Canalis bicipitis
8 M. subscapularis

9 Capsula articularis
10 Rippe
11 M. deltoideus
12 M. coracobrachialis
13 Plexus brachialis
14 M. serratus anterior
15 Lunge

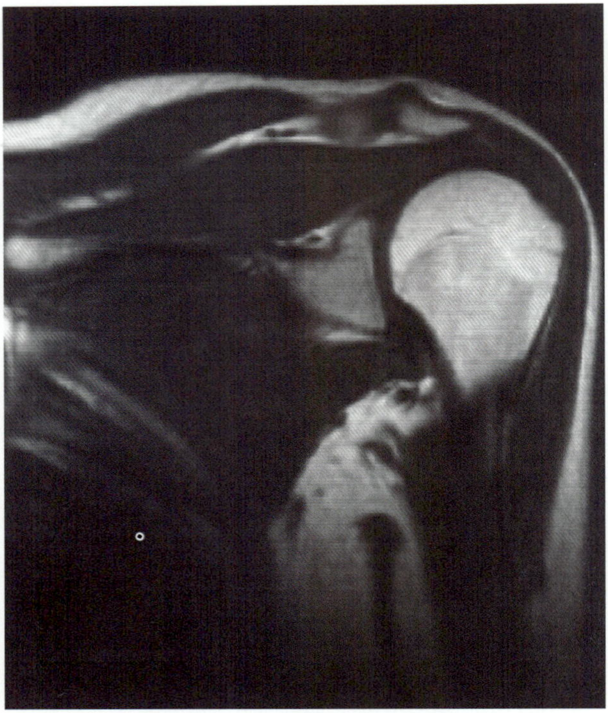

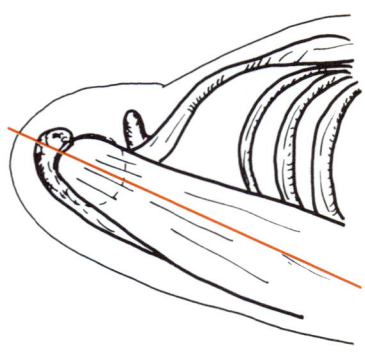

proximal

medial ☐ lateral

distal

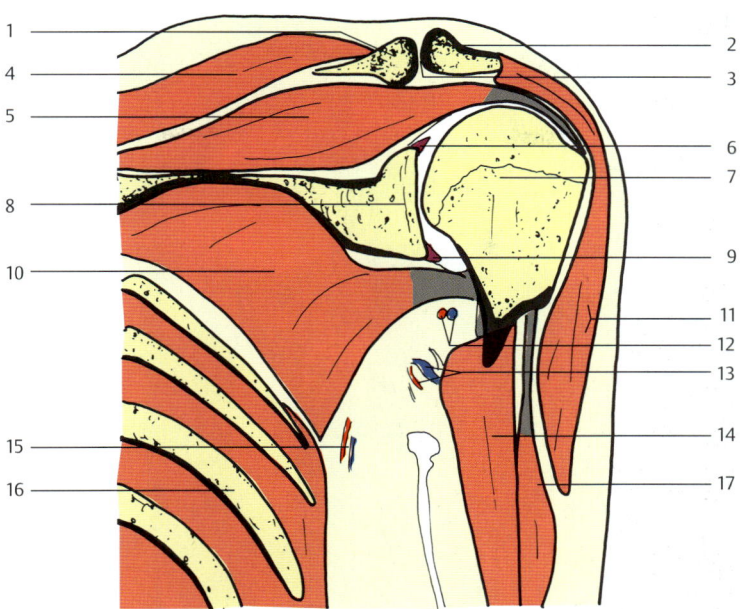

1 Clavicula
2 Acromion
3 Akromioklavikulargelenk
4 M. trapezius
5 M. supraspinatus (Sehne)
6 Labrum glenoidale superior
7 Caput humeri
8 Gelenkpfanne (Scapula)
9 Labrum glenoidale inferior

10 M. subscapularis
11 M. deltoideus
12 A. circumflexa humeri posterior
13 A. und V. axillaris
14 M. coracobrachialis
15 A., V. und N. subscapularis
16 Rippen
17 M. biceps brachii (Caput longum)

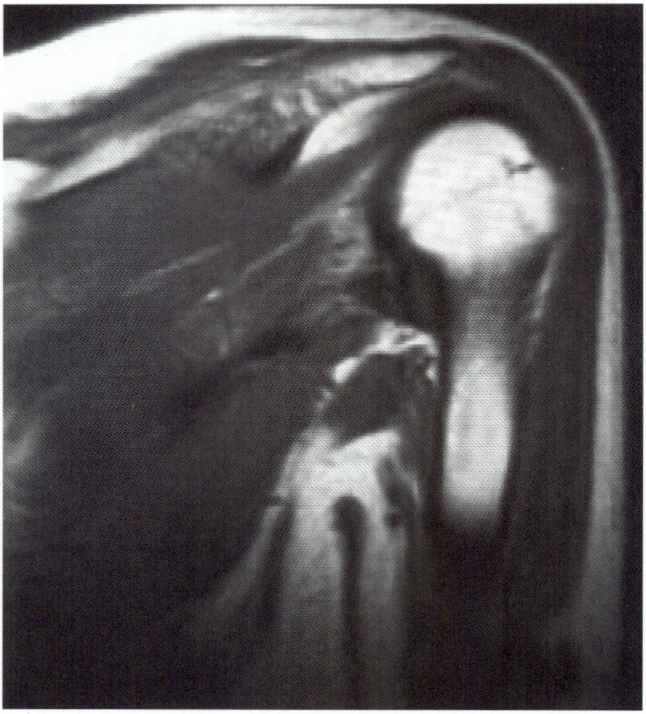

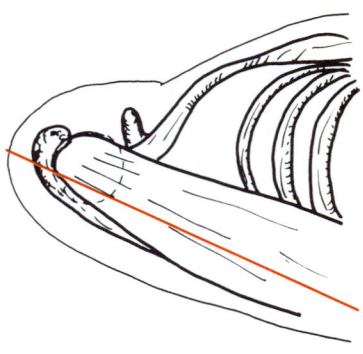

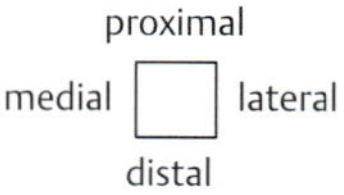

proximal

medial ☐ lateral

distal

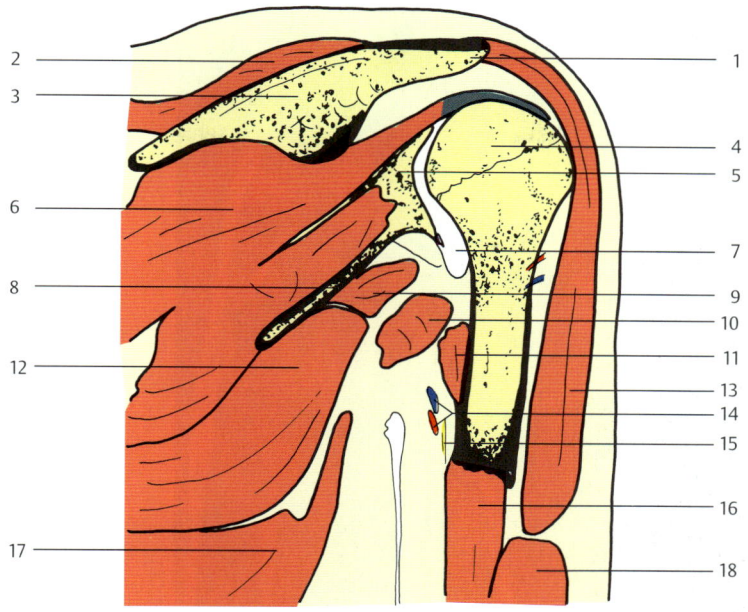

1 Acromion
2 M. trapezius
3 Spina scapulae
4 Caput humeri
5 Cavitas glenoidalis (Gelenkpfanne)
6 M. infraspinatus
7 Recessus axillaris
8 Scapula
9 M. teres minor

10 M. latissimus dorsi
11 M. triceps brachii
12 M. teres major
13 M. deltoideus
14 A. und V. brachialis
15 N. medianus
16 M. coracobrachialis
17 M. latissimus dorsi
18 M. biceps brachii

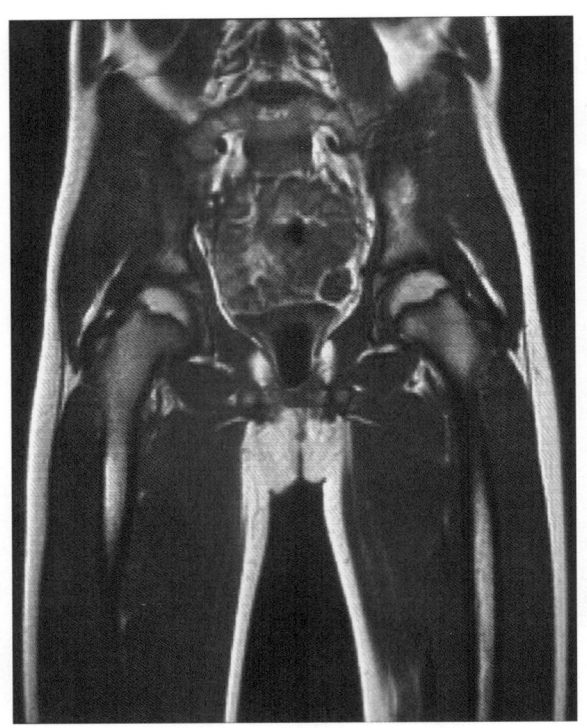

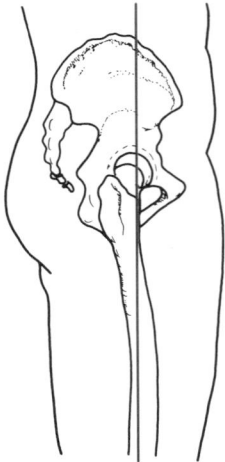

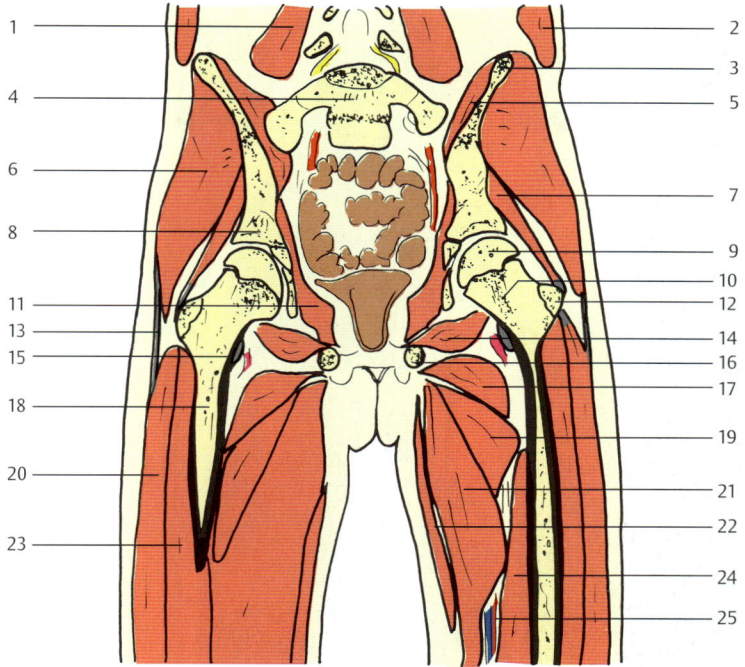

1 M. psoas
2 M. obliquus internus
3 Os ilium
4 Os sacrum
5 M. iliacus
6 M. glutaeus medius
7 M. glutaeus minimus
8 Pfannendach (Os ilium)
9 Caput femoris (Epiphyse)
10 Schenkelhals
11 M. obturatorius internus
12 Trochanter major
13 Tractus iliotibialis

14 M. obturatorius externus
15 M. iliopsoas
16 Os pubis (Ramus inferior)
17 M. adductor brevis
18 Femur
19 M. adductor longus
20 M. vastus lateralis
21 M. adductor magnus
22 M. gracilis
23 M. vastus intermedius
24 M. vastus medialis
25 A. und V. femoralis

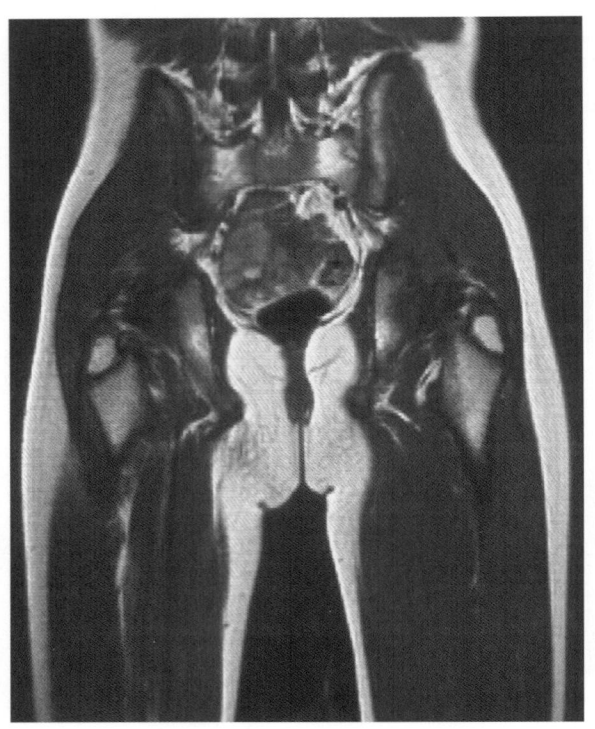

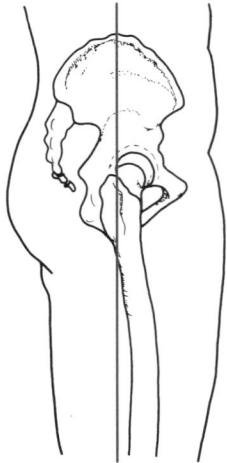

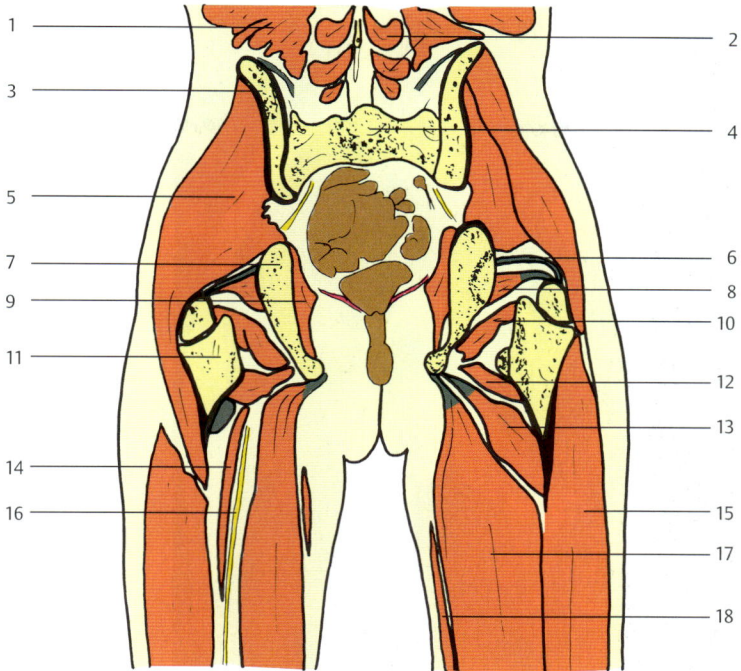

1 M. quadratus lumborum
2 Mm. multifidi
3 Os ilium
4 Os sacrum
5 M. glutaeus medius
6 Mm. gemelli (Sehne)
7 Os ischii
8 M. obturatorius externus
9 M. obturatorius internus
10 M. quadratus femoris
11 Femur
12 M. adductor brevis
13 M. adductor longus
14 M. biceps femoris
15 M. vastus lateralis
16 N. ischiadicus
17 M. adductor magnus
18 M. gracilis

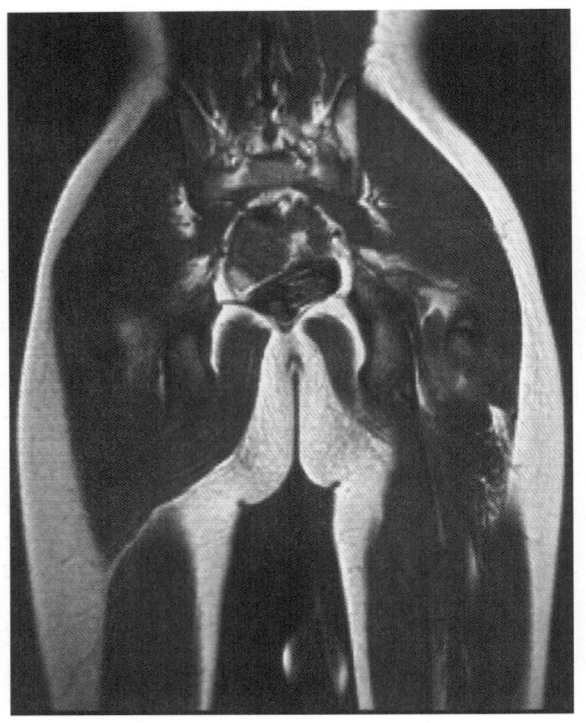

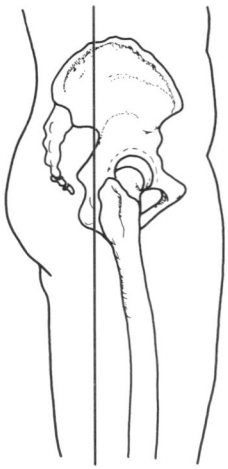

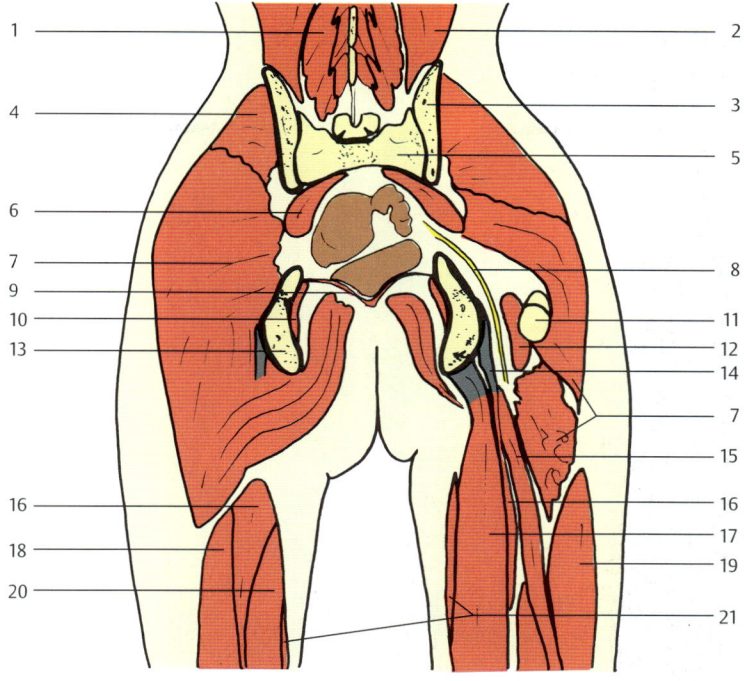

1 Mm. multifidi
2 M. quadratus lumborum
3 Os ilium
4 M. glutaeus medius
5 Os sacrum (Ala)
6 M. piriformis
7 M. glutaeus maximus
8 N. ischiadicus
9 M. levator ani
10 M. obturatorius internus
11 Trochanter major

12 M. piriformis
13 Tuber ischiadicum
14 M. semitendinosus (Sehne)
15 M. biceps femoris (Caput longum)
16 M. semitendinosus
17 M. abductor magnus
18 M. biceps femoris (Caput breve)
19 M. biceps femoris (Caput longum)
20 M. semimembranosus
21 M. gracilis

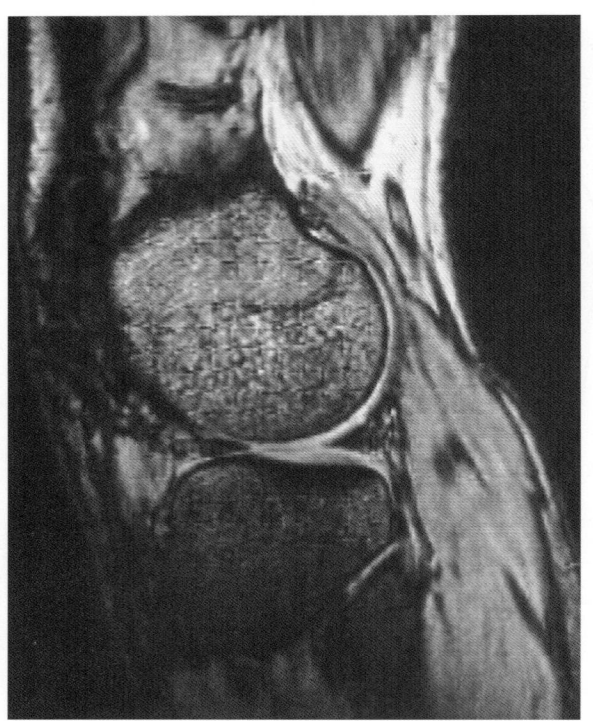

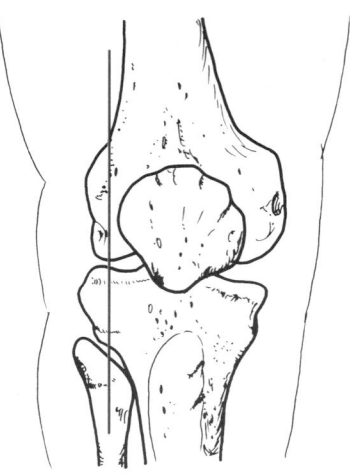

proximal

ventral ☐ dorsal

distal

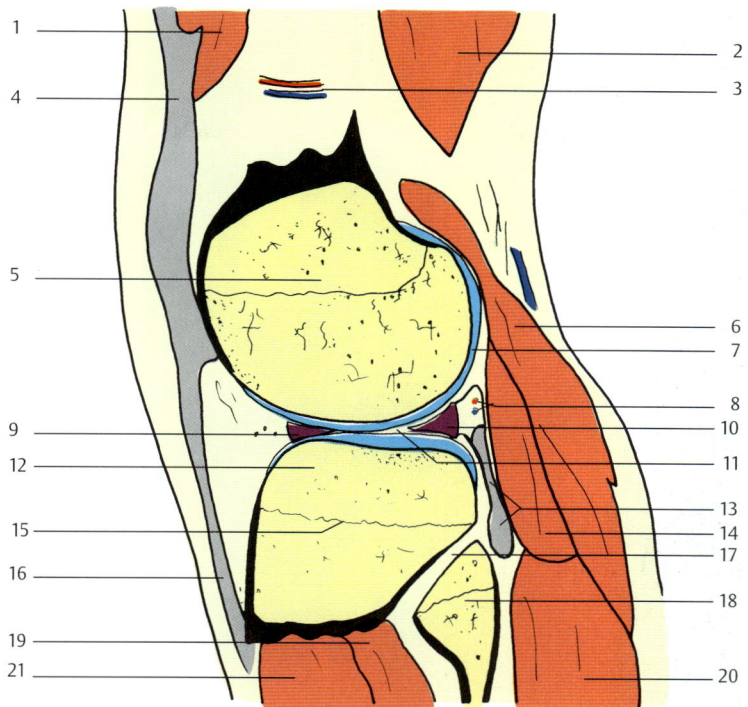

1 M. vastus lateralis
2 M. biceps femoris
3 A. genus superior lateralis
4 Retinaculum patellae laterale
5 Lateraler Femurkondylus
6 M. gastrocnemius (Caput laterale)
7 Gelenkknorpel
8 A. genus inferior lateralis
9 Außenmeniskus (Vorderhorn)
10 Außenmeniskus (Hinterhorn)
11 Kniegelenkspalt

12 Laterale Tibiakondylus
13 M. popliteus (Sehne)
14 M. plantaris
15 Epiphysenfuge
16 Lig. patellae
17 Articulatio tibiofibularis
18 Fibula
19 M. extensor digitorum longus
20 M. soleus
21 M. tibialis anterior

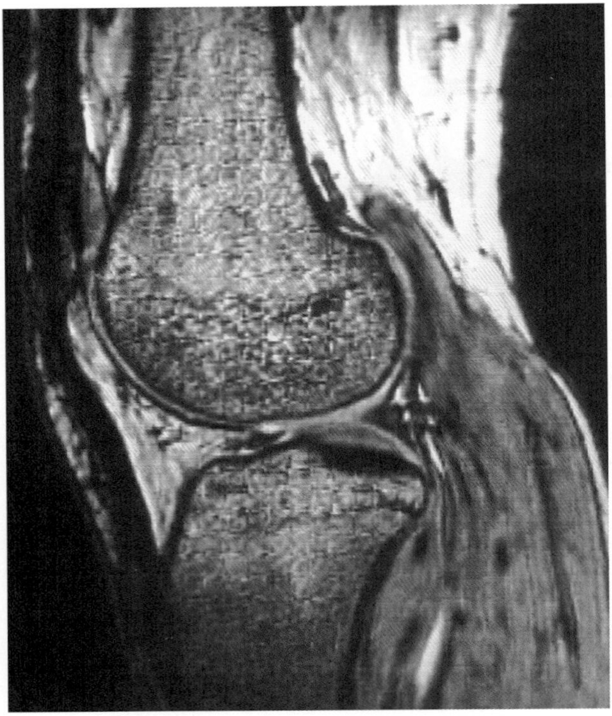

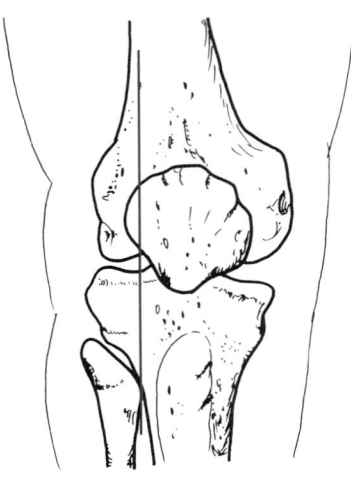

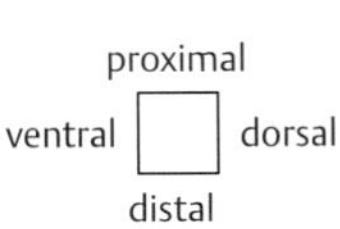

proximal

ventral ☐ dorsal

distal

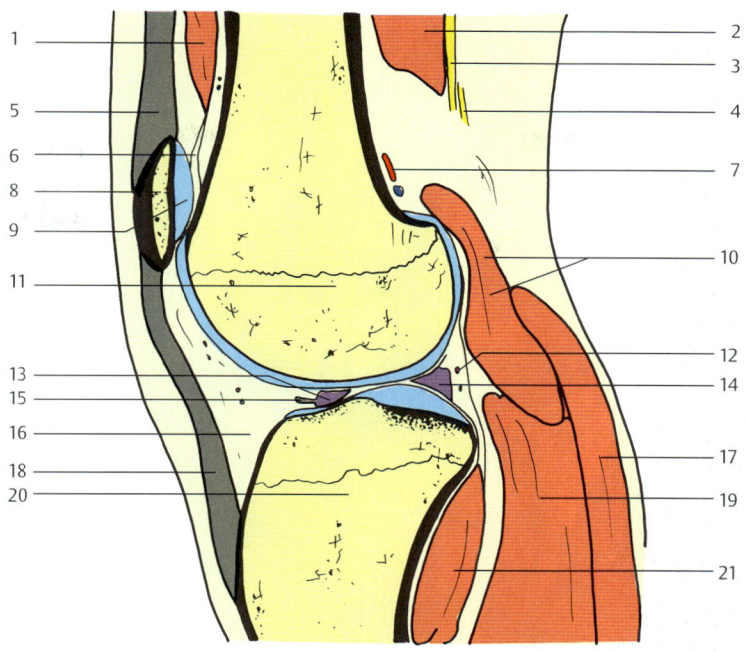

1 M. vastus intermedius
2 M. biceps femoris
3 M. peronaeus communis
4 M. tibialis
5 M. quadriceps femoris (Sehne)
6 Bursa suprapatellaris
7 A. genus superior lateralis
8 Patella
9 Retropatellarknorpel
10 M. plantaris
11 Lateraler Femurkondylus

12 A. genus inferior lateralis
13 Außenmeniskus (Vorderhorn)
14 Außenmeniskus (Hinterhorn)
15 Lig. transversum genus
16 Infrapatellarer Fettkörper (Hoffa)
17 M. gastrocnemius (Caput laterale)
18 Lig. patellae
19 M. soleus
20 Tibia
21 M. popliteus

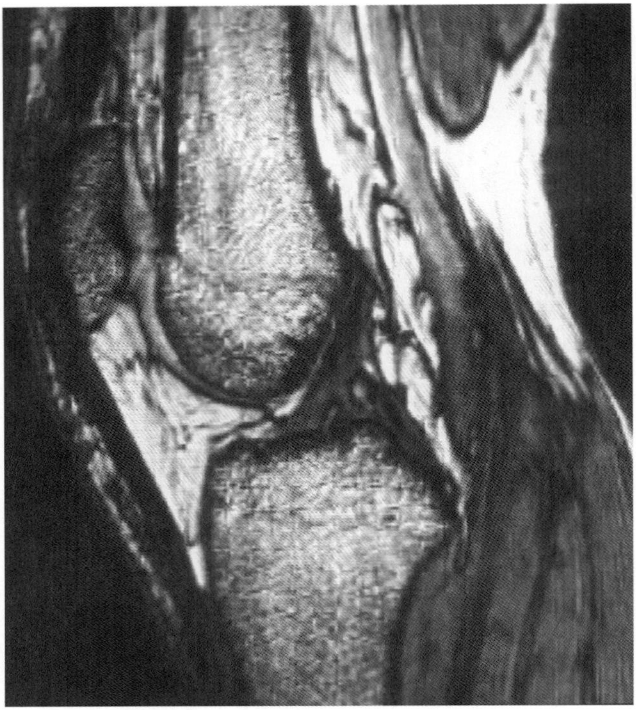

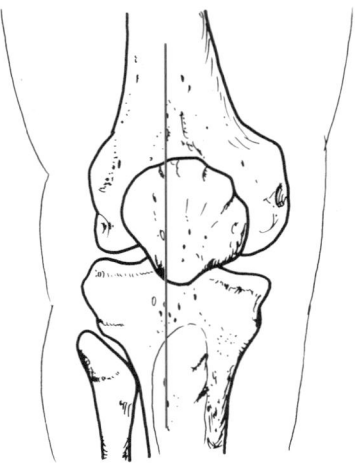

proximal

ventral ☐ dorsal

distal

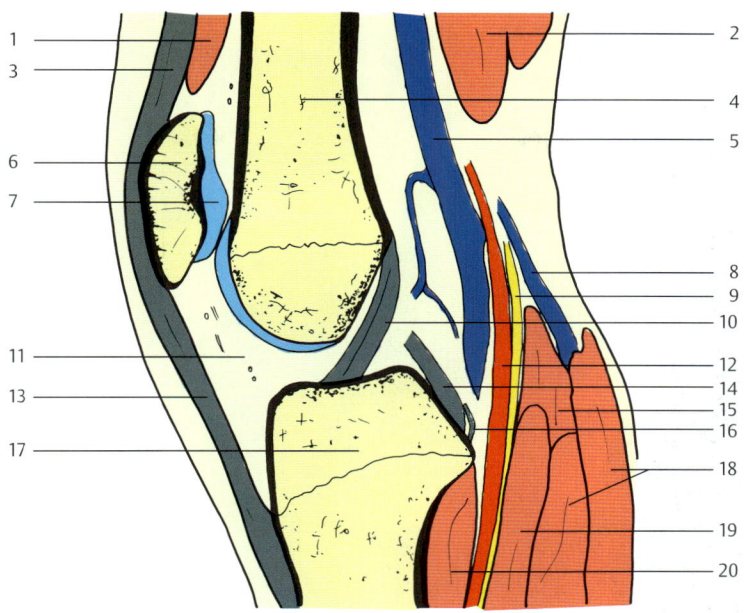

1 M. vastus medialis
2 M. semimembranosus
3 M. rectus femoris (Sehne)
4 Femur
5 V. femoralis
6 Patella
7 Retropatellarknorpel
8 V. saphena parva
9 N. tibialis
10 Vorderes Kreuzband

11 Infrapatellarer Fettkörper (Hoffa)
12 A. poplitea
13 Lig. patellae
14 Hinteres Kreuzband
15 M. gastrocnemius (Caput mediale)
16 Lig. meniscofemorale posterius
17 Tibia
18 M. gastrocnemius (Caput laterale)
19 Soleus
20 M. popliteus

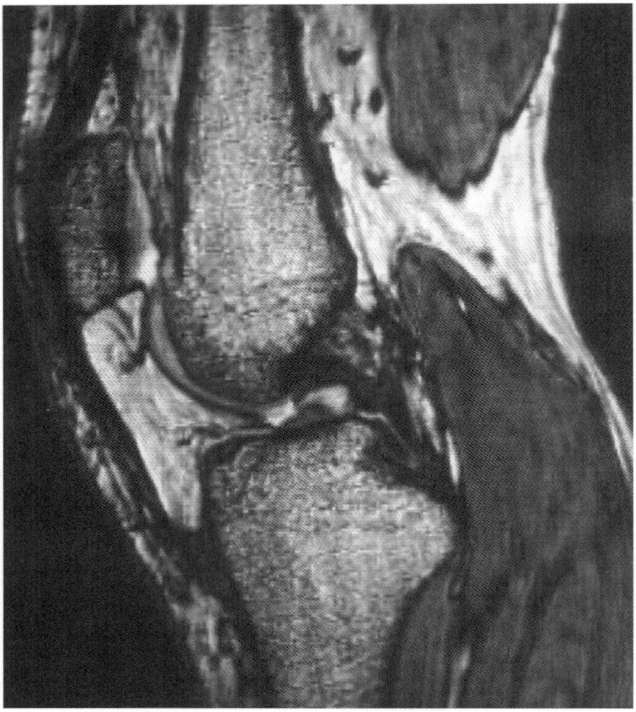

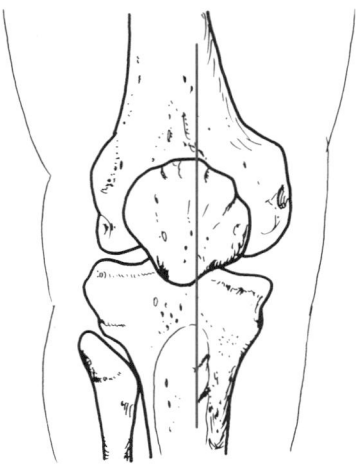

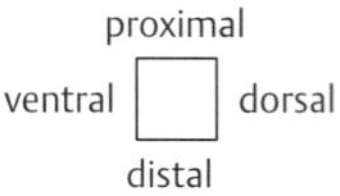

proximal
ventral ☐ dorsal
distal

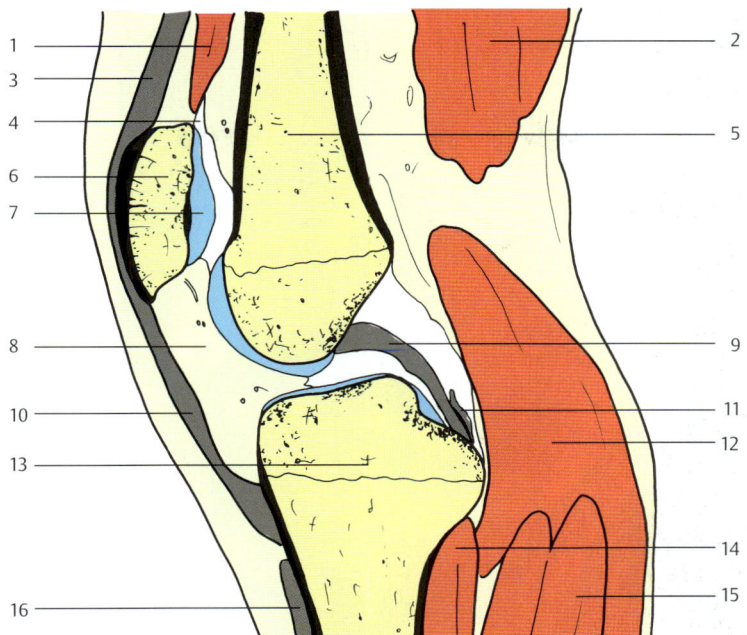

1 M. vastus medialis
2 M. semimembranosus
3 M. quadriceps femoris (Sehne)
4 Bursa suprapatellaris
5 Femur
6 Patella
7 Retropatellarknorpel
8 Infrapatellarer Fettkörper (Hoffa)

9 Hinteres Kreuzband
10 Lig. patellae
11 Lig. meniscofemorale posterius
12 M. gastrocnemius
13 Tibia
14 M. popliteus
15 M. soleus
16 M. tibialis anterior

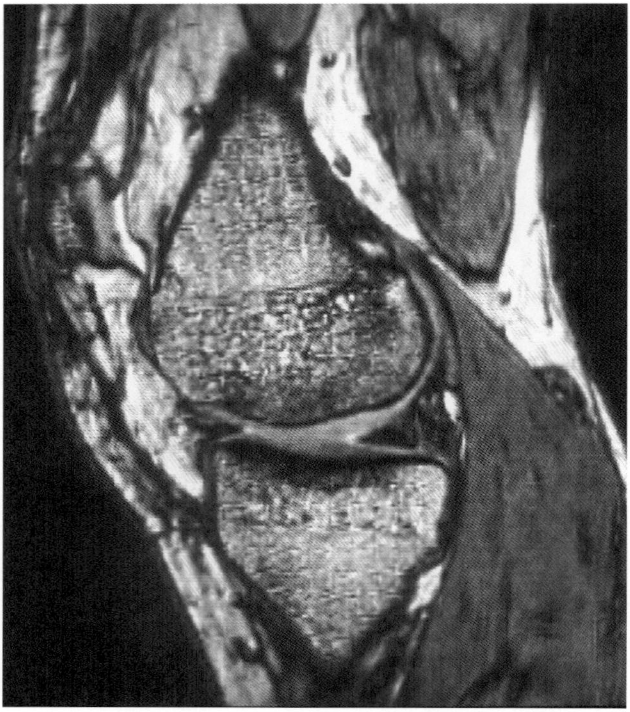

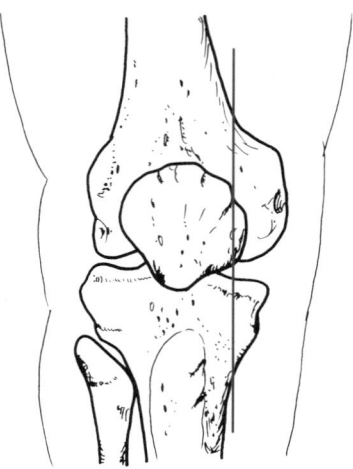

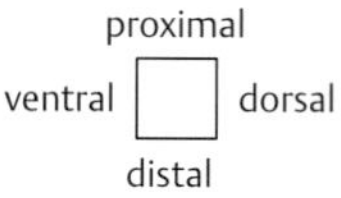

proximal

ventral ☐ dorsal

distal

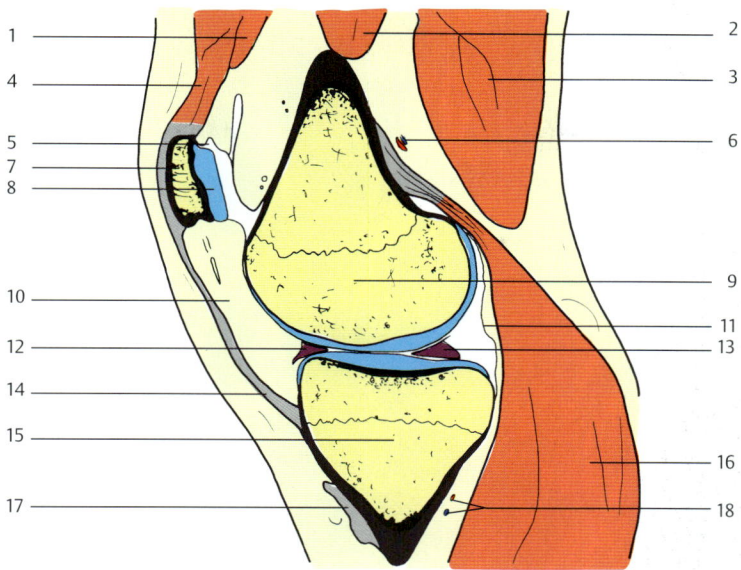

1 M. vastus medialis
2 M. sartorius
3 M. semimembranosus
4 M. quadriceps femoris
  (Quadricepssehne)
5 Bursa suprapatellaris
6 A. und V. genus superior medialis
7 Patella
8 Retropatellarknorpel
9 Medialer Femurkondylus

10 Infrapatellarer Fettkörper (Hoffa)
11 Gelenkkapsel
12 Innenmeniskus (Vorderhorn)
13 Innenmeniskus (Hinterhorn)
14 Lig. patellae
15 Medialer Tibiakondylus
16 M. gastrocnemius (Caput mediale)
17 M. sartorius (Sehnenansatz)
18 A. und V. genus inferior medialis

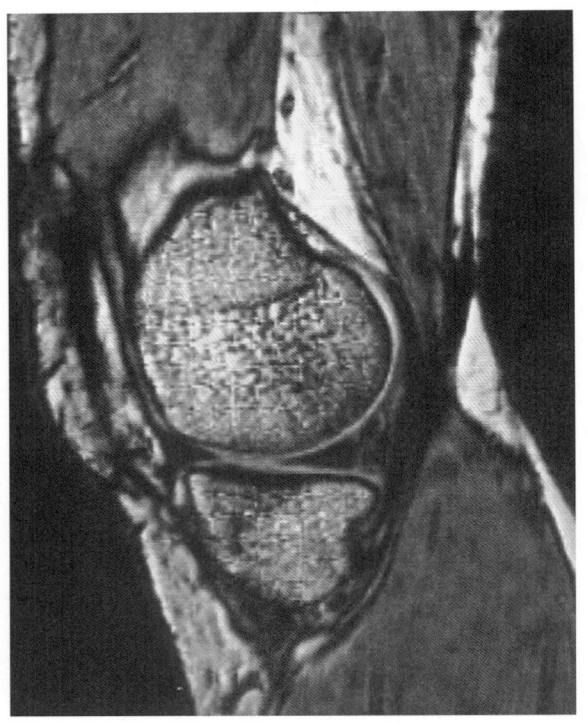

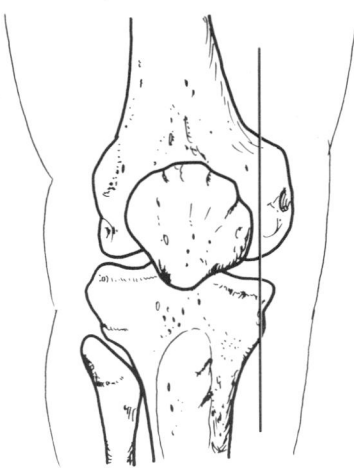

proximal

ventral | | dorsal

distal

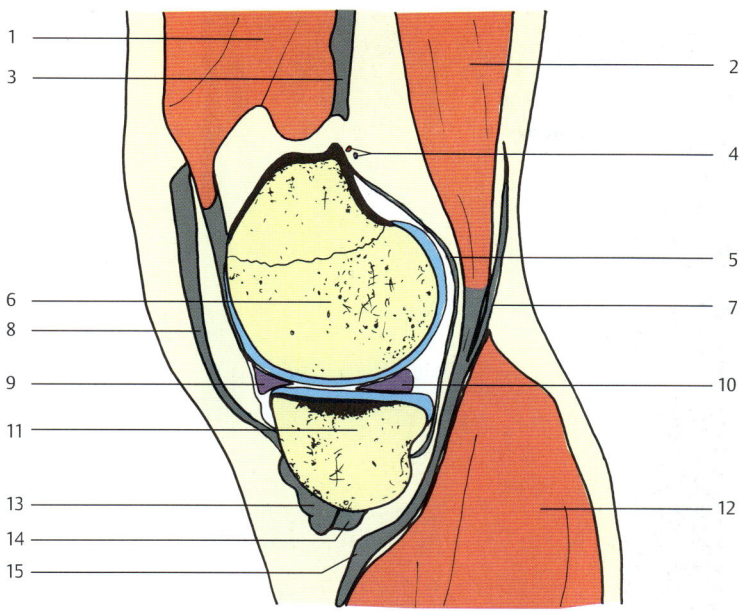

1 M. vastus medialis
2 M. semimembranosus
3 M. adductor magnus (Sehne)
4 A. und V. genus superior medialis
5 Gelenkkapsel
6 Medialer Femurkondylus
7 M. semitendinosus (Sehne)
8 Retinaculum patellae mediale

9 Innenmeniskus (Vorderhorn)
10 Innenemniskus (Hinterhorn)
11 Tibia
12 M. gastrocnemius (Caput mediale)
13 M. sartorius (Sehnenansatz)
14 M. gracilis (Sehnenansatz)
15 Pes anserinus

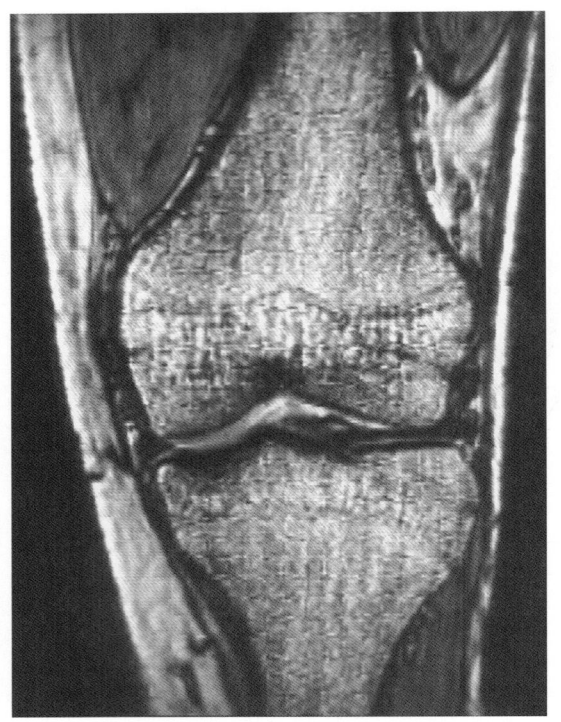

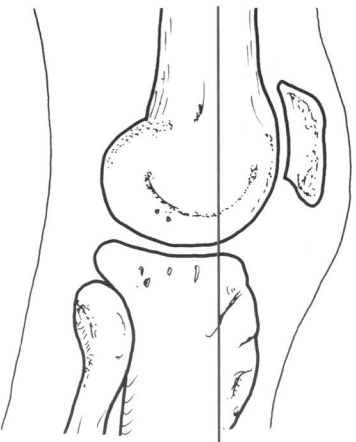

proximal

medial ☐ lateral

distal

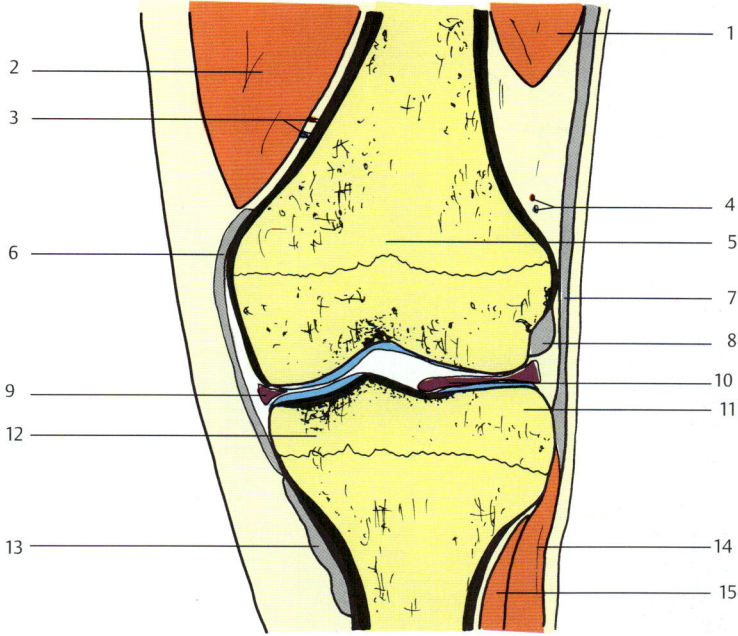

1 M. vastus lateralis
2 M. vastus medialis
3 A. genus superior medialis
4 A. genus superior lateralis
5 Femur
6 Lig. collaterale tibiale
7 Tractus iliotibialis
8 M. popliteus (Sehne)
9 Meniscus medialis
   (Intermediäranteil)
10 Meniscus lateralis (Vorderhorn)
11 Laterales Tibiaplateau
12 Mediales Tibiaplateau
13 Pes anserinus
14 M. peronaeus longus
15 M. extensor digitorum longus

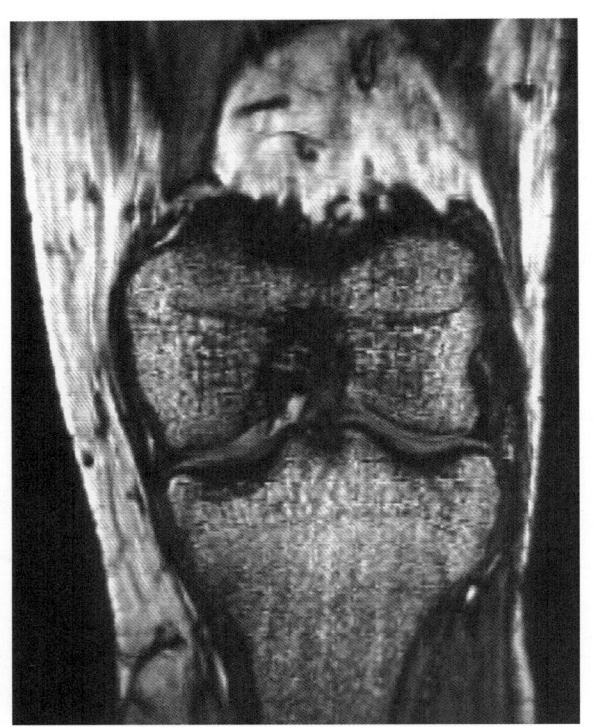

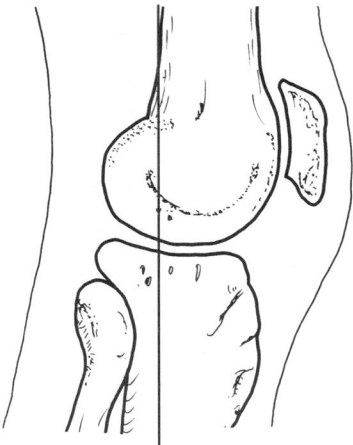

proximal

medial [ ] lateral

distal

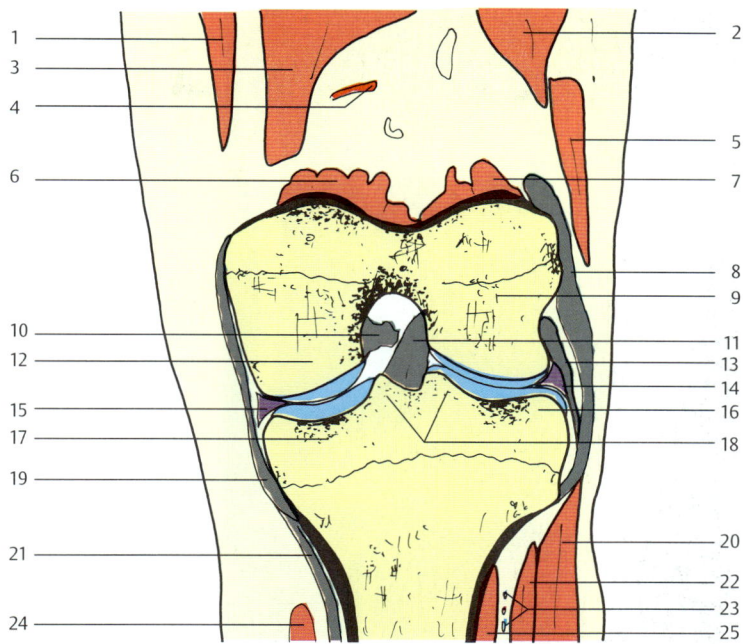

1 M. sartorius
2 M. vastus lateralis
3 M. semimembranosus
4 A. genus superior medialis
5 M. biceps femoris
6 M. gastrocnemius (Caput mediale)
7 M. gastrocnemius (Caput laterale)
8 Tractus iliotibialis
9 Lateraler Femurkondylus
10 Hinteres Kreuzband
11 Vorderes Kreuzband
12 Medialer Femurkondylus
13 M. popliteus (Sehne)

14 Außenmeniskus (Intermediärteil)
15 Innenmeniskus (Intermediärteil)
16 Laterales Tibiaplateau
17 Mediales Tibiaplateau
18 Eminentia intercondylaris
19 Lig. collaterale tibiale
20 M. peronaeus longus
21 M. gracilis (Sehne)
22 M. extensor digitorum longus
23 A. und V. genus inferior lateralis
24 M. semitendinosus (Sehne)
25 M. tibialis posterior

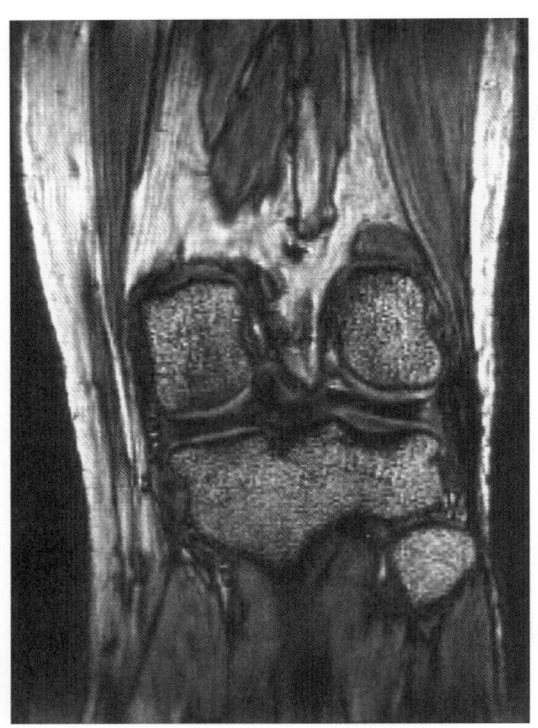

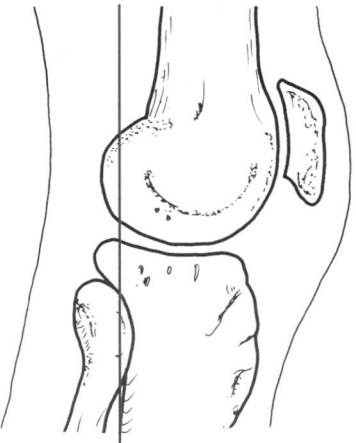

proximal

medial ☐ lateral

distal

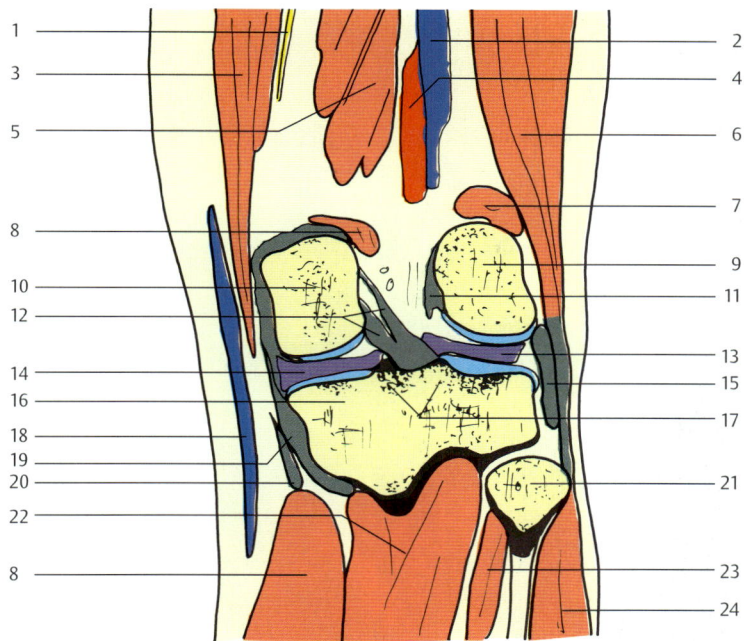

1 N. saphenus
2 V. poplitea
3 M. sartorius
4 A. poplitea
5 M. semimembranosus
6 M. biceps femoris
7 M. gastrocnemius (Caput laterale)
8 M. gastrocnemius (Caput mediale)
9 Lateraler Femurkondylus
10 Medialer Femurkondylus
11 Vorderes Kreuzband
12 Hinteres Kreuzband
13 Außenmeniskus
   (Intermediäranteil)

14 Innenmeniskus
   (Intermediäranteil)
15 M. popliteus (Sehne)
16 Tibiakopf (Condylus medialis)
17 Eminentia intercondylaris
18 V. saphena magna
19 M. semimembranosus (Sehne)
20 M. gracilis (Sehne)
21 Fibulaköpfchen (Caput fibulae)
22 M. popliteus
23 M. tibialis posterior
24 M. peronaeus longus

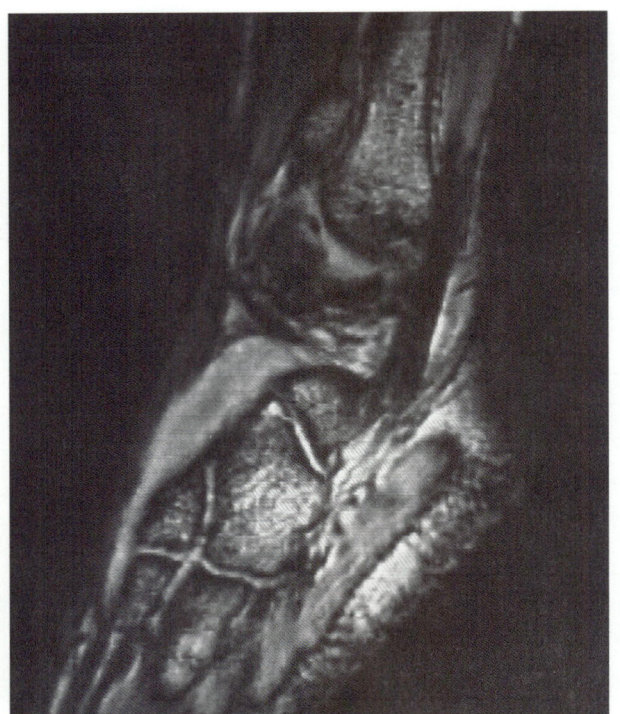

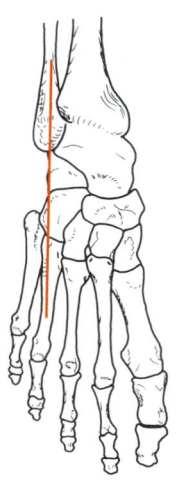

proximal
dorsal

anterior ☐ posterior

plantar
distal

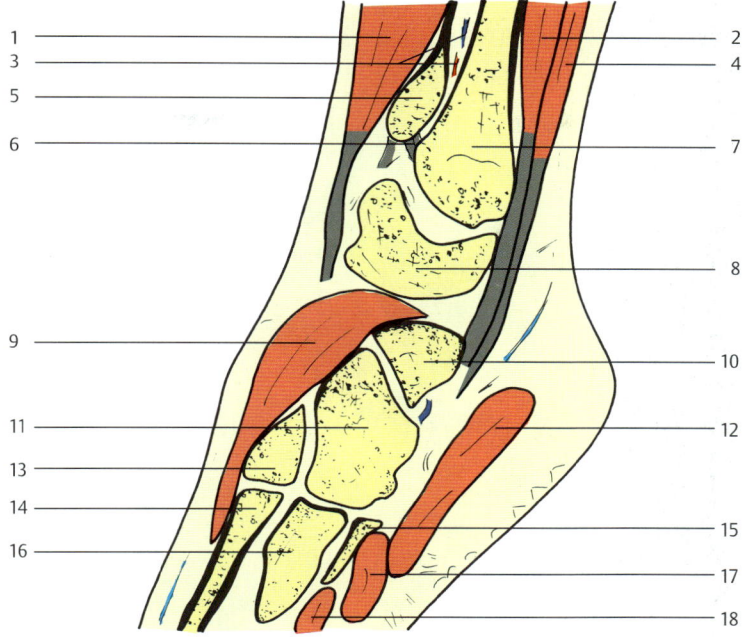

1 M. extensor digitorum longus
2 M. peronaeus longus
3 A. und V. tibialis anterior
4 M. peronaeus brevis
5 Tibia
6 Lig. tibiofibulare anterius
7 Fibula (Malleolus lateralis)
8 Talus
9 M. extensor digitorum brevis

10 Calcaneus
11 Os cuboideum
12 M. abductor digiti minimi
13 Os cuneiforme laterale
14 Os metatarsale III
15 Os metatarsale V
16 Os metatarsale IV
17 M. flexor digiti minimi
18 M. interosseus

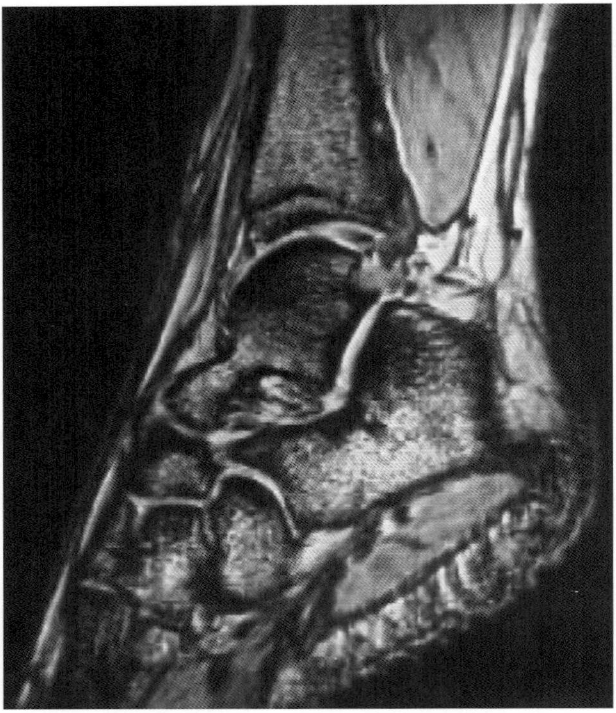

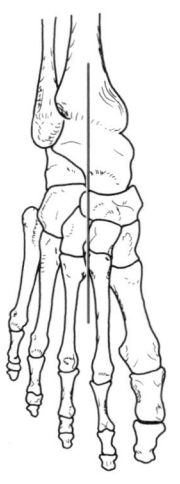

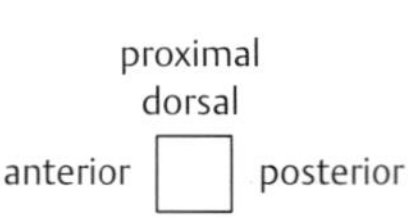

proximal
dorsal
anterior ☐ posterior
plantar
distal

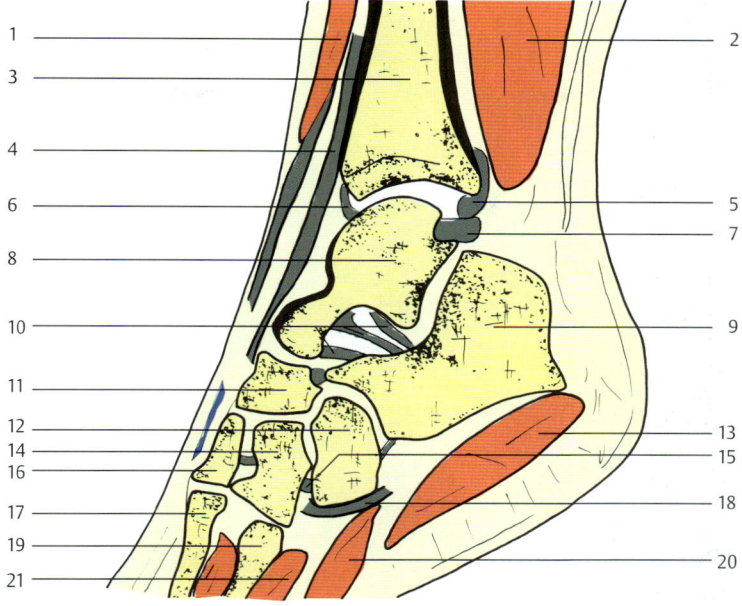

1 M. extensor hallucis longus
2 M. flexor hallucis longus
3 Tibia
4 M. extensor digitorum longus
  (Sehne)
5 Lig. tibiofibulare posterius
6 Gelenkkapsel
7 Lig. talofibulare posterius
8 Talus
9 Calcaneus
10 Lig. talocalcaneum interosseum

11 Os naviculare
12 Os cuboideum
13 M. abductor digiti minimi
14 Os cuneiforme laterale
15 Lig. interosseum
16 Os cuneiforme intermedium
17 Os metatarsale II
18 M. peronaeus longus (Sehne)
19 Os metatarsale III
20 M. opponens digiti minimi
21 Mm. lumbricales und interossei

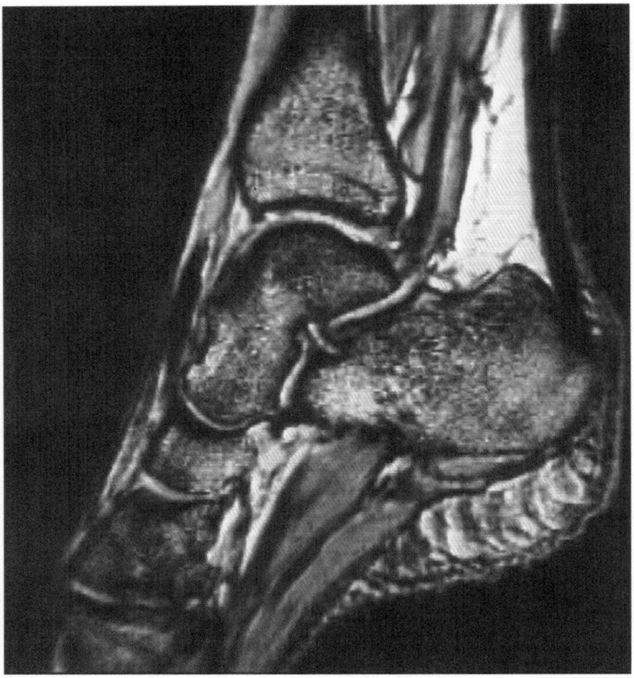

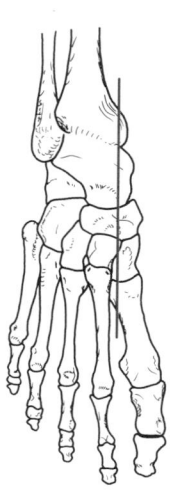

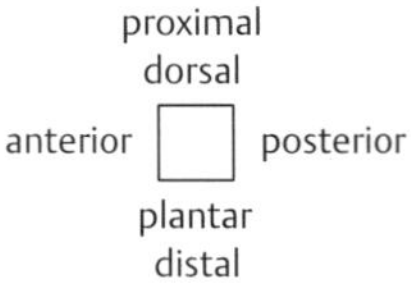

proximal
dorsal

anterior ☐ posterior

plantar
distal

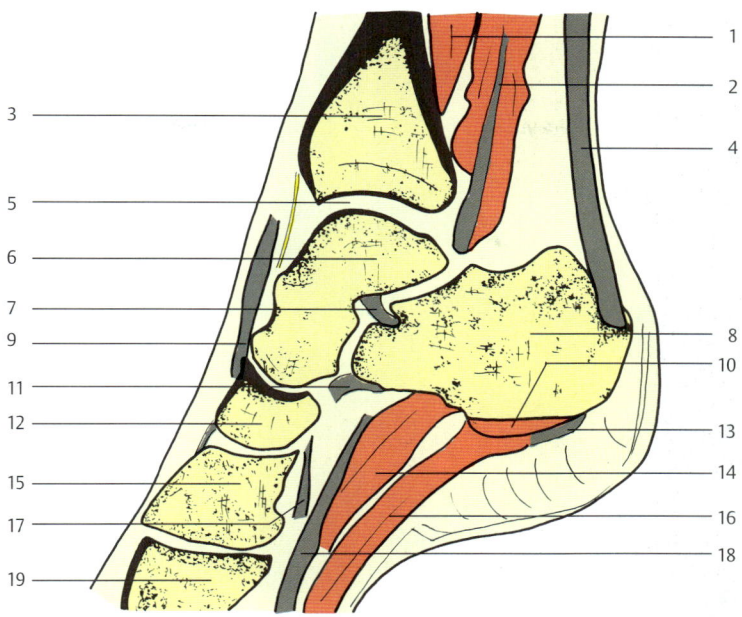

1 M. tibialis posterior
2 M. flexor hallucis longus
3 Tibia
4 Achillessehne
5 Tibiotalargelenk
6 Talus
7 Lig. talocalcaneum interosseum
8 Calcaneus
9 M. tibialis anterior (Sehne)
10 M. abductor digiti minimi

11 Lig. calcaneonaviculare plantare
12 Os naviculare
13 Plantaraponeurose
14 M. quadratus plantae
15 Os cuneiforme intermedium
16 M. flexor digitorum brevis
17 M. tibialis posterior (Sehne)
18 M. flexor digitorum longus
   (Sehne)
19 Os metatarsale II (Basis)

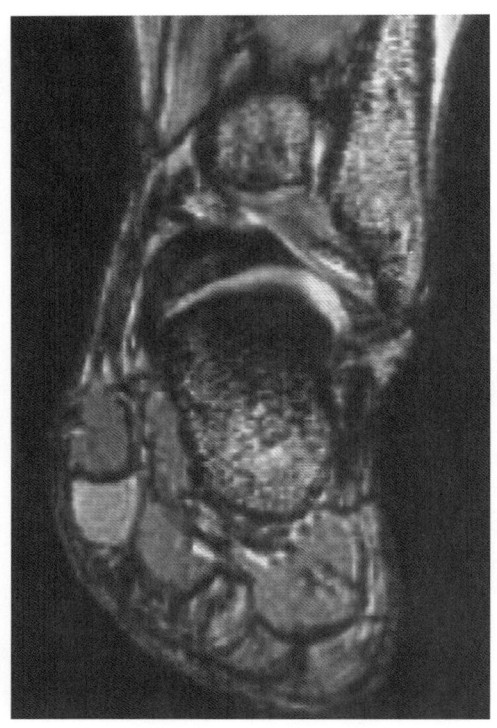

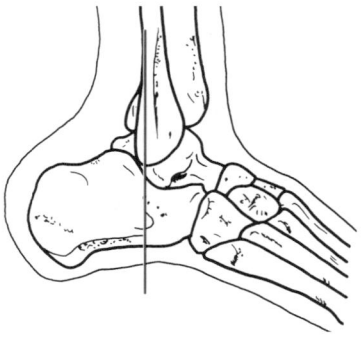

proximal

medial □ lateral

distal

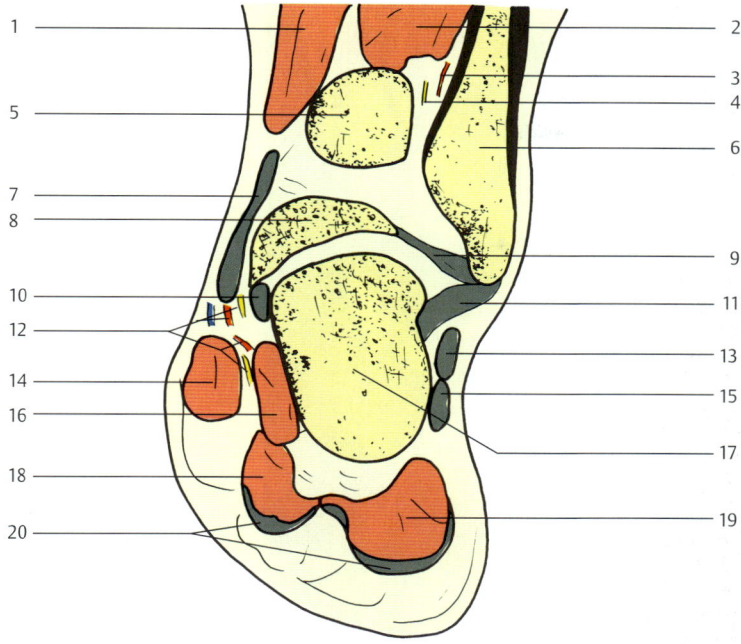

1 M. tibialis posterior
2 M. flexor hallucis longus
3 A. tibialis anterior
4 M. peronaeus profundus
5 Tibia
6 Fibula
7 M. flexor digitorum longus (Sehne)
8 Talus
9 Lig. talofibulare posterius
10 M. flexor hallucis longus (Sehne)
11 Lig. calcaneofibulare
12 A., V. und N. plantaris medialis und lateralis
13 M. peronaeus brevis (Sehne)
14 M. abductor hallucis
15 M. peronaeus longus (Sehne)
16 M. quadratus plantae
17 Calcaneus
18 M. flexor digitorum brevis
19 M. abductor digiti minimi
20 Plantaraponeurose

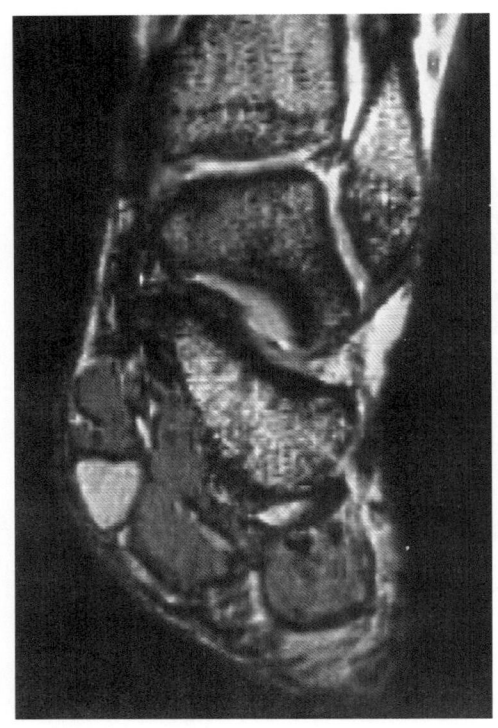

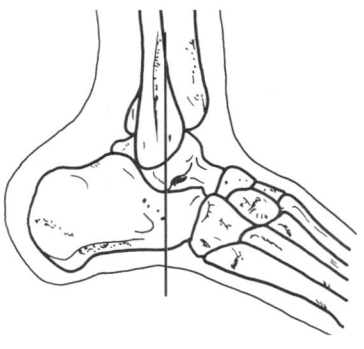

proximal

medial ▢ lateral

distal

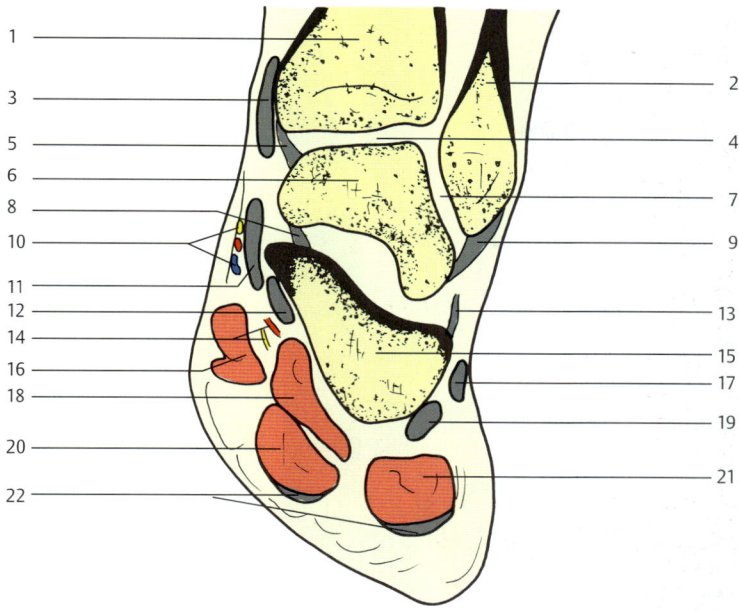

1 Tibia
2 Fibula
3 M. tibialis posterior (Sehne)
4 Tibiotalargelenk
5 Lig. deltoideum
  (Pars tibiotalaris posterior)
6 Thalas
7 Fibulotalargelenk
8 Lig. talocalcaneum interosseum
9 Lig. talofibulare posterius
10 A., V. und N. plantaris medialis
11 M. flexor digitorum longus
  (Sehne)

12 M. flexor hallucis longus (Sehne)
13 Lig. calcaneofibulare
14 A., V. und N. plantaris lateralis
15 Calcaneus
16 M. abductor hallucis
17 M. peronaeus brevis (Sehne)
18 M. quadratus plantae
19 M. peronaeus longus (Sehne)
20 M. flexor digitorum brevis
21 M. abductor digiti minimi
22 Plantaraponeurose

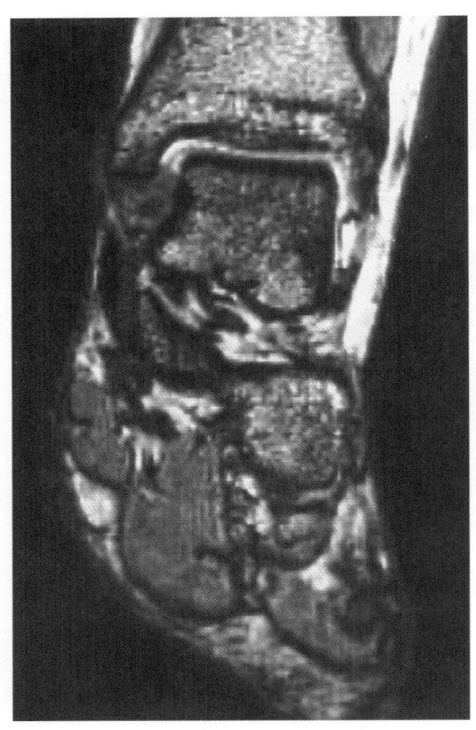

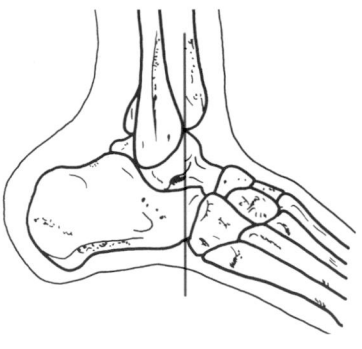

proximal

medial ☐ lateral

distal

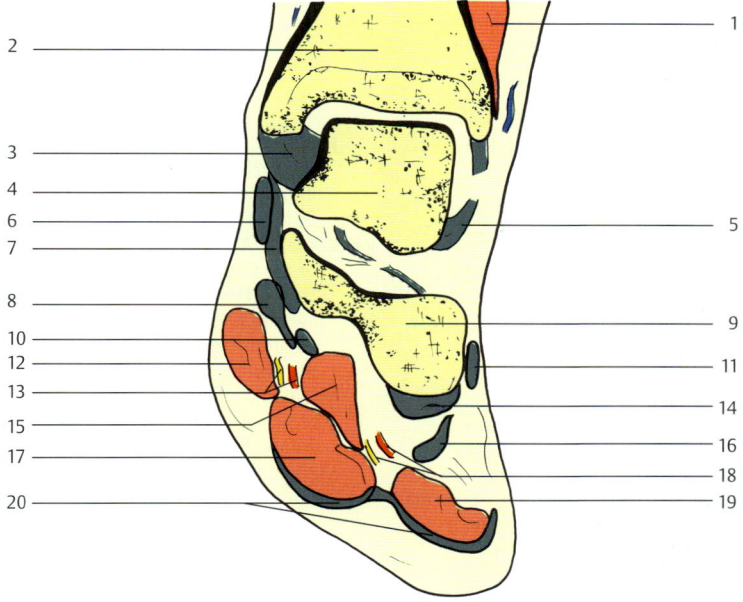

1 M. extensor digitorum longus
2 Tibia
3 Lig. deltoideum
   (Pars tibiotalaris posterior)
4 Talus
5 Lig. talofibulare anterius
6 M. tibialis posterior (Sehne)
7 Lig. deltoideum
   (Pars tibiocalcanea)
8 M. flexor digitorum longus
   (Sehne)
9 Calcaneus

10 M. flexor hallucis longus (Sehne)
11 M. peronaeus brevis (Sehne)
12 M. abductor hallucis
13 A., V. und N. plantaris medialis
14 Lig. plantare longum
15 M. quadratus plantae
16 M. peronaeus longus (Sehne)
17 M. flexor digitorum brevis
18 A., V. und N. plantaris lateralis
19 M. abductor digiti minimi
20 Plantaraponeurose

Literatur

Basset, L. W., R. H. Gold, L. L.
Seeger: MRI Atlas of the
Musculoskelettal System. Deut-
scher Ärzte-Verlag, Köln 1989

Beyer-Enke, S. A., K. Tiedemann,
J. Görich, A. Gamroth: Dünn-
schichtcomputertomographie der
Schädelbasis, Radiologe 27 1987:
438–488

Cahill, D. R., M. J. Orland,
C. C. Reading: Atlas of Human
Cross-Sectional Anatomy.
Wiley-Liss 1990

Chacko, A. K., R. W. Katzberg,
A. Mac Kay: MRI Atlas of Normal
Anatomy. McGraw-Hill Inc.,
New York 1991

El-Khoury, G. Y., R. A. Bergman,
E. J. Montgomery: Sectional
Anatomy by MRI/CT. Churchill,
Livingstone 1990

Feneis, H.: Pocket Atlas of Human
Anatomy, Thieme, Stuttgart 1985

Han-Kim: Sectional Human
Anatomy. Ilchokak, Seoul;
Igaku-Shoin, New York-Tokio 1989

Huk, W. J., G. Gademann,
G. Freidmann: MRI of Central
Nervous System Diseases.
Springer, Berlin 1990

Kahle, W., H. Leonhard, W. Platzer:
Taschenatlas der Anatomie.
Thieme, Stuttgart 1991

Kang, M. S., D. Resnick: MRI of the
Extremities: An Anatomic Atlas.
W. B. Saunders Company,
Philadelphia 1991

Koritke, J. G., H. Sick: Atlas of
Sectional Human Anatomy.
Urban & Schwarzenberg,
Baltimore – München 1988

Kretschmann, H.-J., W. Weinrich:
Klinische Neuroanatomie und
kranielle Bilddiagnostik, Thieme,
Stuttgart 1991

Leblanc, A.: Anatomy and Imaging
of the Cranial Nerves, Springe,
Berlin 1992

Meschan, I.: Synopsis of Radiologic
Anatomy. W. B. Saunders Company, Philadelphia

Middleton, W. D., T. L. Lawson
(eds.): Anatomy and MRI of the
Joints. Raven Press 1989

Möller, T. B., E. Reif: MR-Atlas des
muskuloskelettalen Systems.
Blackwell, Berlin 1993

Rauber/Kopsch: Anatomie des
Menschen. Lehrbuch und Atlas.
(Hrsg. H. Leonhardt, B. Tillmann,
G. Töndury, K. Zilles). Band I
Bewegungsapparat. Thieme,
Stuttgart 1987

Richter, E., T. Feyerabend: Normal
Lymph Node Topographie.
Springer, Berlin 1991

Schnitzlein, H. N., F. Reed Murtagh:
Imaging Atlas of the Head and
Spine. Urban & Schwarzenberg,
Baltimore 1990

Stark, D. D., W. G. Bradley:
Magnetic Resonance Imaging.
Mosby, St. Louis 1992

v. Hagens, G., L. J. Romrell,
M. H. Ross, K. Tiedemann: The
Visible Human Body. Lea &
Febinger, Philadelphia 1991

Wegener, O. H.: Ganzkörper-
computertomographie. Blackwell,
Berlin 1992

Witzig, H.: Punkt-Punkt-Komma-
Strich. Falken Niedernhausen 1991

Sachverzeichnis

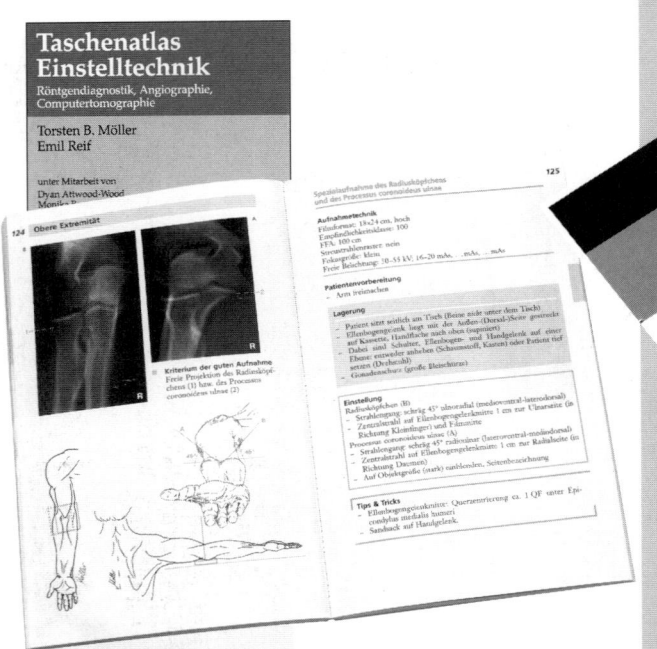
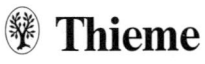